Face à Alzheimer

Gloria Frisone

Face à Alzheimer

L'expérience de la perte ?

CNRS ÉDITIONS
15 rue Malebranche - 75005 Paris

ISBN : 978-2-271-13694-7

Avant-propos

L'étude que nous allons présenter dans cet ouvrage porte sur la conception sociale de la maladie d'Alzheimer contemporaine. Il s'agit d'une étude ethnographique qui s'inspire de la tradition disciplinaire de l'anthropologie médicale. Or, si on reconnaît le lien intrinsèque entre l'ethnographie et la vie des interlocuteurs, on ignore trop souvent que les observations anthropologiques elles-mêmes sont sensibles à des circonstances autobiographiques. Cela vaut aussi pour cette publication qui a été soumise, comme bien d'autres choses pendant la même période, à des vicissitudes imprévisibles. Cet ouvrage montre les données récoltées depuis l'automne 2015 jusqu'au printemps 2019. Cinq ans sont désormais passés ; mais si la publication de cet ouvrage est aussi tardive, c'est surtout à cause de l'événement pandémique. Ce phénomène de santé a rapidement modifié l'organisation globale des relations humaines, la perception des corps, de la mobilité et du travail, les habitudes de la vie quotidienne. Tout compte fait, la pandémie de coronavirus a représenté un « fait social total », un évènement liminal qui a fait de l'année 2020 un point de fracture quasi traumatique. Depuis lors, les contradictions sous-jacentes la société contemporaine ont remonté à la surface, les inégalités sociales et les abus politiques ont été dévoilés, des processus latents ont été déclenchés, des nouveaux défis sociaux sont apparus. Ce véritable changement d'époque a été accompagné par la question démographique qui est au cœur de cet écrit : le vieillissement de la population globale.

La population vieillissante est une population fragile en elle-même : une population qui vieillit s'expose inévitablement aux assauts d'une pathologie virale déflagrante comme le Covid-19. Face à cette pandémie, les personnes âgées étaient les plus vulnérables et ont été attaquées en premier. Aux yeux des jeunes citoyens, elles ont représenté à la fois des sujets ayant besoin de soins particuliers et des vecteurs potentiels de contamination. Si, d'une part, la fragilité des seniors était un élément désormais acquis, d'autre part, les personnes âgées ont été perçues pour la première fois comme une menace à la survie des collectivités. Dépeintes de manière ambivalente comme des victimes responsables de la pandémie, elles se sont retrouvées enfermées dans nos ambiguïtés morales, contradictions sociétales et lacunes politiques.

Nous invitons enfin le lecteur à considérer le décalage temporel entre la récolte des données ethnographiques et leur publication, tout en accordant du crédit au contenu, quoi qu'inévitablement daté et limité, de cet ouvrage. C'est, de la part de son auteure, la promesse de continuer à étudier la maladie d'Alzheimer d'un point de vue anthropologique, sans ignorer les multiples interconnexions médicales, psychologiques, sociales et politiques qui ont fait du binôme Alzheimer-Covid-19 une véritable syndémie.

Introduction

Les maladies neurodégénératives dans le contexte du vieillissement démographique

Les sociétés occidentales sont confrontées au phénomène du vieillissement de la population depuis plus d'un demi-siècle. Selon le dernier rapport Global AgeWatch Index, en 2020, le nombre de personnes âgées de 60 ans ou plus a dépassé pour la première fois le chiffre significatif d'un milliard, et atteindra les deux milliards avant 2050. Comme l'a mis en évidence ledit rapport, le vieillissement démographique est le résultat du déclin de la fertilité, conjugué à l'augmentation de l'espérance de vie. Cette affirmation ne reflète pas cependant un bon niveau général de santé et de bien-être, des fortes disparités régionales persistant encore entre le Nord et le Sud de la planète (Scobie *et al.*, 2018)[1]. Dans les pays post-industriels de l'Europe occidentale, de l'Amérique septentrionale et de l'Australasie, le vieillissement démographique s'explique principalement par une espérance de vie particulièrement élevée. Dans ce contexte, l'augmentation de la population âgée s'accompagne d'une diminution des pathologies infectieuses[2] et peut engendrer une inflation épidémique des troubles chroniques survenant en fin de vie (Butler *et al.*, 2008). Parmi ces derniers figurent les maladies neurodégénératives qui commencent à prendre une place de plus

1. HelpAge International, « Global Age Watch Insight 2018 », p. 6 [En ligne] : www.helpage.org/global-agewatch/ (Date de consultation : 6 septembre 2021).

2. Comme le souligne notamment le « World Alzheimer Report 2020 », le contexte actuel dominé par la pandémie de Covid-19 a reporté à l'attention mondiale la dangerosité des maladies infectieuses qui fragilisent ultérieurement la population vieillissante déjà atteinte de nombreuses comorbidités (Fleming, Zeisel et Bennet, 2020, p. 22) [En ligne] : Alzheimer's Disease International, « World Alzheimer Report 2020: Design Dignity Dementia: Dementia-Related Design And the Built Environment », Volume 1, p. 22 (Date de consultation : 20 septembre 2021).

en plus importante selon les statistiques (Doudrich *et al.*, 2006)[3]. Selon le dernier « World Alzheimer Report 2021 », une étude publiée tous les deux ans par le « Global Observatory for Ageing and Dementia Care » au King's College de Londres et financée par l'association Alzheimer's Disease Internationnal, 55 millions de personnes dans le monde sont désormais atteintes d'une maladie neurodégénérative (Gauthier *et al.*, 2015)[4]. Ce trouble est généralement associé au vieillissement, considéré comme étant un facteur de risque sanitaire.

Parmi les maladies neurodégénératives, la maladie d'Alzheimer est perçue comme la démence par excellence, et la perte de mémoire caractérisant cette pathologie demeure une source de préoccupation prédominante. Deux tiers des patients atteints de maladies neurodégénératives souffrent d'Alzheimer (Helmer, 2014, p. 13). De ce fait, cette pathologie constitue une sorte de démence-prototype regroupant toutes les autres pathologies neurodégénératives, tout en étant la plus connue et la plus crainte. Il n'est donc pas anodin que des locutions telles que « maladies neurodégénératives de type Alzheimer » ou « maladie d'Alzheimer et troubles apparentés » soient encore largement utilisées par la biomédecine et diffusées auprès du grand public. Les discours alarmistes sur l'Alzheimer, qui ont contribué à imposer à la société une image négative de la maladie, sont véhiculés notamment par l'épidémiologie, une discipline qui répond à l'appel de la santé publique contemporaine de favoriser la prévention des maladies chroniques invalidantes, y compris celles qui touchent le plus souvent le grand âge et notamment les maladies neurodégénératives. Selon cette perspective, le vieillissement est considéré comme étant intrinsèquement un facteur de risque de fragilisation ; d'où l'exigence de le médicaliser et d'établir une branche médicale, la

3. France Alzheimer et maladie apparentées, « Livre vert de la maladie d'Alzheimer 2006. État de lieu et perspectives », p. 4 [En ligne] : www.op17.fr/wp-content/uploads/2012/04/livre_vert_-alzheimer_2006.pdf (Date de consultation : 9 septembre 2021).

4. Alzheimer's Disease International, « World Alzheimer Report 2021 : Journey through the diagnosis of dementia », p. 19 [En ligne] : www.alzint.org/u/World-Alzheimer-Report-2021.pdf (Date de consultation : 29 novembre 2021).

gériatrie, spécialisée en vieillissement et censée tracer la limite entre le vieillissement normal et le vieillissement pathologique.

Née au début des années 1990, la gériatrie a défini la norme du vieillissement (*usual aging*) comme étant un état oscillant entre la dépendance totale (*pathological aging*) et l'idéal romantique du « vieillissement réussi » (*successful aging*) (Rowe et Kahn, 1987). Il est donc accepté que l'avancée en âge entraîne un certain nombre d'atteintes psychologiques et cognitives ou de fragilités physiques qui n'engendrent pas nécessairement la perte totale de l'autonomie. Depuis la création de la gériatrie, cette nouvelle notion médicale de fragilité est définie comme étant « une vulnérabilité liée à l'avancée en âge, due à une altération des réserves homéostatiques de l'organisme qui devient incapable de surmonter un quelconque stress » (Fried *et al.*, 2001, p. 47).

Ainsi, à partir des années 1990, les gériatres s'associent aux démographes, économistes et épidémiologistes pour diffuser le *leitmotiv* de la prévention, assimilant les discours apocalyptiques sur le vieillissement démographique et les risques sociaux, économiques et sanitaires associés (Robertson, 1997). Un ensemble de données statistiques, même insuffisantes, irrégulières et parfois insuffisamment fiables, ont amené les décideurs politiques internationaux à concevoir des programmes de santé publique qui s'appuient sur l'analyse épidémiologique des facteurs de risque et de protection (Ngatcha-Ribert, 2012, p. 198). L'INSERM cite quelques-uns de ces facteurs de risque, à savoir la susceptibilité génétique, le sexe féminin, un faible niveau d'éducation et de qualification professionnelle, le mode de vie, l'activité mentale, physique et sociale, et l'incidence d'autres maladies, telles que le diabète et les maladies vasculaires (Amièva *et al.*, 2007, p. 380) et, inversement, les facteurs de protection, à savoir un niveau élevé de formation, une activité physique, mentale et sociale suffisante tout au long de la vie, une bonne alimentation et une consommation modérée d'alcool ainsi que, enfin, l'effet préventif de la dégénérescence que l'on attribue à certains traitements pour l'hypertension.

Comme l'a mis en évidence Pierre Saliou, professeur de pathologie exotique à l'Université de Lyon, la définition d'épidémie qui remonte au XIXe siècle ne prenait en considération que les maladies transmissibles[5]. En revanche, aujourd'hui on parle plus fréquemment de « maladies épidémiques », pour des pathologies qui touchent en grande partie la population, indépendamment de leur nature infectieuse. C'est le cas pour la maladie d'Alzheimer. Dans cette optique le gérontologue Robert Butler, dans son ouvrage le plus connu *The Longevity Revolution* (2008), a affirmé que le phénomène le plus dramatique du XXe siècle est le vieillissement démographique. Ce phénomène expose en même temps la population mondiale à une incrémentation épidémique de la démence. C'est pour cela qu'en 2003, Dartigues, en revenant à l'ethnologie originaire du mot épidémie (*epi-dêmos*), a pu souligner sans hésitation l'importance pour la santé publique des études épidémiologiques sur la maladie d'Alzheimer (Dartigues, 2003, p. 36).

Face à cette situation mondiale, le cas français est particulièrement représentatif. Confrontée à l'augmentation du nombre de personnes âgées depuis les années 1990, (Weber, 2017, p. 115), la France est l'un des pays le plus touchés par le phénomène du vieillissement démographique. Comme c'est le cas dans tous les pays industrialisés, en France la mortalité conjuguée à la diminution de la natalité a donné lieu à une augmentation importante du nombre des personnes âgées. Or, cet allongement de l'espérance de vie n'a pas été salué avec optimisme (Bourdelais, 1997, p. 11) : dans les discours savants diffusés par les médias, les chiffres du vieillissement démographique sont associés aux coûts économiques de la prise en charge des vieillards qui pèse sur les plus jeunes et sur la société dans son ensemble (Bourdelais, 1980).

Sous l'influence de la gériatrie mondiale dominée par l'approche américaine, les maladies chroniques, telles que la démence de type Alzheimer, sont expliquées à travers un prisme symbolique fortement dominé par la raison scientifique. En réponse à l'appel du projet multinational « Healthy Ageing » de l'Union européenne, le gouvernement français lance le premier plan national « Bien

5. Saliou P. (1995), « Épidémiologie », Encyclopedia Universalis, corpus 8, p. 553-554, version électronique publiée par Catherine Depuis et Pierre Saliou [En ligne] : www.universalis.fr/dictionnaire/epidemiologie/ (Date de consultation : 9 septembre 2021).

vieillir 2007-2009 » qui invite les personnes âgées à s'engager dans un « vieillissement actif » afin de prévenir les conséquences néfastes que la vieillesse peut avoir sur leur qualité de vie[6]. Cette approche comporte également un volet qui prend en compte les inégalités sociales face au vieillissement. Ainsi les politiques françaises en matière de santé publique mettent l'accent sur l'importance de garantir à l'ensemble de la population des conditions optimales pour faire face au vieillissement. Les gériatres français utilisent la notion de fragilité pour définir un état de vulnérabilité globale caractérisée par une accumulation de désavantages sociaux, auxquels s'ajoutent le risque de la perte d'autonomie et une dépendance physique et psychique progressive.

> [L]a fragilité n'est plus simplement une accélération du processus du vieillissement avec de nombreuses comorbidités, mais devient une entité pour décrire une situation instable que l'on tente de définir sur des bases physiques, biologiques, psychologiques, environnementales, économiques et sociales, sans d'ailleurs que ces différentes approches soient exclusives, ni qu'elles se rejoignent (Blanchard, 2004, p. 13).

En définitive, la notion de fragilité qui s'est imposée en France rassemble toutes les difficultés et les désavantages à la fois sociaux et sanitaires auxquelles sont confrontées les personnes âgées. Ainsi, les gériatres français préfèrent parler de « bien vieillir » plutôt que de « vieillissement réussi » (Trivalle, 2000).

Cependant, même dans la culture française, un lien étroit persiste toujours entre la notion de la vieillesse et celle de la décrépitude (Trincaz *et al.*, 2011). Comme l'avait constaté Simone de Beauvoir (1970), nous avons développé une tendance à réduire la condition vieillissante à des symptômes potentiellement pathogènes. À la lumière de cette approche, la réflexion philosophique française

---

6. Pour un éclairage sur la définition du concept de vieillissement actif et la justification de son application : Edwards P., « Vieillir en restant actif. Cadre orientation », Contribution de l'Organisation mondiale de la Santé à la Deuxième Assemblée mondiale des Nations Unies sur le Vieillissement, Madrid, Espagne, 2002 [En ligne] : http://apps.who.int/iris/bitstream/handle/10665/67758/WHO_NMH_NPH_02.8_fre.pdf ; jsessionid=86C640B212E88CDBAB073026DB319452 ? sequence = (Date de consultation : 9 septembre 2021).

est extrêmement critique face à la stigmatisation des personnes âgées (Carbonelle, 2010), responsable d'une vision alarmiste de la vieillesse perçue comme une véritable maladie qui pose des problèmes à l'individu et à l'ensemble de la société. Comme l'affirme notamment Véronique Le Ru, « la vieillesse est souvent pensée en termes de perte : perte de vitalité, perte d'énergie, perte de mémoire, perte des capacités physiques ou psychiques » (Le Ru, 2008, p. 12). Ces réflexions philosophiques ont mis en évidence la construction sociale de la vieillesse perçue comme un âge où le destin de la personne ne peut qu'osciller entre dépendance et solitude. C'est pour cela que vieillir nous fait aussi peur.

Le fantôme du vieillard grabataire, représenté à travers les différentes formes de démence, suscite tout particulièrement l'inquiétude au sein de la société (Gzil, 2009). Cette réalité se manifeste *a fortiori* avec la maladie d'Alzheimer : dans ce cas, l'oubli de l'autre et la perte de la mémoire commune affectent en profondeur la relation préexistante au monde (Rigaux, 2009, p. 58). Cette vision rejoint le point de vue du philosophe Emmanuel Hirsch : selon lui, la perte de la mémoire conduit à la perte du statut social de la personne en tant que membre de la communauté humaine ; le malade d'Alzheimer n'est perçu que comme « une présence qui s'estompe » (Hirsch, 2012, p. 74).

Tous ces auteurs remarquent une difficulté générale de la société qui a du mal à considérer la personne malade d'Alzheimer comme une personne à part entière (Cordier, 2012, p. 11) ; ils se positionnent en faveur d'un changement de paradigme et soulignent la nécessité de surmonter l'approche purement biomédicale pour aller à la rencontre de la personne et confronter les différents points de vue culturels, philosophiques et religieux dans un contexte démocratique (Gzil, Hirsch, 2012, p. 18). Dans ce contexte les sciences humaines et sociales sont appelées à analyser l'impact de la société et de la culture contemporaine sur la notion de maladie d'Alzheimer. En répondant à cet appel, cette étude ethnographique interroge la notion sociale de la maladie d'Alzheimer en termes de perte de soi en conséquence de la perte de la mémoire.

Présentation de la recherche : une ethnographique multisituée en Île-de-France

Cette étude qui vise à comprendre d'un point de vue anthropologique les notions de la maladie d'Alzheimer à l'époque contemporaine se penche sur la société française où l'impact démographique indéniable du vieillissement et de la démence fait l'objet de préoccupations sociales profondes et d'investissements politiques majeurs. En France, la maladie d'Alzheimer a été la troisième maladie, après le cancer et le sida, à être déclarée « grande cause nationale ». En 2007, le président de la République Nicolas Sarkozy fait appel à Joël Menard, éminent professeur de santé publique et ancien directeur général de la Santé[7], pour lui confier l'élaboration d'une série de propositions qui aboutiront à la rédaction du « plan Alzheimer 2008-2012 », le second après le « Plan Alzheimer 2001-2007 »[8]. Puis, après un réaménagement en 2012, le dernier « Plan Maladie Neurodégénératives 2014-2019 » a mis l'accent sur la complexité, la sévérité et l'hétérogénéité même des autres types de démences. Avec ces différents plans, les politiques publiques ont commencé à investir des sommes de plus en plus importantes, en ciblant aussi bien la recherche psychosociale, la prise en charge globale des malades et la mise en place des thérapies non médicamenteuses (Ngatcha-Ribert, 2012, p. 8). Enfin, certaines spécificités de la société française nous permettent de nous

7. Il s'agit d'un organisme rattaché au Ministère des Solidarités et de la Santé. Selon la définition officielle que l'on retrouve dans le site du Ministère, « La Direction Générale de la Santé (DGS) prépare la politique de santé et contribue à sa mise en place. Son action se poursuit à travers 4 grands objectifs : préserver et améliorer l'état de santé des citoyens, protéger la population des menaces sanitaires, garantir la qualité la sécurité et l'égalité dans l'accès au système de santé, et mobiliser et coordonner les partenaires ». [En ligne] : https://solidarites-sante.gouv.fr/ministere/organisation/directions/article/dgs-direction-generale-de-la-sante (Date de consultation : 9 septembre 2021).

8. Menard J. (2007), « Rapport au président de la République, remis le 8 novembre 2007. Pour la maladie et ses proches : chercher, soigner et prendre soin », Commission nationale chargée de l'élaboration de propositions pour un plan national concernant la maladie d'Alzheimer et les maladies apparentées, présidée par Monsieur le Professeur Menard [En ligne] : www.plan-alzheimer.gouv.fr/IMG/pdf/rapport-menard.pdf (Date de consultation : 9 septembre 2021).

en servir comme modèle de la complexité qui caractérise le monde d'aujourd'hui, comme la mondialisation de l'économie, l'internationalisme politique, la mixité culturelle et linguistique de la population, la circulation rapide des informations et de leurs différentes versions dans les médias et notamment *via* internet.

La société française est un objet d'étude privilégié lorsqu'il s'agit d'analyser la société contemporaine de plus en plus globalisée et caractérisée par une hybridation culturelle intranationale et une interconnexion capillaire entre les différents contextes transnationaux (Hannertz, 1996). Cela dit, comme tout travail ethnographique, la présente étude adopte une approche qualitative et particulariste : les conclusions qu'elle peut apporter dépendent fortement des contextes étudiés. Plus spécifiquement, il s'agit d'un travail d'*ethnographique multisitué* circonscrit au sein du territoire d'Île-de-France. Afin de représenter de manière la plus fidèle la complexité de la société française contemporaine, marquée par la situation mondiale, nous avons décidé d'inclure dans la recherche de terrain des réalités sociales diverses et variées. Les sites ethnographiques ont ainsi été sélectionnés pour tenir compte des différents contextes socio-économiques et socioculturels sur le territoire francilien. Notre étude a été réalisée d'une part, dans des quartiers populaires de la banlieue parisienne marquée par une forte concentration de la population étrangère issue d'une migration extra-européenne remontant aux années 1950-1960, et, d'autre part, parmi la population installée en centre-ville, appartenant à une couche sociale plus aisée, d'un niveau socioprofessionnel plus élevé, et dont la composition ethnoculturelle est plus homogène.

Le terrain ethnographique a ainsi été réparti entre cinq sites placés entre Paris et la banlieue, au sein de services de neurologie, psychiatrie, gérontologie et diagnostic précoce des maladies neurodégénératives du secteur public et privé. Les choix de sites se sont faits, comme le disent Stéphane Beaud et Florence Weber (2010, p. 31), en faisant « jouer le principe d'interconnaissance » : après une première visite de terrain, nous avons continué à élargir « l'univers de relations » (Beaud et Weber, 2010, p. 32) construit par l'interaction et l'interdépendance des professionnels de la région. Enfin, pour identifier les personnes dans un état non avancé de la maladie (ou même avant que le diagnostic ne soit posé) et disponibles pour les interviews, nous avons eu accès à des services de dépistage de la maladie d'Alzheimer que ces patients consultent occasionnellement. Il s'agit plus particulièrement des « consultations mémoire » dans les services publics de l'hôpital de jour (HDJ) et dans le secteur libéral, des suivis neuropsychologiques des patients hospitalisés dans le cadre des séjours courts en gériatrie et des ateliers de rééducation cognitive appelés « Soins de Suite et de Réadaptation » (SSR).

Face à une telle hétérogénéité de services, pour limiter le risque de nous disperser au cours du processus d'observation, nous avons privilégié une partie spécifique de la prise en charge en hôpital de jour. Il s'agit de la consultation mémoire, une séance de neuropsychologie à finalité diagnostique représentant une constante de l'hospitalisation de jour dans les hôpitaux publics chargés du dépistage des maladies neurodégénératives. Même dans le secteur libéral, ce type de consultation représente un point de référence pour tous les cliniciens qui interviennent dans le parcours de dépistage des pathologies de type Alzheimer. En revanche, en ce qui concerne les autres situations ethnographiques, il a été question d'explorer les variantes hospitalières selon l'offre clinique et les pratiques thérapeutiques proposées par chaque structure. Enfin, nous avons mené dans chaque hôpital une observation participante de ce que l'on appelle la « réunion de synthèse », réunissant l'équipe au complet, afin d'identifier les similitudes et les différences dans les pratiques professionnelles et dans les stratégies collégiales de construction du diagnostic.

La journée de diagnostic en hôpital de jour (HDJ) consiste en une consultation complète qui, selon les termes utilisés par les soignants, s'accompagne d'une prise en charge « globale ». Il s'agit de poser un diagnostic en tenant compte d'un ensemble étendu de données et de détails concernant la personne, sa plainte mnésique, sa vie quotidienne, son histoire biographique et son état général de santé à la date de la consultation. Pour recueillir ces informations, les cliniciens interrogent les accompagnants, notamment les conjoints et les enfants qui, la plupart du temps, jouent le rôle d'aidants familiaux. Il s'agit d'un véritable travail d'équipe qui se poursuit tout au long de la journée et qui se prolonge ensuite par la réunion de synthèse. Dans tous les dispositifs observés, l'hospitalisation de jour comprend l'entretien infirmier, la prise de sang et de tension, le pesage, la radiographie, les examens d'imagerie, l'entretien neurologique initial, la consultation mémoire et la visite neurologique finale. Enfin, un entretien dirigé par le neurologue ou le gériatre référents met fin à la journée. Cette offre minimale de services est complétée par les examens d'imagerie cérébrale[9], les entretiens avec l'assistante sociale visant à évaluer les besoins au quotidien et à organiser une prise en charge à domicile, les consultations psychologiques, diagnostiques et thérapeutiques, destinées aux patients et aux proches et les séances orthophoniques. Ces services viennent compléter l'offre en hôpital de jour ou, le cas échéant, peuvent faire l'objet d'une prescription médicale par des professionnels externes, issus du secteur public ou privé.

Comme nous l'avons évoqué, dans ce dispositif d'hospitalisation diagnostique, la place centrale est réservée à la consultation mémoire. Si l'imagerie sert à diagnostiquer la maladie sur une base neurologique, la consultation mémoire se penche plutôt sur l'évaluation des symptômes du déclin cognitif qui vont constituer ce que l'on appelle le « bilan cognitif ». C'est une séance de neuropsychologie au cours de laquelle un neuropsychologue clinicien fait passer des tests psychométriques en vue d'évaluer objectivement les fonctions cognitives et la mémoire du patient et détecter d'éventuels troubles neurocognitifs. La consultation se déroule en trois étapes : la première est celle de l'entretien clinique où le patient est interrogé sur son état actuel, sa plainte mnésique et sa vie personnelle ;

9. Il s'agit d'un ensemble de techniques qui permettent d'observer indirectement le cerveau et la présence éventuelle de signes neurocérébraux qui pourraient expliquer un ou plusieurs dysfonctionnements cognitifs. Il en existe deux types : les imageries structurelles ou anatomiques, qui comprennent la résonance magnétique (IRM), la scintigraphie et le CT-scan (familièrement appelé le scanner), et les imageries fonctionnelles qui permettent d'observer le cerveau en activité, qui sont l'imagerie par résonance magnétique fonctionnelle (IRMf), la tomographie à émission de positrons (TEP) et l'électroencéphalogramme. Parmi toutes ces techniques, la plus utilisée pour le dépistage des maladies neurodégénératives est l'IRM, suivie par la scintigraphie et le scanner.

la deuxième phase est entièrement consacrée aux tests qui s'inspirent d'une batterie normalisée élaborée en France en 1993 par le « Groupe de réflexion sur les évaluations cognitives » (GRECO) sur la base du modèle des tests neuropsychologiques en langue anglaise qui s'appuie notamment sur le Mini-Mental State (MMS)[10], mais s'élargit également à d'autres tests scientifiquement et cliniquement fondés[11] ; enfin, au cours de la troisième et dernière étape, le patient est invité à partager ses impressions autour de la bonne réussite de la consultation, alors que le neuropsychologue fournit des conseils permettant au malade d'entraîner la mémoire et de gérer la vie de tous les jours malgré l'aggravation de certaines difficultés.

Au cours de notre travail de recherche, nous avons eu l'occasion de rencontrer un grand nombre de patients, le plus souvent accompagnés de leurs familles. Nous avons ainsi réalisé des entretiens approfondis et semi-directifs avec cinquante personnes, réparties sur les cinq cliniques qui ont fait l'objet de l'étude. Par ailleurs, nous avons pu interviewer trente-sept professionnels : huit neurologues, neuf neuropsychologues (dont un jeune doctorant), deux gériatres (dont l'un était aussi professeur en santé publique), quatre psychologues, deux infirmières et une ancienne infirmière, une aide-soignante, une dentiste et son assistante dentaire, les deux femmes spécialisées dans la prise en charge dentaire des personnes handicapées et dépendantes, une assistante sociale, une orthophoniste, une psychométricienne avec ses quatre stagiaires, deux internes et une étudiante.

10. Le MMS est une série de questions et d'exercices auxquels tout « sujet normo-typique » est censé répondre. Ils sont regroupés dans différentes catégories correspondant aux sept facultés évaluées : orientation dans le temps, orientation dans l'espace, apprentissage, attention et calcul, langage, praxie, dessin. Normalement un score considéré comme étant la base minimale du bilan neuropsychologique sera attribué à l'issue du test MMS. Ce score tient compte du nombre total des réponses exactes et est noté sur trente points. La normale est fixée à 30 sur 30. Toutefois les plafonds sont calculés en fonction de l'âge pour tenir compte du déclin cognitif physiologique dû au vieillissement.

11. D'autres tests, comme le TMA, STROOMP ou le Test Grober Buschke, dit aussi « RL/RI-16 », servent à évaluer les fonctions exécutives (attention, concentration, résistance à la fatigue, élaboration des stratégies), le langage, le raisonnement logique, l'apprentissage des nouvelles informations, les habilités visuo-spatiales.

Pour respecter l'anonymat des professionnels rencontrés dans l'étude, nous avons changé leurs prénoms et nous avons pris le choix de ne pas les appeler par un nom de famille, ni réel ni fictif, afin de transmettre le climat confidentiel qui a caractérisé notre relation avec eux. En outre, pour être sûrs de protéger la confidentialité des données sensibles de tous les intervenants, y compris les cliniciens très réputés dont le nom est connu du grand public, nous nous sommes également retenus de citer les lieux d'enquêtes, tels que les cliniques hospitalières, les institutions sanitaires et les services diagnostiques et thérapeutiques mobilisés, ainsi que les noms des quartiers où ils étaient placés. Enfin, tous les patients ainsi que leurs accompagnants avec qui nous avons entretenu des relations plus formelles, sont appelés en signe de respect Madame ou Monsieur suivi d'un nom de famille fictif mais qui fait référence à la zone géographique dont la personne est originaire, qu'elle soit née en France où à l'étranger. L'intention est de restituer à l'écrit, de manière la plus fidèle possible, le contexte social et les cadres relationnels de l'ethnographie.

Les sciences sociales face à la maladie d'Alzheimer : histoire, sociologie et anthropologie

Selon la définition biomédicale, la maladie d'Alzheimer est provoquée par une dégénérescence cérébrale qui attaque les tissus neuronaux des différentes zones du cerveau, en provoquant une altération généralisée de la mémoire, des fonctions exécutives et du langage (Krolak-Salmon et Koop, 2012 ; Van Gorp *et al.*, 2012). Observée pour la première fois au début du XXe siècle par Aloïs Alzheimer, chez une patiente de 51 ans, Auguste Deter, la maladie d'Alzheimer a été décrite par le médecin comme l'apparition précoce des symptômes typiques de la démence sénile, qui à l'époque était considérée comme une conséquence naturelle de la sénescence. Après le décès de la patiente, l'autopsie révèle un cerveau atteint par une atrophie cérébrale massive et diffuse, des artérioscléroses et la présence de plaques amyloïdes et d'autres enchevêtrements neurofibrillaires (Lock, 2013, p. 34). Grâce à cet examen, Alzheimer a pu faire l'hypothèse que les symptômes démentiels avaient une cause organique au niveau cérébral. Cette hypothèse est toujours considérée comme la plus plausible du point de vue étiologique. Ce n'est effectivement pas un hasard si son nom est devenu éponyme de la maladie.

Cependant, la vérification empirique du diagnostic ne peut se faire que par l'observation directe du cerveau et donc uniquement *post mortem* (Eustache, 2014, p. 36). C'est pour cette raison qu'encore aujourd'hui, malgré les développements techniques des examens d'imagerie, les médecins estiment que le diagnostic d'Alzheimer relève de la probabilité et non de la certitude (Eustache *et al.*, 2014, p. 41). De plus, les mêmes lésions cérébrales ont été observées auprès des patients décédés avec des atteintes cognitives, mais aussi auprès des sujets âgés asymptomatiques (Lock, 2013, p. 27). Cela compromet la possibilité de distinguer le processus du vieillissement dit « normal » et du vieillissement dit « pathologique » et, par cela, d'établir une étiologie pathologique sur laquelle fonder la nosologie (Helmer, 2014). Par conséquent, en dehors du diagnostic en tant que tel, même la catégorie diagnostique reste incertaine. Pour les sociologues et anthropologues, cette ambiguïté repose plus spécifiquement sur le fait que « normal » et « pathologique » ne sont guère deux qualificatifs distincts mais plutôt les extrêmes d'un continuum. Comme l'avait déjà remarqué Georges Canguilhem (1966), cette distinction dépend du contexte dans lequel elle se dessine : le principe de normalité traduit la notion statistique de la normale en une notion sociopolitique de la norme.

Face à ce scénario, certains sociologues se sont montrés critiques vis-à-vis du fatalisme qui entoure la vieillesse et la maladie d'Alzheimer. Les attaques ont été portées tout particulièrement contre la médicalisation du vieillissement, à partir du concept de médicalisation de la société, défini par le sociologue américain Peter Conrad (1979 ; 1992 ; 2007) comme le processus par lequel une société s'habitue à lire des problèmes sociaux en termes biologiques et, donc, la prédilection de leur prise en charge médicale. Au sujet de la maladie d'Alzheimer, tout particulièrement d'après Patrick Fox (1989), sociologue de la santé qui s'est penché sur la médicalisation du déclin cognitif lié au vieillissement, le diagnostic d'Alzheimer est décrit dans les termes d'une sentence définitive qui peut apparaître aux yeux du patient et de sa famille comme une espèce de condamnation.

Sur la base de cette critique, les sociologues américains ont critiqué la normativité implicite de cette posture qui consiste à envisager la santé de l'âgé en fonction du degré d'adaptation à l'idéal de « *succesfull aging* » (Moreira et Palladino, 2009). Cela amène à privilégier une conduite sanitaire et une hygiène de vie qui imposeraient une morale dogmatique sous la forme d'un conditionnement éthique (Estes et Binney, 1989). C'est une vision téléologique à vocation quasiment religieuse, selon laquelle le « *vieillissement réussi* » est un état exceptionnel auquel on aspire tout au long de la vie ; il deviendrait dès lors un objectif à atteindre, décrit plus comme un idéal utopique que comme une éventualité réellement préconisée, d'où l'exigence de la prévention dans le but d'éviter la maladie et de retarder le plus possible le vieillissement. L'âge avancé est incompatible avec le productivisme, le capitalisme et les valeurs individualistes de la société contemporaine, ce qui conduit à une conception apocalyptique de la vieillesse qui oppose les jeunes aux vieux (Talarsky, 1998, p. 105) ; d'où une stigmatisation des personnes âgées considérées comme « naturellement » privées du bien-être et ayant besoin d'une gestion clinique qui s'incarne dans la prise en charge et la prévention (Thorpe et Decock, 2004 ; Ennuyer, 2011).

En France, pays traditionnellement critique vis-à-vis du performatisme américain, c'est à partir des années 1960 et 1970 qu'on commence déjà à concevoir la vieillesse comme un objet d'étude historique et sociologique. En reprenant les attaques lancées par Simone de Beauvoir, la sociologue française Anne-Marie Guillemard (1972) a remis en question l'habitude qui consiste à enfermer les « vieillards » dans une catégorie à part, nécessitant une protection et des soins particuliers. Comme elle l'a rappelé dans son étude devenue classique, l'existence dans notre société d'une catégorie distincte qui regroupe les personnes âgées, est conditionnée par un système socio-économique dans lequel le début de la vieillesse est marqué par le passage à la retraite et par la cessation de toute activité professionnelle. Cela correspond, d'après l'auteure, à une véritable

« mort sociale ». Mais c'est seulement à partir des années 1990 que le vieillissement démographique mondial se fait de plus en plus visible même en France. À l'inquiétude quant à l'augmentation du nombre de retraités qui représentent un coût économique pour le système de pensions, s'ajoute l'inquiétude que suscite une population plus fragile et davantage exposée aux maladies chroniques, faisant planer le risque de peser ultérieurement sur les ressources financières de l'État-providence.

C'est à ce moment-là qu'on peut véritablement parler d'une sociologie du vieillissement « à la française ». À partir des études américaines sur le « désengagement »[12] menées par Elaine Cumming et William Henry (1961), les sociologues français ont forgé le nouveau concept de « déprise » (Clément, Membrado et Mantovani, 1996, p. 90-91 ; Caradec, 2001). Vincent Caradec (2004) salue la notion française de « déprise » comme plus adéquate à représenter l'expérience réelle des personnes âgées dans les sociétés industrialisées. La « déprise », en effet, ne désigne pas seulement un détachement par rapport au rôle du travailleur et de la fonction professionnelle, mais manifeste encore plus la volonté individuelle d'établir ses propres intérêts et désintérêts, même en rupture avec les normes et les valeurs ancrées dans le système socio-économique capitaliste où l'identité sociale se fonde sur l'identité professionnelle.

Pour Caradec, lorsqu'il se retrouve étiqueté comme un vieux, l'individu doit redéfinir son identité en termes à la fois de continuité et de discontinuité avec le passé : il reste lui-même tout en acceptant les images que la société lui assigne en tant que personne âgée. Ainsi, la ségrégation du groupe des seniors et la relative homologation de ses membres se font dans l'interaction entre l'individu et la société (Caradec, 2003, p. 163). Plus récemment, Bernard Ennuyer (2006), qui déclare explicitement s'inspirer de l'approche de Guillemard, a mis l'accent sur la coïncidence propre au système de production industrielle entre l'entrée dans la période de vieillesse et le passage à la retraite. Il fait appel à des arguments aux échos

12. Nous renvoyons le lecteur à la lecture de ce texte de référence : Cumming E., Henry W., *Growing Old: The Process of Disengagement*, Basic Books, New York, 1961.

foucaldiens pour souligner comment le pouvoir de la Science et de l'État construit la catégorie des vieillards fragiles en s'appuyant sur des évidences statistiques apparemment indiscutables (Ennuyer, 2002). Pour l'auteur, cet écartement des vieillards de la société se manifeste de manière exacerbée, avec l'hébergement en institution (Ennuyer, 2011, p. 139). Pour Attias-Donfut (1997) cet enfermement des personnes âgées dans la catégorie sociale de la dépendance correspond à une véritable stigmatisation socialement construite qui touche en particulier les malades d'Alzheimer car la démence est conçue à la fois comme le prototype de la dépendance et la condition la plus douloureuse et effrayante de la vieillesse.

Comme l'avait remarqué à son époque Talcott Parsons (1951), le « rôle du malade » est d'être dispensé de ses tâches quotidiennes pour les confier aux soins de l'autre. De la même manière, l'état de dépendance marque toujours pour la personne aidée une situation de passivité à laquelle elle est appelée à se conformer. Dans le contexte des maladies chroniques, la situation des personnes âgées, et surtout celles qui sont atteintes de la malade Alzheimer, s'avère particulièrement difficile à cause de son impact négatif sur leur sentiment d'identité et sur la relation aux autres. Emmanuel Hirsch (2012, p. 75) remarque une tendance à définir l'identité de la personne et son statut social par le biais de sa mémoire. Selon lui, la perte de la mémoire marque profondément la relation « affectée en ce qui la situait dans la continuité d'une histoire de vie » (*ibid.*, p. 76). S'il est vrai que face à la maladie d'Alzheimer « les souvenirs communs s'anéantissent, la mémoire d'une histoire vécue ensemble s'étiole » (*ibid.*), la maladie risque de compromettre l'interdépendance de la relation en se structurant sous la forme d'une dépendance totale entre un sujet actif, l'aidant, et un sujet passif, voire un non-sujet, l'aidé. En résumé, à cause de la perte de la mémoire, la maladie d'Alzheimer risque d'être perçue comme une sorte de « déposition de soi », voire comme une véritable « mort anticipée ».

Dans le sillon de ces études, Aude Béliard (2012) découvre au cours d'une étude ethnographique que, dès l'annonce du diagnostic, l'autonomie de la personne est définitivement compromise : à partir de ce moment précis, tout comportement du patient sera lu par l'équipe hospitalière et par l'entourage comme un signe irrévocable de la maladie. Le diagnostic peut dès lors engendrer des conflits familiaux et peut aboutir à des comportements paranoïaques de la part du malade et des personnes qui l'aident, surtout s'il justifie l'entrée en institution (Béliard, 2012, p. 106).

La négociation entre le point de vue scientifique et profane est un des enjeux à la base de ces conflits, à travers l'interaction entre des « théories diagnostiques » mises au point par les cliniciens et les stratégies familiales d'interprétation de la parole médicale. Les personnes concernées ne se basent pas sur les mêmes paramètres que les médecins pour opérer une nette distinction entre le vieillissement cognitif normal et pathologique. Il est fréquent que l'incertitude autour des interprétations des symptômes nourrisse un terrain de conflit, opposant surtout le malade à l'aidant principal : le premier tend à sous-estimer la gravité de ses symptômes et, dans certains cas, il arrive même à s'opposer aux préoccupations de la famille ou à refuser leurs soins, alors que le second perçoit toujours ces résistances comme des délires et des paranoïas générées par la maladie. Sur ce point, afin d'identifier les problématiques des aidants face à la maladie d'Alzheimer d'un proche, Régine Bercot (2003) a interrogé les conjoints qui sont souvent au premier plan en ce qui concerne les soins quotidiens des malades. En tant que les plus exposés aux contraintes et aux souffrances engendrées par cette tâche lourde sur le plan physique et épuisante sur le plan psychologique, ces derniers se définissent eux-mêmes « malades de la maladie ». Emmanuelle Soun (2004), quant à elle, a préféré mettre plutôt l'accent sur la condition dramatique des malades en se penchant sur ce qu'elle appelle « les trajectoires de la maladie ». Pour l'auteure, le plus difficile pour le malade n'est pas d'accepter les conséquences médicales de son état de démence, mais plutôt de faire face à la désidentification réciproque avec les proches dans la mesure où la reconnaissance sociale risque d'être compromise dans les deux sens.

Le travail de Natalie Rigaux peut être considéré comme l'une des premières études sociologiques sur la maladie d'Alzheimer. Dans son approche, la sociologue belge a analysé l'épistémologie médicale à la base des paradigmes scientifiques et des discours politiques pour la mise en place des dispositifs sociosanitaires. Elle en déduit une vision de la démence qui s'apparente à un chemin de « déshumanisation » (Rigaux, 1992). Ensuite, dans tous ses travaux successifs, elle s'attaque à la société contemporaine dans laquelle l'angoisse sociale face au vieillissement a pris selon elle la forme d'un véritable « âgisme », en le déqualifiant comme une catastrophe biologique. Cette vision vient s'ajouter à la pathologisation du vieillissement cognitif selon le concept d'une « anthropologie rationaliste » modelée sur les fondements de la pensée cartésienne (Rigaux, 2012, p. 768). Par conséquent, si Aloïs Alzheimer s'était limité à définir en termes pathologiques les apparitions précoces de ce qu'était la démence sénile, à l'époque considérée comme une manifestation normale du vieillissement cognitif, aujourd'hui cette démarcation n'est plus opérante, ni sur le plan médical ni dans le milieu profane. Pour aller contre cette perspective, Michel Billé (2014) arrive jusqu'à « diagnostiquer » une maladie d'Alzheimer et l'étendre à la société contemporaine dans son ensemble. Certes, si la société a tendance à designer la vieillesse comme un état intrinsèquement pathologique, la médicalisation du vieillissement touche *a fortiori* le déclin cognitif. Néanmoins, face à une société qui médicalise la vieillesse, il inverse tout simplement l'ordre logique des termes. Selon lui, ce ne serait pas le vieux dément qui est malade mais la société tout entière qui aurait développé les symptômes pathogènes de la maladie d'Alzheimer, tels que la perte de la mémoire, d'orientation dans le temps, d'orientation dans l'espace, l'absence de points de repère et, en général, une crise profonde de l'identité. Nous constatons dans tous ces travaux la tendance à pathologiser la société contemporaine par l'adoption d'une posture normative qui se base sur des idéologies présupposées, Michel Billé allant même, nous l'avons vu, jusqu'à imposer un usage métaphorique de la catégorie diagnostique d'Alzheimer au niveau collectif, ce qui révèle une approche diamétralement opposée à la perspective éminemment émique de l'anthropologie.

Nous partageons plutôt l'approche sociologique de Ngatcha-Ribert. Dans son ouvrage consacré à la construction sociale de la maladie d'Alzheimer, la sociologue explique comment cette notion profane a condensé les images négatives rattachées auparavant à la démence sénile. La médiatisation alarmiste de la maladie et le perfectionnisme généralisé autour des facultés cognitives de la personne âgée, n'ont fait qu'aggraver notre *habitus* stigmatisant la sénilité comme une forme pathologique de sénescence cognitive. Cela nous a amenés à renfermer les images négatives de la vieillesse dans le diagnostic scientifiquement validé et socialement reconnu de « maladie d'Alzheimer ». L'auteure ne s'est pas limitée à constater que le point de vue fataliste faisant de la maladie d'Alzheimer l'une des expériences les plus troublantes et dramatiques de notre époque est partiel, voire nuisible (Ngatcha-Ribert, 2012, p. 30) ; elle s'est plutôt attachée à remettre en question cette perspective extrême afin d'éclairer les raisons sous-jacentes de sa construction et de la manière de l'imposer sur le plan social. Enfin, elle a également effectué une analyse des représentations sociales de la maladie d'Alzheimer émergeant dans l'espace public, qu'il soit médiatique, scientifique ou artistique (Ngatcha-Ribert, 2012, p. 205). Ce faisant, elle se rapproche d'une analyse anthropologique de la maladie d'Alzheimer et inaugure, en cela, une nouvelle piste de recherche qui se révèle, à notre avis, particulièrement féconde.

Les études citées semblent nous indiquer que l'association implicite entre la perte de la mémoire et l'entrée dans la dépendance est une construction culturelle : c'est une perception sociale qu'il faudrait nuancer. C'est ce que des études en anthropologie et tout particulièrement en anthropologie médicale ont tenté de démontrer. Cela dit, tout en reconnaissant le rôle de la médicalisation dans la construction d'une vision dramatique du vieillissement en général et, *a fortiori*, du vieillissement cognitif, l'objectif de l'anthropologie n'est pas de dénoncer cette disposition socialement répandue mais de mettre en lumière le modèle symbolique qui l'étaye. Si l'approche sociologique tient à imposer un regard critique sur la médicalisation du vieillissement, l'anthropologie a plutôt pour vocation d'analyser les significations implicites autour des différents points de vue qui se sont imposés dans la société contemporaine, d'une part pour distinguer la démence sénile de la maladie d'Alzheimer, et d'autre part, pour dessiner la frontière entre le vieillissement normal et vieillissement pathologique. Si d'une part, l'anthropologie de la maladie d'Alzheimer vise à définir la vieillesse et la démence non pas comme des réalités données et universelles mais plutôt comme des catégories sociales construites à travers l'histoire, d'autre part, dans le respect de la *perspective émique*[13], la recherche anthropologique sur la maladie d'Alzheimer *ne vise pas à critiquer mais à comprendre* et *n'aspire pas à prescrire mais à décrire.* Ce faisant, elle permet d'appréhender l'habitude d'envisager la maladie d'Alzheimer comme une perte de soi, influencée par des conceptions culturelles du rôle de la subjectivité et du rôle de la personne en tant que membre à part entière de la société.

C'est ce qui émerge des études d'anthropologie médicale dans des contextes socioculturels autres que celui dit occidental[14]. Dans

13. Avec le terme « émique » les anthropologues font référence à une approche qui vise à interroger les personnes interpellées en mettant en valeur le point de vue des interlocuteurs. Cette approche, permet de décrire le contexte culturel et social, ainsi que les valeurs, les attentes et les histoires de vie des interlocuteurs, en restant tout près de leur parole et perspective. Cette méthode permet surtout d'éviter de surinterpréter voire de juger la réalité sociale des sujets rencontrés selon les codes culturels du chercheur. Dans la tradition épistémologique de l'anthropologie, l'approche émique s'oppose spécifiquement de la perspective « étique » qui *a contrario* privilège l'usage de concepts faisant partie de la culture du chercheur pour expliquer la réalité sociale et culturelle du milieu dans lequel il est installé.

14. L'anthropologue Robert R. Desjarlais montre que dans le cas de la Chine, la dégénérescence des anciens est jusqu'à un certain niveau considérée naturelle, ne nécessitant pas des soins particuliers (Darjarlais *et al.*, 1995, p. 209). Dans ce contexte, en effet, la personne se définit par ses attitudes comportementales plutôt que par ses capacités cognitives. Par conséquent, le senior peut même continuer à accomplir ses tâches, notamment les tâches ménagères, et à jouer un rôle d'aide et de soutien au sein de la famille (Ikels, 1997). Selon François Lupu (2009) la démence sénile n'existerait pas en Chine dans sa forme pathologique car le déclin physique et cognitif fait partie de la vieillesse sans que cela soit considéré comme une maladie. Quant au contexte indien, une conception moins exigeante et sévère s'est répandue en Inde à l'égard des personnes âgées (Darjarlais *et al.*, 1995, p. 215). Ici, tout signe de démence, comme les discours incongrus ou les contradictions logiques, n'est pas interprété comme un symptôme de la maladie d'Alzheimer, mais au contraire, comme une forme de sagesse mystique, voire une véritable manifestation ascétique qui se manifesterait plus facilement au grand âge (Cohen 1998). Selon l'anthropologue nord-américain John Trapaghan (1998), au Japon l'on parle d'une forme de démence sénile qui se réduit à la formule « être *boke* », qui n'est pas perçue comme une pathologie de la vieillesse mais comme une conséquence normale du déclin naturel de la personne humaine.

ces endroits la vieillesse n'est pas stigmatisée comme un état potentiellement pathologique et, de ce fait, la maladie d'Alzheimer n'est pas qualifiée de problème sanitaire par les politiques publiques (Ngatcha-Riber, 2012, p. 42). Cela nous amène à relativiser le point de vue biomédical sur la maladie d'Alzheimer. Nous avons tout de même remarqué à travers l'ensemble des cas précités que les significations culturelles ou les représentations sociales de la démence sénile et de la maladie d'Alzheimer touchent profondément à la définition de la personne, de l'humanité et de l'altérité, dans un espace et un temps social donnés. C'est pourquoi, pour l'anthropologie médicale, il n'est pas question de considérer la maladie d'Alzheimer comme une donnée objective et universelle relevant d'une structure pathologique biologiquement fondée. Il ne s'agit non plus de voir cette grave maladie comme l'expression du vieillissement normal ou de déqualifier la définition diagnostique qui s'est imposée en Occident comme une construction fausse de la réalité et qui conditionne négativement l'expérience des individus par le biais d'une médicalisation indue du vieillissement cognitif. Cela dit, il est certainement vrai, comme nous l'avons vu, que la définition biomédicale et son application clinique restent toujours bien loin d'une clarification nette et précise. C'est pour cela que la catégorie diagnostique de maladie d'Alzheimer telle qu'elle a été établie dans le milieu biomédical a fait l'objet de nombreuses critiques et interrogations, concernant aussi bien la validité scientifique du concept que l'utilité de son application pratique.

Les premières études anthropologiques sur la démence ont visé à interroger l'imaginaire terrifiant qui voit dans cette maladie une perte progressive des composantes essentielles de l'être humain. À ce propos nous pouvons citer, par exemple, l'étude de Murna Dows (1997) sur la représentation de la maladie d'Alzheimer comme une véritable « érosion de soi » (Dows, 1997, p. 597) ; ou bien, l'analyse menée par Martorell Poveda (2003) de l'usage des métaphores dépressives pour décrire la condition des malades, telles que « la perte de soi », « les funérailles éternelles », « la mort avant la mort ». Pourtant, les médecins et les neuropsychologues sont parmi les premiers à avoir interrogé de manière très critique la notion diagnostique de maladie d'Alzheimer. À titre d'exemple, nous pouvons citer la proposition du neuropsychologue suisse Martial Van Der Linder (2004) qui accuse la société entière de médicaliser le vieillissement cognitif en mettant sous l'étiquette de « maladie d'Alzheimer » tout ce qui nous fait horreur. L'auteur rejoint son homologue de l'Université de Genève, Anne-Claude Juillerat, pour dénoncer la responsabilité de l'approche neurologique du vieillissement qui fait répandre l'alarmisme social, tel un véritable « tsunami ». Ils mettent plutôt l'accent sur la multiplicité des facteurs biomédicaux, psychologiques, sociaux et culturels qui contribuent au vieillissement cognitif (Van Der Linder et Juillerat, 2014).

Mais l'ouvrage qui a fait le plus grand scandale dans le milieu biomédical international s'intitule *The Mythe of Alzheimer* (Whitehouse et George, 2008). Ses auteurs, un éminent neurologue, Peter Whitehouse, et un anthropologue médical, Daniel George, prétendent vaincre ce qu'ils appellent l'« Empire Alzheimer » en renonçant à étiqueter le vieillissement cérébral comme une forme de pathologie organique. Ils expliquent que la difficulté à définir de manière cohérente et univoque cette catégorie diagnostique ne serait pas un défaut temporaire de la recherche médicale mais reposerait, au contraire, sur l'impossibilité épistémologique de tracer des contours nets et précis entre vieillissement normal et pathologique. Cet ouvrage, publié pour la première fois aux États-Unis en 2008, a divisé le milieu biomédical entre détracteurs, parmi lesquels les aidants et les accompagnants inquiets de se voir privés d'une aide socio-économique dont ils bénéficient, et les partisans, pour la plupart des psychologues, sensibles à la question d'une prise en charge plus humaine et centrée sur les spécificités psychosociales de la personne malade. Cependant, les appels de ces auteurs qui proposent de remplacer une vision biologiste et essentialiste de la maladie d'Alzheimer par une vision radicalement constructiviste visant à dénier la réalité ontologique de la maladie d'Alzheimer, n'ont pas eu un grand écho dans le domaine de la recherche médicale.

A contrario, l'étude de l'anthropologue canadienne Margaret Lock (2013) a suscité un vif enthousiasme et un grand intérêt autour de ces interrogations anthropologiques et épistémologiques sur la nosologie et le diagnostic de maladie d'Alzheimer. Dans son travail ethnographique, elle interroge des chercheurs et des cliniciens de différentes branches de la médecine, en faisant le constat d'une véritable rupture entre recherche neuropathologique et pratique clinique. D'après ses conclusions, la construction du diagnostic reste un travail complexe de supposition qui, selon l'auteur, se rapproche davantage de la divination (*ibid.*, p. 174). Elle démontre ainsi que si la recherche biomédicale et thérapeutique insiste sur l'hypothèse amyloïde, cela relève plus des raisons politiques que purement scientifiques. Dans les faits, remettre en question cette hypothèse c'est remettre en question le bien-fondé de tous les financements dont la recherche a bénéficié (*ibid.*, p. 103). Cependant, la recherche d'une thérapie médicamenteuse n'a pas donné des résultats. À l'heure actuelle, les thérapies proposées, qu'elles soient médicamenteuses ou non, ne peuvent qu'agir sur les symptômes et ralentir leur évolution (*ibid.*, p. 68). L'avènement de la recherche pharmaceutique, sur laquelle la société a concentré une grosse partie de ses ressources et a fondé ses espoirs, a beaucoup contribué à consolider la légitimité scientifique du diagnostic d'Alzheimer malgré son ambiguïté étiologique, en privilégiant la conversion de la démence sénile, c'est-à-dire d'une forme pathologique de vieillissement cognitif aux contours flous et imprécis, en maladie neurologique relevant du domaine médical (*ibid.*, p. 71).

Cela dit, à la suite de l'inefficacité avérée des thérapies, la recherche médicale s'est de plus en plus concentrée sur la prévention de la maladie au détriment du soin, dans l'objectif d'anticiper le diagnostic avant même que les symptômes apparaissent. L'intérêt déclaré est d'avancer les thérapies, de retarder la progression des troubles cognitifs et de mettre en place des stratégies pour gérer au mieux l'impact des symptômes sur le quotidien (*ibid.*, p. 214). Face à l'impossibilité de définir les bases étiologiques et, donc, la nosologie de la maladie d'Alzheimer, le savoir biomédical aurait opté pour la prévention afin de sauvegarder la validité de l'hypothèse amyloïde (*ibid.*, p. 10). Le changement de paradigme a été opéré en 2001 par la publication d'un article de Bruno Dubois, qui dirige les recherches sur la maladie d'Alzheimer à l'hôpital Pitié-Salpêtrière de Paris, article où il invente un nouveau langage technique visant à définir les étapes du déclin cognitif pour préconiser l'avènement de la maladie d'Alzheimer (*ibid.*, p. 73). L'auteur conclut que dans notre société le vieillissement est toujours considéré comme un continuum intrinsèquement pathologique qui culmine avec la démence sénile devenue maladie d'Alzheimer grâce à un processus scientifique, social et politique de médicalisation et dépsychiatrisation du processus de sénescence (*ibid.*, p. 232). Cette condition pathologique correspond à l'image la plus effrayante de la vieillesse et nécessite, comme nous l'avons vu, un diagnostic biomédical qui la protège des risques de stigmatisation, d'aliénation et de culpabilisation.

À ce sujet, Elisa Pasquarelli (2018), a mené une enquête ethnographique sur le statut du diagnostic de Mind Cognitif Impairment (MCI) (ou trouble cognitif léger) ainsi que sur son impact et sa vision pour les experts, les professionnels, les patients et leurs accompagnants. Dans ce travail récent, l'anthropologue italienne parle d'un continuum pathologique qui a désormais effacé du cadre interprétatif du vieillissement le concept de démence sénile, remplacé par un éventail de possibilités qui, en passant par le trouble cognitif léger, va de la dégénérescence cognitive normale à la maladie d'Alzheimer *stricto sensu*. Après avoir souligné, comme l'avait déjà fait Margaret Lock, que la construction de la définition biomédicale de maladie d'Alzheimer se fonde sur la distinction entre le vieillissement cérébral normal et pathologique sur la base d'évidences scientifiques extrêmement floues et évanescentes, elle analyse le diagnostic de MCI, comme un cas particulièrement controverse de l'ensemble des notions faisant référence au vieillissement cérébral. Il s'agit d'une condition prodrome et préclinique, à la frontière entre les deux pôles du normal et du pathologique en matière de vieillissement cognitif. Selon la définition plus technique de Ronald Petersen, par MCI le trouble cognitif léger est un « état de transition entre les changements cognitifs du vieillissement normal et la maladie d'Alzheimer » (Petersen *et al.*, 2001, p. 1985 ; cit. Pasquarelli, 2018, p. 85 ; trad. de l'auteure). À partir des années 1980, ce diagnostic est posé pour tous les individus sains qui manifestent une plainte mnésique subjective (Lock, 2013, p. 79). Cette notion s'impose par la suite comme un label diagnostique dans l'optique d'une prévention de la maladie d'Alzheimer qui devient de plus en plus impérative au fur et à mesure que tout espoir de trouver un traitement curatif sera abandonné. Selon Pasquarelli, cette rhétorique médicale cache en réalité la praxie d'une nouvelle politique de la normativité mise en place par l'autorité biomédicale afin d'élargir son espace de compétence et de légitimité dans le domaine de la sénescence et de la dégénérescence cognitive. En cela, cette rhétorique risque de définir une dimension de normalité potentiellement susceptible de se transformer en pathologie, ce qui n'est pas sans conséquences politiques et économiques pour la recherche pharmaceutique et la recherche biomédicale dans le champ des maladies neurodégénératives (*ibid.*, p. 218). Dans sa conclusion, l'auteure souligne l'importance de la recherche anthropologique sur les attitudes sociales et médicales face au déclin cognitif, sur les conceptions de normalité dans le processus du vieillissement cérébral et sur les représentations de la maladie d'Alzheimer. Son objectif est de comprendre la manière dont une notion médicale a été reçue par le public, et de saisir les points de vue sociaux et subjectifs en rapport avec le vieillissement cognitif et la démence sénile. Tout particulièrement l'auteure exprime le souhait que la recherche anthropologique continue à remettre en question le tableau néfaste d'images et de peurs associées à la maladie d'Alzheimer.

Dans le prolongement de cette idée, elle suit le fil des études anthropologiques qui invitent à relativiser le tableau terrifiant de la maladie comme une perte qui arrive à altérer l'essence de la personne et à transformer le malade en « non-personne » (Leibing, 2006), décrite par des métaphores évoquées plus haut. En effet, les auteurs qui s'attaquent aux tendances de la société à « dépersonnaliser » ou à « dé-subjectiver » les déments en leur conférant un rôle purement passif risquent de renforcer cette réification impossible en cautionnant un processus social qui, en réalité, ne se produirait jamais. Nous sommes plutôt partisans des propositions comme celle de la sociologue Rénée Lynn Beard (2004) ou de l'anthropologue Pia Kontos (2005 ; 2006), ayant démontré la manière dont les personnes élaborent en permanence des stratégies d'adaptation pour préserver leur identité et leur sentiment de soi. Plus particulièrement, selon Pia Kontos, les discours qui dramatisent la maladie d'Alzheimer comme une perte de soi, sont le produit d'un imaginaire de représentations culturelles sous-jacentes selon lesquelles la personne humaine dans son intégrité se réduit au maintien de ses facultés cognitives et notamment de la mémoire (Kontos, 2006, p. 195). L'auteure démontre que cette assomption préconçue n'est que l'apanage de la société occidentale et de la culture rationaliste qui l'a toujours caractérisée. Ce rationalisme est ancré dans une pensée philosophique d'origine cartésienne qui distingue le corps et l'esprit en accordant au second une légitimation ontologique et morale majeure. Ensuite, il s'est développé avec l'intellectualisme radical du siècle des Lumières. Aujourd'hui nous envisageons toujours la personne à travers ses facultés rationnelles, dans les termes d'une entité individuelle, autonome, et indépendante. En effet, dans notre société l'existence de l'être humain se résume entièrement en la permanence de sa cognition et de sa mémoire. Si les deux sont compromises, comme c'est le cas de la maladie d'Alzheimer, le statut de la personne humaine se trouve menacé. Toutefois, dans une étude précédente sur la structure institutionnalisée d'hébergement et de soin pour les personnes âgées dépendantes, l'anthropologue avait constaté que la personne conserve son identité jusqu'aux derniers stades de la démence en continuant sans cesse à manifester sa présence et à exprimer sa subjectivité par un corps qui demeure vécu comme un corps vivant : c'est ce qu'elle appelle le « soi incorporé » (Kontos, 2005, p. 559), un concept issu de la philosophie de Merleau-Ponty et proche de la notion d'*habitus* de Pierre Bourdieu. Le soi incorporé désigne en même temps le corps physique, social et politique et résiste à l'approche cartésienne en s'opposant à la double réduction de l'individu à sa dimension, soit purement biologique (le corps), soit purement rationnelle (l'esprit).

Les préambules théoriques de la recherche : l'anthropologie médicale entre tradition et renouvellement

En privilégiant une approche anthropologique de la maladie, ce travail vise à remettre en question l'impression de vérité générée par l'association implicite entre la perte de la mémoire et la perte de l'identité, qui nous amène à concevoir la maladie d'Alzheimer, selon un imaginaire socioculturel effrayant et épouvantable, comme un processus lent et inexorable d'anéantissement du sujet. Nous sommes amenés à questionner ces représentations en analysant les narrations de la maladie d'Alzheimer diffusées dans la société, les assomptions à la base des catégories scientifiques associées au vieillissement cognitif et les nosologies diagnostiques de la démence, et, enfin, les récits des expériences réellement vécues par les personnes malades et leurs aidants. Ce travail poursuit les objectifs de la recherche ethnographique sur les maladies neurodégénératives que nous venons de présenter, et jette un nouvel éclairage sur les fondements culturels, historiques et politiques des catégories scientifiques et des représentations sociales associées à la maladie d'Alzheimer. Ce faisant, nous proposons une approche qui s'intègre à la tradition de l'anthropologie médicale en mobilisant des concepts classiques dans une perspective novatrice.

Née dans le socle du relativisme culturel, l'anthropologie véhicule une certaine posture constructiviste qui lui est inhérente et qui définit inévitablement son identité disciplinaire et son évolution historique. Dans ce cadre, la santé, le corps et la maladie ont toujours été au centre des intérêts anthropologiques. Le relativisme culturel invite à considérer la réalité observable comme le résultat d'une multitude hétérogène de facteurs sociaux, culturels et politiques qui interagissent entre eux et qui sont *relatifs* à un contexte social et à un climat culturel déterminés. Cette conception va de pair avec une vision du monde qui tient pour construction sociale aussi bien les objets sociaux, comme les normes ou les institutions, que les objets dits naturels. Depuis les théories de Marcel Mauss (1950 [1936]) l'on retient que le corps individuel est un corps social, c'est-à-dire un produit de l'apprentissage culturel plutôt qu'une réalité biologique pure et simple. Adopter une épistémologie constructiviste sur la maladie signifie considérer les diagnostics non pas comme des réalités objectives et universelles mais comme des constructions sociales historiquement déterminées. « Le trouble n'est pas sans histoire, ni ne possède une unité intrinsèque. […] Il est plutôt construit par des pratiques, des technologies et des narrations, par lequel il est diagnostiqué, étudié et représenté » (Young, 1995, p. 5-6, cit. Pasquarelli, 2018, p. XVIII, trad. de l'auteure). Ainsi, la définition diagnostique d'une maladie ne couvre pas totalement sa signification sociale, ce qui en fait un « objet pour l'anthropologie sociale » (Fainzang, 2000)[15].

Cette approche s'inspire d'un paradigme connu sous le nom de « constructivisme social » et conteste le point de vue purement biologiste des maladies. Le « constructivisme social » est l'un des deux grands paradigmes philosophiques qui ont dominé le débat épistémologique tout au long de l'histoire de la pensée occidentale, avec le « naturalisme » (De Fornel et Lemieux, 2007). Le constructivisme met l'accent sur la nature « construite » de la réalité qui n'a pas d'existence avant la création de la catégorie qui la représente. À l'opposé, selon le « paradigme naturaliste », la réalité ontologique existe sous la forme d'entités autonomes et séparées du sujet ; celui-ci peut la saisir complètement en s'appuyant sur l'observation empirique et l'analyse de ses propriétés objectives.

Nous avons plutôt opté pour une approche du constructivisme qui s'inspire notamment de la perspective de Ian Hacking. Par le biais d'une nouvelle approche qu'il appelle « ontologie historique » (Hacking, 2002) qui rejoint explicitement Foucault, le philosophe canadien explique comment les objets scientifiques que nous reconnaissons comme objectifs, universels et externes sont devenus tels dans certaines « conditions historiques » (*ibid.*, p. 133) qui s'articulent autour des trois notions : le savoir (*knowledge*), le pouvoir (*power*) et l'éthique. Proche des concepts foucaldiens de généalogie et d'archéologie, l'ontologie historique ne se demande pas si les objets scientifiques ont une structure ontologique autosuffisante ou sont plutôt des accidents de l'histoire, fruits des conditions

15. L'article est apparu en 2000 dans la revue électronique *Ethnologies comparée* de l'Université de Montpellier 3. [En ligne] : https://lersem.www.univ-montp3.fr/fr/ressources/archives/revue-numéro-1/la-maladie-un-objet-pour-l'anthropologie-sociale, publié en automne 2000 (Date de consultation : 9 septembre 2021). Republié, après autorisation de l'auteure, le 11 février 2009 sur le site « Les classiques des sciences sociales »,. [En ligne] : http://classiques.uqac.ca/contemporains/Fainzang_sylvie/maladie_objet_anthropo_sociale/maladie_objet_anthro_soc.html (Date de consultation : 9 septembre 2021).

contingentes ; elle se demande plutôt quand et pourquoi ont-ils commencé à exister pour nous sous la forme d'objets scientifiques.

Une telle approche converge avec le cadre théorique de notre recherche. Dans ce travail, la maladie d'Alzheimer n'est pas considérée comme une réalité naturelle mais comme le résultat d'une conception culturelle née à partir d'un certain nombre de pratiques sociales qui se sont consolidées au fil de l'histoire. Cette conception établit un lien strict entre le vieillissement, la sénilité et les troubles psycho-comportementaux qui, d'un point de vue anthropologique, ne représentent pas la réalité objective de la démence. Cela dit, faut-il le préciser, nous nous démarquons de tout constructivisme radical qui prétend annoncer l'inexistence ontologique de la maladie d'Alzheimer. Nous récusons également les dérives critiques de cette forme extrême de constructivisme qui s'accompagne d'une certaine posture normative visant à dénoncer la stigmatisation, voire la déshumanisation des malades.

Qu'il s'agisse d'analyser un contexte proche ou lointain, l'anthropologie a toujours pour vocation de représenter le point de vue émique des sociétés sans porter des jugements de valeurs. Nous croyons plutôt, avec Herzlich et Pierret (1985), qu'à chaque moment de l'histoire, certaines maladies deviennent symboliquement dominantes. Ce sont celle-ci que les auteurs appellent « les maladies d'hier et d'aujourd'hui », c'est-à-dire des maladies que, dans une société donnée et à une époque particulière, interrogent nos définitions de Personne et de Sujet et mettent en péril nos statuts d'humanité. Or, c'est bien la maladie d'Alzheimer qui soulève aujourd'hui tous ces questionnements existentiels. Diagnostiquée médicalement et perçue socialement comme la maladie de la mémoire formant un tout avec la vieillesse, elle est devenue la « maladie de l'époque ».

Comme nous venons de l'expliquer, l'anthropologie s'intéresse depuis ses débuts à la santé et à la maladie. Cependant, la plupart du temps, l'anthropologie était confinée au système de soins non-occidentaux, laissant la biomédecine entre les mains de la santé occidentale. Byron Good (1994, p. 136) décrit la rencontre entre anthropologie et médecine comme un oxymore : quelque chose d'impossible mais de fertile. Il envisage les maladies comme des expériences de souffrance réellement vécues par des personnes en chair et en os (*ibid.*, p. 53), qui peuvent être perçues, décrites et interprétées selon des modalités différentes et des significations variées.

Dans cette perspective, développée par l'école américaine, l'anthropologie peut servir à améliorer les conditions thérapeutiques en mettant l'accent sur l'expérience individuelle du patient, vécue à partir de ces représentations culturelles de la maladie. Arthur Kleinman, fondateur de la première école nord-américaine d'anthropologie médicale, l'École de Harvard, propose de concevoir les catégories biomédicales comme des catégories culturelles et de les analyser par le biais d'une approche interprétative de la narration des patients (Kleinman, 1978). Avec ses collaborateurs, il distingue deux grands modèles d'explication de la maladie en s'appuyant sur les différences sémantiques des termes anglais « *disease* » et « *illness* » (Kleinman, Eisenberg et Good, 1978).

Le terme *disease*, dans le langage scientifique, décrit l'altération pathologique de l'organisme et explique la maladie par le biais d'une théorie universelle du dysfonctionnement physiologique. C'est ce qui correspond à la catégorie diagnostique. En revanche, le terme *illness*, en adoptant un langage profane, enraciné dans le contexte social du malade, rend compte de l'expérience de souffrance réellement vécue par le patient qui la décrit et la raconte. Le terme *disease* correspond à la description scientifique du phénomène pathologique et se résume à la catégorie diagnostique ; mais l'expérience de la maladie surmonte les limites de la définition diagnostique pour être modelée psychologiquement, culturellement et socialement (Lambeck, 2003, p. 2).

Dans l'un de ses ouvrages les plus connus, *Illness Narratives* (Kleinman, 1988), Kleinman défend l'importance d'accompagner l'observation directe des manifestations corporelles de la maladie par l'écoute de la parole des patients. L'essentiel de la maladie reposerait alors sur les narrations des patients davantage que sur les manuels de médecine. Pour l'anthropologue, il est question de comprendre et de décrire cette souffrance individuelle du point de vue de la personne affectée, en se penchant sur les descriptions et les narrations de son malaise personnel. Ces auteurs insistent sur l'inefficacité clinique de l'habitude à privilégier le terme *disease* comme le seul langage de vérité pour envisager la guérison (Del Vecchio-Good et Good, 1982 ; Chrisman et Maretsky, 1982). Kleinman (1980) invite à mettre au centre la subjectivité et la conception individuelle de la maladie (*illness*), tout comme il est plus facilement accompli dans d'autres contextes culturels (Kleinman, 1991, p. 276).

Mais les anthropologues commencent à reconnaître les limites de cette approche et à prendre de plus en plus en compte la dimension sociale, et non seulement culturelle, du corps. Les auteurs qui ont proposé le paradigme de l'incorporation (Csordas, 1990) comme clés de lecture des racines corporelles, sociales et politiques de la maladie ont largement contribué à ce résultat. Remettant en cause le dualisme cartésien, les anthropologues médicaux Nancy Sheper-Hughes et Margaret Lock (1987) publient un article devenu célèbre, qui vise à intégrer les points de forces des paradigmes précédents pour mettre au centre le corps conscient – « *the mindful body* » – considéré dans sa triple dimension de corps individuel, social et politique. Ce faisant elles considèrent les expériences somatiques comme des discours où la souffrance de l'individu, qui s'exprime par la « technique du corps » de la maladie, met en valeur sa position individuelle vis-à-vis de la trame de ses expériences personnelles, représentations culturelles et processus sociopolitiques. Le corps est donc conscient, car il n'est plus passivement modelé ni par les causes biologiques, ni par les raisons implicites des phénomènes sociaux et des rapports politiques. Dans cette perspective, la maladie peut être lue non seulement au prisme de l'impact des dysfonctionnements physiologiques ou de l'action de la structure de pouvoir sur les individus, mais plutôt comme l'occasion d'exprimer par le corps un malaise individuel sous la forme d'une résistance politique (Lock et Sheper-Hughes, 1990).

Dans le sillon de ce courant, Allan Young (1982) exhorte à analyser la maladie en tant que *sickness*. Selon la perspective de la *sickness*, au-delà de sa dimension d'expérience individuelle de souffrance (*illness*) – dont l'anthropologue doit déchiffrer les modèles explicatifs (Kleinman, 1978)[16] ou la trame sémantique (Good, 1977 ; Blumhagen, 1980) – la maladie est notamment un processus politique qui s'insère dans un contexte plus large des relations sociopolitiques. En définitive, l'anthropologie de la *sickness* se rapproche plus d'une anthropologie politique que d'une anthropologie médicale, telle que pratiquée par les auteurs de l'École de Harvard. Les auteurs américains ont discuté la pertinence de l'une ou de l'autre perspective comme objet d'étude de l'anthropologie médicale. Aujourd'hui, la *sickness* est retenue comme le nouvel objet de l'anthropologie médicale, n'étant guère conçue comme une réalité empirique mais comme le produit d'un processus de socialisation. Elle finit donc par devenir une synthèse de *disease* et *illness*, à savoir d'une part le dysfonctionnement physiopathologique (*disease*) et, d'autre part, l'expérience individuelle de souffrance (*illness*).

Au centre de ce débat critique, les auteurs de l'École de Harvard sont devenus à la fin des années 1990 les protagonistes d'une révision importante de leur paradigme théorique. Ils commencent à considérer l'intersubjectivité existant entre patient et thérapeute non pas seulement comme une rencontre particulière de deux microcosmes culturels mais surtout comme une réitération d'un *habitus*[17] social et d'un ordre politique qui interagissent avec les processus psychophysiologiques pour définir l'expérience individuelle de la souffrance dans les termes d'une expérience morale (Kleinman et Kleinman, 1991).

Reprenant la leçon de Pierre Bourdieu (1980) sur le pouvoir symbolique, ils mettent désormais l'accent sur l'action de la structure sociopolitique dans la définition de l'expérience psychophysiologique de la souffrance qui, à partir de ce moment-là, sera analysée comme une souffrance sociale.

---

16. Kleinman définit les « exlanatory models » (EM) comme un ensemble de croyances qui expliquent le parcours physiopathologique de l'étiologie à la guérison, en passant par la thérapie (Kleinman, 1978, p. 9).

17. Définies comme « des structures structurées prédisposées à fonctionner comme des structures structurantes » (Bourdieu, 1980, p. 88), les structures symboliques sont des instruments de domination, ce qui explique le lien entre les systèmes symboliques des idéologies et des croyances, et le pouvoir politique.

En 1997, Kleinman dirige une publication collective avec Veena Das, anthropologue d'origine indienne travaillant à l'Université John Hopkins de Baltimore, et Maragaret Lock, sa collègue de l'École de Harvard. Dans cet ouvrage, au titre évocateur de *Social Suffering* (Kleinman *et al.*, 1997), les auteurs définissent la souffrance sociale comme un ensemble de problèmes individuels qui puisent leur origine dans les fractures sociales et les tragédies politiques touchant les êtres humains dans leur intimité. Les maladies et les souffrances ne sont pas simplement des expériences individuelles influencées par la culture d'appartenance comme le suggère l'approche interprétative autour des « *illness narratives* ». Le monde contemporain nous a clairement prouvé que la douleur est intimement liée au système géopolitique mondial. *Social Suffering* est donc le nom qui a été choisi pour désigner ce nouveau paradigme visant à mettre en lumière le lien qui existe entre l'expérience de la maladie et la violence structurale (Farmer, 2003) engendrée par l'action du pouvoir politique et économique, au niveau local et global qui en serait la cause.

Face à cette situation dramatique, l'anthropologie médicale a intensifié son rôle dans le domaine du *Global Health* (Brown, 1998 ; Sargent et Johnson, 1996). L'un de ses objectifs fondamentaux consiste maintenant à intervenir pour influencer les politiques internationales en matière de santé publique, tout en tenant compte de l'impact des facteurs économiques, sociaux et politiques, et non seulement culturels, sur les questions de santé, de maladie, de soins et de guérison (Harper, 2002). En mobilisant une fois de plus la perspective foucaldienne, l'anthropologie médicale critique tend à considérer toute expérience du corps comme un processus de subjectivation : les personnes ne subissent pas passivement la condition défavorable qui perturbe leur état de santé, les expose à la violence ou menace leur survivance. Comme dans tout autre contexte, compte tenu de leurs conditions de vie, elles négocient au quotidien les stratégies leur permettant de se construire en tant que sujets.

Selon Veena Das, la violence extrême relève toujours d'une violence ordinaire se perpétuant dans la vie quotidienne et dans le contexte micro-local des rapports de voisinage (Rechtman, 2017, p. 131). Or, raconter ces événements tragiques est un moyen de « re-descendre dans l'ordinaire » (Das, 2007). C'est la possibilité de faire revenir la tragédie de la violence extrême à des rapports des forces qui sont ancrés dans une organisation familiale et sociale ou la violence ordinaire est légitimée et toujours perpétrée (Frisone,, 2017, p. 711). Mais les récits des événements tragiques ne sont jamais que des comptes rendus historiques ou biographiques s'appuyant sur une structure chronologique et reproduisant des idéologiques dominantes (Das, 2007, p. 96). Ils sont plutôt des « fragments narratifs » d'où émergent les instances subjectives d'une souffrance intime exacerbée par la violence subie, en interaction avec un ordre politique qui n'est jamais ouvertement contesté (*ibid.*, p 17).

Les fragments narratifs sont des occasions soudaines et rares de manifester sous forme subjective une expérience de souffrance enracinée dans la « forme de vie » des affligés (Das, 2015). Pour reprendre l'expression très éclairante de Richard Rechtman (2017, p. 132), il existe une différence radicale entre « expérience subjective » et « subjectivation de l'expérience » : dans la vie ordinaire, l'individu ne se perçoit pas en permanence comme sujet de son « expérience subjective » ; mais quand il vit un événement remarquable susceptible d'être raconté – comme c'est le cas d'une maladie vécue dans un contexte d'indigence endémique, ou d'une violence extrême subie pendant des tragédies politiques, ou encore après avoir survécu à un génocide – la narration devient l'occasion d'amorcer un processus de « subjectivation de l'expérience », par le biais d'un langage qui rend cette forme de vie véritablement connaissable (« *knowable* » dit Veena Das). L'auteure, en revenant à Foucault, remarque qu'il n'existe pas des processus de subjectivation qui ne soient pas en même temps des technologies politiques des individus. Traiter les narrations en tant que telles ne ferait que renforcer ce mécanisme politique.

Au contact de cette réalité globale, dans des contextes multiculturels, hybrides et complexes, il est devenu évident que la maladie, aussi bien sous d'angle du *illness* que du *disease*, implique des processus complexes d'interactions biosociales, impliquant les phénomènes biologiques, le système de croyances, la structure hiérarchique, les inégalités sociales, et les conditions environnementales. Cette approche met l'accent sur la combinaison de facteurs sociaux, culturels, écologiques et biologiques qui construisent l'expérience réelle de la souffrance sociale et de la maladie. On est désormais loin d'une anthropologie médicale appliquée à la pratique clinique qui continue de jouer un rôle de soutien aux pratiques thérapeutiques des médecins, comme c'était le cas dans les premières propositions de l'École de Harvard. Par l'influence d'auteurs comme Foucault et Bourdieu, l'anthropologie médicale américaine met l'accent sur les liens implicites entre la santé et la politique, sou l'influence de l'anthropologie française.

À la différence de l'anthropologie médicale américaine, la tradition anthropologique française appliquée à la maladie a toujours été influencée par les réflexions foucaldiennes sur le biopouvoir, qui ont incité les anthropologues à dévoiler les mécanismes latents de normalisation qui se dissimulent derrière les pratiques thérapeutiques à vocation biomédicale et psychiatrique. À ce propos, l'anthropologue française Sylvie Fainzang (2000) fait le point sur la ligne de démarcation qui sépare l'anthropologie médicale américaine, qui serait « au service » de la pratique clinique, et l'anthropologie de la santé française qui, selon l'enseignement de Marc Augé (1984), récuse l'appellation « anthropologie médicale » et sa fonction instrumentale, voire servile, à l'égard de la médecine. En France, dit Fainzang, « la maladie est envisagée comme un domaine de l'anthropologie sociale » (Fainzang, 2000, p. 11). Fainzang salue l'invitation d'Allan Young sur la nécessité d'équilibrer l'étude de la *illness* avec l'étude de la *sickness*, mais envisage en outre d'intégrer les trois points de vue *sur* et *de* la maladie que les différents courants de l'anthropologie médicale américaine avaient étudiés séparément (Fainzang, 1989, p. 56) : 1) la maladie d'Alzheimer du point de vue de la société (*sickness*) ; 2) la maladie d'Alzheimer du point de vue de sa définition diagnostique et de son acception auprès des professionnels (*disease*) ; 3) la maladie d'Alzheimer telle qu'elle est vécue et racontée par les personnes concernées, soit les patients âgés et leurs proches aidants (*illness*). Selon l'anthropologue française, cette séparation n'a qu'une simple valeur analytique et les trois points de vue sur la maladie devraient être intégrés dans une perspective globale, capable d'englober les différentes interprétations (Fainzang, 1989, p. 56). Cette nouvelle définition permet de maintenir un regard critique sur les structures et les actions politiques latentes de la pratique clinique sans passer à côté de l'approche narrative centrée sur la dimension personnelle de la souffrance (Quaranta, 2006, p. XVI).

L'étude que nous proposons s'inspire de cette approche et propose une traduction française des concepts anglo-saxons. Nous revenons à la distinction schématique entre les trois perspectives sur la maladie qui dans la langue anglaise correspondent aux trois concepts distincts de *sickness*, *disease* et *illness*. Pour traduire en français le concept de *sickness*, nous proposerons le français « altération sociale » qui nous semble restituer la signification initiale d'un dysfonctionnement qui engendre la difficulté à participer à l'ordre social de la vie quotidienne. La notion de *disease*, qui correspond à la maladie dans sa manifestation objective et se réduit à sa définition diagnostique, sera traduite par le terme « pathologie clinique ». Enfin, le terme anglais *illness*, qui désigne l'expérience vécue et narrée par les malades (et/ou leurs proches), sera ici traduit par « malaise (inter-) subjectif ».

La définition classique ne considère les narrations de la maladie que sous l'angle de la *illness*. En continuité avec cette perspective, l'attention portée aux narrations permettra d'éclairer la question de la perte de la mémoire du point de vue des personnes atteintes de la maladie d'Alzheimer (*illness*), comme le voulaient les premiers auteurs de l'École de Harvard. Pourtant les narrations trouveront leur utilité – nous semble-t-il – lorsqu'il s'agira de mettre en lumière les assomptions idéologiques et les valeurs implicites qui sont à la base de la conception médicale (*disease*) et profane (*sickness*) de cette pathologie. Cette approche s'inscrit dans le paradigme général de l'anthropologie interprétative. Selon la formulation de Clifford Geertz (1973), si la culture peut « se lire » comme un texte par le biais d'une herméneutique symbolique, chaque texte – au sens large – produit dans une culture particulière est susceptible de faire l'objet d'une analyse anthropologique. C'est pour cela que nous sommes autorisés à analyser les narrations littéraires, cinématographiques, théâtrales et artistiques que la culture occidentale contemporaine ne cesse de produire sur la maladie d'Alzheimer.

Les médecins, quant à eux, décrivent leur travail thérapeutique à travers l'histoire de leur carrière professionnelle et expliquent le diagnostic d'Alzheimer en se référant à l'histoire d'une découverte biomédicale qui n'est pas encore complètement achevée ; mais surtout, ils décrivent certains de leurs cas cliniques sous la forme de récits anecdotiques.

Enfin, par le biais d'une ethnographie des « fragments narratifs » à la manière de Veena Das, nous allons analyser aussi les narrations des patients, des malades et de leurs familiers. Ils sont avant tout profondément concernés par cette perte de la mémoire qui représente le symptôme le plus craint d'une maladie perçue comme la plus épouvantable de notre époque : la maladie d'Alzheimer.

Les narrations sont omniprésentes et les narrations de la maladie n'échappent pas à cette règle. Selon la thèse d'Algirdas J. Greimas (1966), toute narration repose sur une structure narrative (la grammaire narrative) qui s'organise autour d'un système de valeurs mouvant les actants (les Sujets) vers des objectifs raisonnablement et légitimement désirables (les Objets de Valeur) ; à l'inverse, les actants peuvent aussi se retrouver dépourvus d'objets précieux ou de qualités positives dont ils bénéficiaient auparavant. Retrouver dans les récits sur l'Alzheimer la trame récurrente de la perte de soi amène à interroger le modèle de signification et de valeur sur lequel repose cette structure narrative. Ce que l'on raconte c'est l'histoire de la perte de la mémoire, c'est l'histoire de la perte du souvenir de soi, c'est l'histoire de la perte du savoir et du pouvoir se raconter, c'est l'histoire de la perte de l'histoire de soi. Pourquoi y voyons-nous quelque chose de terrible mais aussi d'inévitable ? Une histoire différente est-elle possible ? Si oui, à quelles conditions ?

Ainsi, notre étude sera focalisée sur l'analyse des narrations à tous les niveaux de la société et selon les trois perspectives susmentionnées : la maladie comme altération, comme pathologie et comme malaise. Nous avons donc structuré la recherche ethnographique sur la base de ces trois axes de questionnements.

a) *La maladie d'Alzheimer en tant qu'altération.* Le premier axe a permis de définir le système symbolique de la société contemporaine qui véhicule une conception extrêmement dramatique de la maladie d'Alzheimer. Nous nous demanderons s'il existe dans la société contemporaine une tendance à représenter et à raconter la maladie d'Alzheimer sous l'angle de la perte de soi. Nous répertorierons donc les narrations de la condition démentielle dans le champ de l'art, de la littérature, du théâtre et du cinéma afin de constituer un corpus d'idées, de concepts et de notions autour de la perte de la mémoire qui accompagne la maladie d'Alzheimer.

b) *La maladie d'Alzheimer en tant que pathologie.* Sous cet axe nous allons explorer la notion scientifique de la maladie d'Alzheimer. L'intérêt sera de comprendre comment, à partir de la notion plus générale de la démence sénile, a émergé la catégorie diagnostique de la maladie d'Alzheimer et dans quelle mesure la définition de cette catégorie diagnostique a vocation à opérer la distinction entre le vieillissement cognitif normal et pathologique. En posant ces questions, nous sommes parvenus, en premier lieu, à identifier le caractère tout à fait contingent des différentes interprétations du déclin cognitif, et à percevoir leurs enjeux sociaux, éthiques et politiques de l'époque contemporaine. En second lieu, l'analyse de la définition diagnostique nous permet d'appréhender le décalage entre la vision scientifique et la notion profane et évaluer l'importance accordée à la perte de la mémoire dans le corpus des symptômes démentiels associés à la maladie d'Alzheimer. Pour ce faire, nous nous sommes intéressés à l'ethnographie des représentations qui sous-tendent la définition diagnostique d'Alzheimer, à travers les entretiens avec les professionnels de santé (gériatres, neurologues et neuropsychologues), qui n'ont pas hésité à étoffer leurs discours par des narrations et exemplifier leur travail clinique par de nombreux récits anecdotiques à propos de leurs patients.

c) *La maladie d'Alzheimer en tant que malaise.* Le troisième axe est consacré aux narrations des patients rencontrés dans les lieux où s'est déroulée l'étude. L'objectif principal de ces entretiens repose sur la mise en perspective de la conception sociale qui considère la perte de la mémoire comme une perte inexorable de soi et du sentiment d'identité. Ainsi, les entretiens ont porté sur les histoires de vie et sur la manière de se raconter, afin de découvrir l'image que les malades d'Alzheimer se font d'eux-mêmes en tant que sujets de leurs vies. Nous avons abordé l'idée d'une identification entre la mémoire et l'identité en posant des questions simples sur les valeurs et les sentiments des sujets. Nous nous sommes intéressés en outre au ressenti et à l'attitude des patients vis-à-vis de leur condition vieillissante et de leur expérience pathologique. Les entretiens étaient souvent émaillés d'une véritable réflexion philosophique et spirituelle sur l'existence individuelle et humaine, ce qui a permis d'imaginer d'autres scénarios dans la conception de la perte de la mémoire comme une perte de soi.

Pour chacun de ces trois concepts ce travail propose une analyse à la fois diachronique et synchronique qui s'inspire des démarches foucaldiennes de la généalogie et archéologie des savoirs. L'objectif est de comprendre les raisons symboliques (*ideo-logique*), sociales (*économie morale*) et scientifiques (*épistémè*) expliquant la tendance diffuse à décrire et raconter la maladie d'Alzheimer en termes de perte de soi.

a) *La maladie d'Alzheimer en tant qu'altération se fonde sur un modèle idéo-logique.* Le terme « idéo-logique » (ou « idéologie des représentations ») désigne pour Marc Augé (1977) un système intégré, autonome et cohérent des représentations sociales que fonde et justifie le système politique d'une certaine organisation sociale. Nous empruntons ce concept afin de définir le cadre des rapports de force et des jeux de pouvoirs qui se dissimule derrière un modèle symbolique d'où surgissent les narrations de la maladie d'Alzheimer comme perte de soi.

Dans le prolongement des analyses foucaldiennes de la notion de subjectivité et grâce à une étude approfondie de l'histoire de la philosophie, de la psychologie et de la psychanalyse, nous avons analysé les discours de vérité autour du soi et identifié les différentes images du sujet nées successivement au fil des époques dans la pensée occidentale. L'objectif est de reconstruire la généalogie de la définition contemporaine du « sujet » dont l'identité ne serait que le reflet de sa propre mémoire. Enfin, nous avons porté notre attention sur l'analogie implicitement reconnue entre les processus de subjectivation, responsable de la construction du sentiment d'identité individuelle, et les performances de construction de l'identité collective s'appuyant sur les cérémonies et les rituels de commémoration. Les deux types de processus relèvent, nous semble-t-il, de la même dynamique sous-jacente qui part de la mémoire pour reconstruire tantôt le passé biographique, tantôt le passé historique, et parvenir ainsi à une définition à la fois individuelle et collective de soi.

b) *La maladie d'Alzheimer en tant que syndrome se fonde sur un modèle épistémologique*. La notion d'épistémè est reprise par Michel Foucault (1966) qui la définit dans *Les mots et les choses* comme un *a priori* historique de la connaissance scientifique nous faisant percevoir les objets et leurs occurrences comme le reflet certain de mécanismes causes-effets. En ce sens ce concept nous servira de fil conducteur pour organiser les images et les idéologies qui s'originent dans la définition diagnostique et de la notion scientifique de maladie d'Alzheimer. Nous allons situer dans une perspective historique la description de l'évolution de la notion diagnostique depuis le début du XXe siècle, date à laquelle Aloïs Alzheimer a pour la première fois observé les symptômes chez sa patiente Auguste D., jusqu'aux derniers développements dans le domaine de la recherche neurologique.

Dans cette démarche, nous allons nous inspirer des dernières approches historiques sur les processus généalogiques à la base des catégories scientifiques et médicales, et tout particulièrement en ce qui concerne la maladie d'Alzheimer. Nous nous intéresserons tout particulièrement au passage de la notion de démence sénile à celle de la maladie d'Alzheimer et ainsi représenter le modèle d'interprétation principal de la vieillesse entendue dans le sens de sénescence et de déclin cognitif. Comme l'ont souligné de nombreux auteurs (Fox, 1989 ; Christen, 1997 ; Derouesné, 2008 ; Lock, 2013 ; Keuck, 2017 ; Pasquarelli, 2018) l'on est passé d'un cadre d'interprétation de la démence sénile, considérée comme une conséquence ordinaire de la sénescence, à un modèle de la maladie d'Alzheimer en tant qu'entité pathologique présentant un certain nombre de symptômes provoqués par des lésions cérébrales sous-jacentes.

c) *La maladie d'Alzheimer en tant que malaise se fonde sur une « économie morale »*. Le sens attribué au terme d'« économie morale » sera dans ce travail celui que lui attribue Didier Fassin (2009), à savoir un ensemble de valeurs, d'émotions et d'affections qui rentrent dans le circuit d'échange des relations quotidiennes mais qui se fondent sur un système plus large de valeurs fondamentales et particulièrement contraignantes. Pour mieux appréhender la maladie d'Alzheimer, nous nous sommes placés d'un point de vue de la *illness*, qui se fonde sur la négociation des interprétations multiples à l'intérieur des relations familiales. Nous avons été en mesure de dégager de ces récits intégrés un certain cadre d'interprétation de ce qui s'est passé et de ce qui se passe, mais surtout des projections sur un avenir terrifiant marqué par la progression de la maladie.

Dans l'*Histoire de la folie,* Michel Foucault décrit comment l'institution de la folie comme catégorie psychiatrique sert à délimiter l'espace d'exclusion sociale et l'espace de la normalisation (Foucault, 1972, p. 124), de la même façon, la démence de type Alzheimer désigne cette nouvelle figure de l'aliénation, où la personne perd son statut de personne juridique, son autonomie et sa responsabilité pour devenir complètement dépendante. Le pouvoir du diagnostic exonère le malade d'Alzheimer de toute responsabilité vis-à-vis des devoirs de mémoire qui nous concerne tous, et le transforme en *victime innocente* de sa maladie. À l'opposé, l'accompagnant est censé jouer le rôle de *victime sacrificielle* qui se consacre aux soins de l'autre. Ce système moral entremêlant valeurs, rôles et obligations réciproques, se heurte souvent à l'impossibilité pratique d'y faire face. Cela entraîne toute une série d'accusations et culpabilisations réciproques qui sont au cœur des narrations en terme d'*illness.*

*

L'ouvrage que nous présentons est le résultat d'un travail doctoral dans le champ de l'anthropologie médicale, qui adopte une approche anthropologique des maladies neurodégénératives et tout particulièrement de la maladie d'Alzheimer. Cet ouvrage s'articule autour de trois parties, dont chacune comporte deux chapitres, soit un total de six chapitres.

La première partie sera consacrée à la vision générale de la maladie d'Alzheimer (sous l'angle de l'altération sociale) dans la société contemporaine.

Dans le premier chapitre, nous allons interroger les représentations et les rhétoriques narratives de la maladie d'Alzheimer à partir d'un excursus historique sur l'évolution des représentations de la vieillesse depuis l'âge classique jusqu'à l'époque contemporaine.

Le deuxième sera consacré en premier lieu à l'histoire de la notion heuristique et culturelle d'identité individuelle. Nous questionnerons l'hypothèse de l'identité narrative à partir d'une double perspective diachronique et synchronique. En second lieu, nous mettrons en lumière la manière dont les processus de subjectivation opérant dans la société contemporaine s'articulent autour des structures narratives qui sont celles des cérémonies de commémoration et des représentations mémorielles d'événements historiques servant à définir l'identité collective sur la base des valeurs partagées par la communauté.

Nous tenons à prévenir le lecteur que ce chapitre se penche sur les bases théoriques des argumentaires développés tout au long de l'ouvrage. Par conséquent, si le contenu paraît trop abstrait ou éloigné des modes de vie et de pensée de nos interlocuteurs, dans les chapitres successifs une part majeure sera consacrée aux extraits de témoignages relevant de la réalité vécue par le sujet rencontré. Cet ouvrage, en effet, n'a guère pour vocation de faire preuve d'érudition. Au contraire, tous passages théoriques évoqués et notions philosophiques citées serviront à comprendre comment les récits, les réflexions et les sentiments autour de la maladie d'Alzheimer sont ancrés dans une histoire de la pensée qui remonte aux époques les plus anciennes de la culture occidentale.

Dans la deuxième partie nous analyserons le point de vue scientifique et professionnel sur la maladie d'Alzheimer basé sur la catégorie diagnostique de la maladie et s'appliquant au contexte thérapeutique.

Le troisième chapitre, répertoriant les anecdotes cliniques et les réflexions des professionnels, portera sur le symptôme principal de l'Alzheimer qui, d'après les thèses neuropsychologues mentionnés par les professionnels, correspond au trouble de la mémoire épisodique. Interroger directement les professionnels du domaine sanitaire et social, nous permettra de voir qu'en réalité la notion médicale et neurologique de maladie d'Alzheimer résulte d'un processus de dépuration et de refoulement de nombreuses ambiguïtés scientifiques et doutes diagnostiques.

Dans le quatrième chapitre, nous allons reprendre de manière plus approfondie le processus historique de construction de la catégorie diagnostique d'Alzheimer (en ce qui concerne la généalogie), pour discuter ensuite ses assomptions, conceptions et significations implicites et mettre au jour le modèle épistémologique (l'épistémè) qui en est à la base.

Enfin, la troisième partie sera dédiée aux récits de la maladie d'Alzheimer recueillis au cours des entretiens avec les patients et leurs familles. L'objectif de cette partie est d'analyser l'« économie morale » de la maladie d'Alzheimer au sein de ce que nous avons appelé la « société de la commémoration ».

Le cinquième chapitre cherche à illustrer comment les malades et leurs aidants, appartenant le plus souvent au même entourage familial, négocient une narration intégrée de la souffrance vécue ; ce récit commun de la maladie, qui doit être le plus cohérent possible, n'est pourtant jamais à l'abri de certaines contradictions et conflits.

Le sixième et dernier chapitre traite de l'économie morale au sein de la relation familiale réduite à une relation de soin et structurée autour de deux rôles fondamentaux : le rôle de la *victime sacrificielle*, l'aidant familial, sujet de soin et personne à part entière qui se sent obligée à se consacrer entièrement à l'autre, et celui de la *victime innocente*, à savoir le malade ; ce dernier ayant définitivement perdu le rôle de sujet autonome.

En conclusion, étant conscients que la parcellisation des trois points de vue sur la maladie n'est qu'un simple instrument d'analyse, nous allons réunir ces trois perspectives dans une définition globale et intégrée de la maladie d'Alzheimer au sein de la « société de la commémoration ». L'objectif de l'étude est de comprendre toutes ces conceptions sociales qui échappent à la définition diagnostique pure et simple de cette pathologie. Pour ce faire, il nous paraît indispensable d'adopter une approche anthropologique des maladies neurodégénératives et tout particulièrement de la maladie d'Alzheimer.

Comme le disait Byron Good (1994), à côté de la parenté, la maladie est un objet d'étude privilégié de l'anthropologie. Les deux notions, celle de parenté et celle de maladie, sont des systèmes de signes socialement déchiffrables qui transposent l'aspect biologique dans un système socioculturel. Selon la fameuse formule de Marc Augé (1984) la maladie est une « forme élémentaire de l'évènement » dont les conséquences sont à la fois individuelles et sociales. La maladie est l'unité minimale de la complexité humaine qui englobe dans un seul instant significatif ses multiples dimensions – physique, psychique, sociale, culturelle. Elle touche dans le vif les questions cruciales de l'existence humaine, elle nous interroge sur le sens profond de la vie et de la mort, elle nous oblige à nous repenser sous la forme d'une expérience occasionnelle partagée avec les autres. La maladie nous met face au miroir, en nous faisant réfléchir sur ce que c'est que d'être des êtres humains. Si Byron Good avait raison de dire que la maladie était un objet privilégié de l'anthropologie, la maladie d'Alzheimer est à notre avis devenue aujourd'hui un objet privilégié de l'anthropologie contemporaine. L'anthropologie a vocation de libérer l'humanité perçue comme une altérité en transformant l'étranger en familier et le familier en étranger (Fainzang, 1989). Or, le défi de l'anthropologie médicale contemporaine est de libérer le malade d'Alzheimer de l'impression de dé-subjectivation où il est enfermé. Nous faisons nôtre la parole de Florence Weber qui affirme : « L'anthropologie sociale se bat contre la stigmatisation des peuples autres que les Occidentaux comme des sauvages non-humains. Aujourd'hui, la lutte a lieu entre personne saine et personne handicapée, d'autant plus dans son fonctionnement cognitif » (Weber, 2012, p. 142).

PREMIÈRE PARTIE

Chapitre 1

L'altération sociale

Vieillesses d'hier, vieillesses d'aujourd'hui

Les différentes visions de la vieillesse qui se sont succédé au fil des siècles se sont cristallisées autour de deux concepts opposés, voire contradictoires. D'une part une vision positive de la vieillesse, vue comme l'« âge de la sagesse » par excellence, d'autre part, la vieillesse assimilée à la sénilité, synonyme de faiblesse et de décrépitude. L'âge avancé a fait l'objet d'appréciations ambivalentes à travers les époques. Une figure anthropologique du vieux à la fois élevé sur le plan spirituel et dégradé sur le plan physique s'est donc imposée de manière quasi paradoxale.

Dans l'antiquité, on préférait mourir jeune que vivre trop longtemps. Les extraits de Ménandre consacrés à ce sujet (343-292 av. J.-C.) semblent éloquents : « Celui que les dieux aiment meurt jeune » (*Maximes*, cit. Vernhes, 2003, p. 38). Pour cet auteur comique de la Grèce ancienne, la vieillesse n'était guère une gloire dont il fallait se féliciter : « *Difficile senectus est hominibus onus* » (« La vieillesse difficile est un poids pour les hommes »), (*Maximes*, cit. Mantegazza, 1993, p. 9). Chez l'Euripide des *Héraclides* la jeunesse est un âge toujours plus agréable que la vieillesse[1], alors que Sophocle (480-406 av. J.-C.) place la vieillesse aux antipodes de l'état sacré, en l'associant à tout type de malheurs. *A contrario*, la jeunesse est dépeinte comme un âge d'or, marquée telle qu'elle est de « sa folle ardeur » et de « son ivresse » (*ibid.*, v. 1228). Malheureusement elle est interrompue par la vieillesse qui « accourt si vite / Chagrine, importune et maudite » (*ibid.*, v. 1233-1234)[2].

1. Euripide (IVe siècle av. J.-C.), *Les Héraclides*, in Méridier L. (dir.), *Euripide*, t. 1, trad. Méridier L., Paris, Les Belles Lettres, p. 220 (24-236).
2. Sophocle (IVe siècle av. J.-C.), *Œedipe à Colone*, in Halevy L. (dir.), *La Grèce Tragique. Chefs d'œuvre d'Eschyle, de Sophocle et d'Euripide*, trad. Halevy L., t. 2, Paris, Hachette et Librairies-Éditeurs, 1859, p. 208 (131-255).

Mais la philosophie dépeint un scénario totalement différent. Platon (428 av. J.-C.-348 av. J.-C.) apprécie les anciens respectables et dans *La République* (vers 390 av. J.-C.-360 av. J.-C.) il recommande la création d'une gérontocratie d'où viendraient savoir, sagesse et bonne gouvernance. Dans cette perspective, le « juge idéal » pour la République devrait être un ancien éclairé : « le bon juge ne saurait être jeune ; il faut qu'il soit vieux, qu'il ait appris tard ce qu'est l'injustice » (*La République*, liv. III, v. 409 b-c)[3]. Toutefois, selon Aristote (384 av. J.-C.-322 av. J.-C.) l'âge avancé est le mieux représenté par le personnage du vieillard timoré, radoteur, faible, incapable de gouverner les autres et de se prendre en charge soi-même, tel que décrit dans l'*Éthique à Nicomaque* (IVe siècle av. J.-C.). En définissant la vertu de la modestie, Aristote affirme qu'elle « ne convient pas à tout âge, mais seulement à la jeunesse », car « on ne s'aviserait jamais de louer une personne plus âgée de ce qu'elle est sensible à la honte » (l'*Éthique à Nicomaque,* liv. IV, 15, v. 17-25)[4]. En revanche, le jeune Nicomaque à qui l'ouvrage s'adresse devrait être éduqué à la bonne gestion de soi et des autres.

À Rome la représentation littéraire des seniors n'est pas plus bienveillante. Plaute (254 av. J.-C.-184 av. J.-C.), poète comique très aimé de ses contemporains, retrace dans ses comédies l'image humoristique du vieillard bouffon, vicieux, égoïste et avare qui, comme *Amphitryon* (IIIe siècle av. J.-C.), est toujours raillé par l'entourage et détesté par les spectateurs, alors que Térence (190 av. J.-C.-159 av. J.-C.) définit la vieillesse comme une véritable maladie : « *Senectus ipsa est morbus* » (« La vieillesse est par elle-même une maladie ») (cit. Mantegazza, 1993, p. 9), déclare-t-il dans la comédie *Phormio* (160 a. C). Macrobe (370 apr. J.-C.-430 apr. J.-C.), quant à lui, dans le *Commentaire au Songe de Scipion* (Ve siècle) affirmera non sans ironie : « *Vetustas quidem nobis, si semper sapimus, adoranda est* » (« Si nous sommes toujours sages, nous devons certainement adorer la vieillesse ») (cit., *ibid.,* 1993, p. 6).

3. Platon (vers 390-360 av. J.-C), *La République,* Livres I-X, trad. Chambry É., Paris, Gallimard, 1992, p. 112.

4. Aristote (IV sec. av. J.-C.), *Étique à Nicomaque,* trad. Tricot J., Paris, Librairie philosophique Vrin, 1994, p. 211.

Mais le jugement le plus sévère porté sur la vieillesse est celui de Lucrèce dans *La Nature des choses* (Ier siècle) : « *Post ubi jam ualidis quassatum viribus oevi / corpus et obtusis ceciderunt uiribus artus / claudicat ingenium, delirat lingua, labat mens / omnia deficiunt atque uno tempore desunt* » (« Plus tard, quand le corps a été ébranlé par les violentes atteintes de l'âge, et que, nos forces émoussées, les membres fléchissent, l'esprit boite, la langue déraille, l'intelligence chancelle, tout défaille et se dérobe en même temps ») (Lucrèce, De Rerum Natura, liv. III, v. 451-454, *De la Nature*, trad. Guittard C., Paris, Imprimerie nationale, 2000, p. 216).

Au contraire, les auteurs stoïciens comme Sénèque (4 av. J.-C.-65 apr. J.-C.) et Marc Aurèle (121 apr. J.-C.-180 apr. J.-C.) considèrent l'âge avancé comme une période de la vie propice à la méditation et au repli sur soi, tandis que Cicéron (63 av. J.-C.-43 av. J.-C.) gagne la réputation de défenseur de la vieillesse, notamment par des œuvres comme *Caton l'Ancien* (*Maior de Senectute*) ou *De la vieillesse* (*De Senectute*). Nous assistons dans cet ouvrage, dédié à Titus Pomponium Atticus, à un dialogue fictif qui oppose Caton, représentant de la tradition, à Scipion et Laelius qui incarnent le progressisme caractérisant la génération suivante. Cicéron fait dire à Scipion que la vieillesse est un fardeau plus lourd que les roches de l'Etna (*De Senectute*, chap. I, 4, v. 63)[5], tandis que pour Cicéron, qui emprunte la voix de Caton, l'âge avancé est le couronnement de la vie, même si la personne âgée est souvent aux prises avec la maladie et la mort : « *Pugnandum tamquam contra mortem, sic contra senectutem* » (« Il faut lutter contre la mort et contre la vieillesse ») (cit. Manthegazza, 1993, p. 9). Il ne s'agit pas d'envisager la vieillesse comme quelque chose de dramatique mais d'affronter les altérations physiques et mentales qu'elle entraîne comme quelque chose de naturel. Ainsi la vieillesse peut même devenir le « point de perfection de l'existence ». De ce point de vue, l'avantage majeur des personnes âgées serait de savoir sublimer la mort, et de la percevoir comme un point culminant plutôt qu'un dépérissement.

5. Cicéron, *Caton, L'ancien (De la vieillesse)*, trad. Wuilleumier P., Paris, Les belles lettres, 1940, p. 130.

Depuis l'époque ancienne : l'image pathétique de la vieillesse est juxtaposée à l'idée du vieux comme modèle de vertu majeure. Chez Homère, ces deux visions sont incarnées par le personnage de Nestor qui, d'une part, prodigue de sages conseils au jeune Agamemnon engagé dans la guerre et, d'autre part, lamente la déchéance physique que la vieillesse entraîne inévitablement (*Iliade*, II, v. 370-374).

En définitive malgré des rares exceptions, dans l'univers classique, la vision de la vieillesse reste dans l'ensemble très pessimiste. Ce n'est que dans la tradition judéo-chrétienne qu'une approche différente de la vieillesse, plus respectueuse de la personne humaine, pourra émerger. La Bible hébraïque glorifie même la vieillesse, notamment dans l'*Ecclésiastique* où nous lisons : « La couronne des vieillards, c'est leur grande expérience, leur fierté, c'est la crainte du Seigneur » (Eccl. XXV, v. 6)[6]. Cette vision se confirme dans le *Livre de Job* : « N'est-ce pas chez les vieillards que se trouve la sagesse, et dans le grand âge l'intelligence » (Job, chap. XII, v. 12)[7]. Le *Lévitique* exhorte au respect des aînés au même titre qu'à la crainte de Dieu : « Tu te lèveras devant une tête chenue, tu honoreras la personne du vieillard et tu craindras ton Dieu » (Lev. XIX, v. 32)[8] alors que dans le *Livre des Proverbes,* la vieillesse est présentée comme un âge précieux, le seul digne de respect et des louanges : « des cheveux blancs sont une couronne splendide : c'est sur le chemin de la justice qu'on le retrouve » (Prov. XVI, v. 31)[9]. Si les jeunes ont encore toutes leurs forces, la sagesse des vieux serait bien plus honorable : « Ce qui fait la beauté des jeunes gens, c'est leur force, et l'ornement des vieillards, ce sont les cheveux blancs » (Prov. XX, v. 29)[10].

En ce qui concerne le Christianisme, les principes divins de pitié et de miséricorde qui, d'après les Évangiles, devraient régir

---

6. *L'Ecclésiastique*, in Dhorme É. (dir.), *La Bible, Ancien Testament,* trad. Hadot J., Paris, Gallimard, 1959, p. 1790 (1708-1885).
7. *Le Livre de Job*, in Dhorme É. (dir.), *La Bible, Ancien Testament,* trad. Dhorme É., Paris, Gallimard, 1959, p. 1251 (1221-1348).
8. *Le Lévitique, La Sainte Bible traduite en français sous la direction de L'École Biblique de Jérusalem,* trad. Cazelles H Paris, Les Éditions du Cerf, 1951, p. 94.
9. *Les Proverbes,* in Dhorme É. (dir.), *La Bible, Ancien Testament*, trad. Guillaumont A., Paris, Gallimard, 1959, p. 1395 (1349-1443).
10. *Ibid.*, p. 1408.

les rapports entre les fidèles, s'appliquent aussi à la personne âgée qui conserve une place centrale, malgré la faiblesse physique. La dimension corporelle étant poussée au second plan chez les chrétiens, la dimension spirituelle liée à la vieillesse gagne ses lettres de noblesse. Le rôle du senior devient aussi fondamental dans la société catholique soumise à l'autorité du Pape, lui-même souvent âgé, pourtant capable de gouverner l'Église, en sa qualité de représentant de Dieu sur terre. Ce n'est pas par hasard si dans l'iconographie chrétienne, Dieu est représenté par un vieillard à barbe blanche, à l'esprit pourtant vif.

Au Moyen Âge, alors qu'en Occident la religion chrétienne est en plein essor, l'art est dominé par le religieux. Mais plus on avance vers l'âge moderne, plus la vieillesse se soustrait au domaine spirituel. Les vieillards disparaissent complètement de la peinture de la Renaissance, dominée par la culture humaniste et son exaltation de la jeunesse triomphante correspondant à l'idéal d'un homme en pleine force de l'âge et « artisan de son propre destin ». « *Oh mia bella giovinezza / che si fugge tuttavia* » (« Comme la jeunesse est belle / mais bien vite elle s'envole ! ») – disait alors Laurent de Médicis (dit aussi Laurent le Magnifique) – « *Chi vuol esser lieto sia, / di doman' non c'è certezza* » (« Que soit heureux celui qui le veut, nul ne sait ce que l'avenir nous réserve ») (*Canti carnascialeschi, Canzona di Bacco*, v. 1-4)[11]. La vieillesse, au contraire, est désormais considérée comme une véritable maladie, ce qui fait dire à Louis François duc de Boufflers : « il faut vieillir sous peine de la vie, c'est un arrêt du ciel, et le moindre des maux c'est la vieillesse, pour qui sait la porter avec courage et avec dignité » (cit. Mantegazza, 1993, p. 6). Dans le même ordre d'idées, Giacomo Leopardi s'exprime dans *Le Ricordanze* (1829) sur les malheurs dont se plaint le mortel qui voit sa jeunesse éteinte : « [...] *E qual mortale ignaro / di sventura esser può, se a lui già scorsa / Quella vaga stagion, se il suo buon tempo, / Se giovanezza, ahi giovanezza, è spenta ?* » (« [...] *Et quel mortel peut ignorer / Le malheur, si déjà pour lui perdue, / La saison*

11. L. de Médicis, *Poemetti e Canti Carnascialeschi del Magnifico Lorenzo de' Medici*, lingue italienne, Paris, A. Tollone Editore, Tipografo, 1947, p. 145 (traduction proposée par l'auteure).

bien aimée, le plus beau de son jour, / Si la jeunesse, ah, la jeunesse est consommée ?») (*Le Ricordanze, Canto XXII*, v. 132-135 trad. Michel Orcel, *op. cit.*, p. 163)[12].

Peu à peu, les représentations des personnes âgées perdent de leur signification morale. Avec le progrès des connaissances anatomiques et physiologiques, la vieillesse est désormais considérée comme une maladie et, de même, traitée par les médecins. L'idée que le vieillissement est un processus qui ne fait rien d'autre que nous amener à la mort a fait depuis lors son chemin : tout comme il faut retarder la mort, il faut retarder la vieillesse. Ainsi, au XIIIe siècle, le médecin italien Aldebrandin de Sienne fixait à 35-40 ans le début de la vieillesse (Landouzy et Pépin, 1978, p. 5)[13] et par conséquent l'âge probable de la mort naturelle. Plus tard, au XVIe siècle, selon le chirurgien français de renom, Ambroise Paré, celui qui succombera tardivement à la mort deviendra un imbécile « impotent tant par son corps que par son esprit » (Paré, 1585, p. 11). La vieillesse ne correspond donc pas seulement à l'âge quantitatif, mais désigne plus spécifiquement un âge qualitatif : elle commence à être associée à une condition pathologique générale qui concerne particulièrement les personnes âgées. Dans cette optique, des mesures de prévention contre le vieillissement commencent à s'imposer dès le XVIIe siècle et cela amène les scientifiques à mener une réflexion explicitement hygiéniste. À ce propos, Francis Bacon recense ceux qui ont atteint un « grand âge » dans l'histoire, « pour en tirer des conjectures sur une longue vie » (Bacon, 1628, p. 126).

---

12. G. Leopardi (1829), *Le Ricordanze*, in *Canti, Texte original et version française par Michel Orcel*, Domaine italien, bilingue, Paris, Aubier, 1995, p. 162.

13. Selon les recherches philologiques, le manuscrit original du médecin italien Aldemrandin de Sienne a été écrit en français (Landouzy et Pépin, 1978, p. VII ; Antoine, 1978, p. LXXV). Il se compose d'un certain nombre de parties qui résument toutes les mesures d'hygiène, d'alimentation et du régime corporel connues à l'époque et s'inspirant du savoir médical de tradition grecque, remontant à Hippocrate et à Galien, et arabe, en la personne du médecin Avicenne (Landouzy et Pépin 1978, p. XIII). Les philologues Louis Landouzy et Roger Pépin ont dirigé la première publication du manuscrit en mettant en valeur la chance de pouvoir lire en langue française une littérature médicale remontant au XIIIe siècle (*ibid.*, p. VIII). Il en existe également une version numérique publiée par Serena Modena sous le titre « *Le régime du corps* du médecin italien de XIIIe siècle » [En ligne] : www.rialfri.eu/rialfriPHP/public/testo/testo/codice/regimine (Date de consultation : 16 septembre 2021).

Ainsi, en pleine époque des lumières, la vieillesse relève désormais officiellement du domaine médical. *Le Dictionnaire universel de médecine* de 1747 prend en compte la prévention des effets pathologiques du vieillissement définie par le terme de « gérocomie » comme « partie de la médecine visant à prescrire un régime aux vieillards » (Trincatz, Pujalon et Humbert, 2008, p. 26). Les campagnes de prévention qui appellent à adopter les bonnes habitudes en matière d'hygiène et à améliorer la salubrité des lieux, ne resteront pas sans effet : l'espérance de vie augmente alors que la mortalité, et notamment de la mortalité enfantine, diminue. Grâce aux progrès de l'agriculture, à la circulation des marchandises et à l'amélioration des conditions d'hygiène publique, la mortalité baisse au XIXe siècle. En raison de l'expansion démographique, le nombre des personnes âgées de 60 ans augmente aussi bien en ville qu'à la campagne (Gutton, 1988). Des hospices seront construits en vue de fournir des soins aux malades âgés, surtout dans des zones rurales où les vieux sont souvent abandonnés par leurs enfants partis en ville pour travailler. Pour gérer cette hausse, les personnes âgées abandonnées font d'abord appel à la charité des associations et de quelques citoyens, jusqu'au moment où un dispositif d'assurance préventive commence à s'imposer déjà à partir du XVIIIe siècle.

Ensuite, toujours à l'époque moderne, les soins dispensés aux personnes âgées seront assimilés à ceux dispensés aux malades, ce qui contribue au développement des connaissances scientifiques et des techniques thérapeutiques en matière de santé physique et mentale de la population âgée. Ainsi, le médecin français Joseph-Henri Réveillé-Parise, persuadé que la faiblesse peut survenir à tout âge (Reveillé-Parise, 1845, p. 86), affirmera que si l'âge est synonyme de pertes physiques, il peut devenir aussi synonyme de conquêtes morales. Autrement dit, la faiblesse physique des vieillards les amène à « descendre en eux-mêmes, dans la vie intérieure, calme et sereine » (Reveillé-Parise, 1852, p. VII).

Le médecin français cherche à concilier, d'une part, une approche descriptive de la vieillesse, qui l'amène à « l'examiner réellement dans ce qu'elle est, dans ce qu'elle a de grand, de profond, dans ce qu'elle a de fatal, fâcheux et de triste » (*ibid.*, p. VI) et, d'autre part, une action prescriptive qui « n'enseigne pas à guérir les maladies de la vieillesse mais à les prévenir » (*ibid.*, VII-VIII). Dès ce moment, l'appel à l'urgence de la prévention se fait bien entendre et les progrès dans les connaissances médicales liées au vieillissement deviennent très rapides. Dans son *Traité clinique et pratique des maladies des vieillards* (1854), Durand Fardel analyse les modifications anatomiques et physiologiques typiques chez des personnes âgées et, en 1866, Charcot, animé par une volonté de les protéger et de dispenser des soins nécessaires aux anciens, mène une étude entièrement consacrée aux « maladies des vieillards ». Ainsi, durant ses leçons cliniques prononcées en 1867, il souligne l'importance d'une prise en charge aussi bien thérapeutique que préventive des conditions pathologiques du vieillissement, et nourrit l'idée de créer une branche médicale spécialisée dans la santé des vieillards. Le terme « gériatrie » voit alors le jour. À partir de ce moment-là, la médecine s'impose de plus en plus comme le champ privilégié de définition, de traitement et de gestion de la vieillesse, jusqu'à nos jours.

Aujourd'hui, dans une société vieillissante et médicalisée, la gériatrie a gagné considérablement en importance et façonne les représentations et les points de vue sur la vieillesse. Elle définit le vieillissement comme un facteur de risque sanitaire et établit la distinction entre les conséquences naturelles du vieillissement et les dysfonctionnements pathologiques qui surviennent au fur et à mesure que l'on avance en âge ; enfin, la gériatrie est à l'origine des programmes d'intervention en matière de prévention des maladies chroniques, parmi lesquelles les maladies neurodégénératives sont majoritaires. En mettant l'accent sur le lien implicite entre vieillesse et perte de la mémoire, la discipline exerce un important impact en ce sens qu'elle tente de définir le rôle social des personnes âgées. Qu'il s'agisse du *leitmotiv* gériatrique de bien vieillir qui empreigne les campagnes de prévention des maladies chroniques, ou du modèle de l'être humain performant véhiculé par la presse, le cinéma, la télévision et, aujourd'hui de plus en plus, par l'internet et les réseaux sociaux, la société contemporaine est hantée par le mythe de la jeunesse éternelle auquel s'oppose, tel un repoussoir, le vieillissement physique et mental. Nombre de remèdes pour préserver la beauté et la puissance du corps contribuent à la médicalisation de la vieillesse (Pasquarelli, 2018, p. 5). Des vitamines et des médicaments offrent la promesse de garder un esprit lucide et les facultés mentales inaltérées (Ngatcha-Ribert, 2012, p. 153).

L'idéal du *succesful aging* qui, dans les années 1990, a fait gagner des fortunes à ses inventeurs a dépassé les frontières de la santé à proprement parler pour envahir tous les domaines de notre existence. Bref, à l'heure actuelle, un style de vie typiquement juvénile s'est imposé à tous les âges en poussant les gens à prévenir la vieillesse avant de vieillir[14] (Kaufman, Shim et Russ, 2004). Cette tendance se confirme dans les habitudes de consommation, les goûts alimentaires, les choix vestimentaires, les loisirs et les divertissements. Notre société valorise les personnes âgées très actives qui restent en bonne santé et qui conservent un corps longiligne et tonique, ainsi que des seniors qui se montrent toujours gais et pimpants, à la page, qui voyagent et restent sociables : nous témoignons notre sympathie aux vieux qui savent rester jeunes, tout comme les célébrités, les personnages âgés des séries télé ou les protagonistes des sitcoms les plus aimées.

C'est le cas du film intitulé *Youth*[15] dont le personnage principal, un vieux réalisateur interprété par Harvey Keitel, conserve la joie de vivre et l'envie de travailler, à l'opposé de Fred Ballinger, son ami compositeur et directeur d'orchestre, qui préfère se laisser aller à l'inexorable déchéance. C'est encore davantage le cas de *Grace et Frankie*[16], deux femmes âgées aux caractères opposées, l'une

14. À ce sujet, nous renvoyons le lecteur aux conclusions très intéressantes de l'anthropologue Annette Leibing (2005) qui a analysé l'émergence à de ce nouveau personnage de vieux à succès dans le contexte brésilien contemporain, de 1967 au 2002.

15. C'est un film de Paolo Sorrentino, interprété par Michael Caine et Mick Boyle et Michael. Au titre évocateur *Youth*, il propose en réalité une réflexion sur la vieillesse à travers un dialogue incessant avec la jeunesse.

16. *Grace et Frankie* est le titre d'une série américaine créée par Marta Kauffman en 2015 et distribué en streaming sur la plateforme Netflix. Les deux protagonistes, interprétées respectivement par Jane Fonda et Lili Tomlin, vivent toutes les deux un divorce après la découverte de la relation d'amour entre leurs deux maris homosexuels. Dès ce moment, les deux héroïnes contemporaines entament ensemble une nouvelle vie, faite d'intrigues amoureuses, aventures professionnelles et problèmes familiaux.

charmante et branchée, l'autre extravagante et anticonformiste, unies par un lien d'amitié caractéristique de l'adolescence ; ou encore les protagonistes de la série *La Méthode Kominsky*[17] (2018), où deux amis de longue date, un acteur et un enseignant de théâtre qui s'appelle Sandy Kominsky (interprété par Michael Douglas) et son ancien agent Norman Newlander (interprété par Alan Arkin), sont aux prises avec un vieillissement qui, avec ses nombreuses difficultés et infirmités, devient de plus en plus difficile à accepter.

Le domaine artistique n'échappe pas à cette tendance. Richard Avedon a voulu représenter les derniers moments de la vie de son père, pour conserver la trace d'une existence en déclin. Ici, malgré la déchéance due à la vieillesse et la maladie (le père de l'artiste mourra d'un cancer), la personne apparaît vive en raison de la présentation esthétisante. Face à l'objectif, le vieil homme garde une posture droite, le regard vif et pénétrant. En faisant poser le sujet photographié de face, l'artiste rend sa présence objective, comme c'est le cas des images esthétisantes des personnages auxquels Avedon doit sa renommée internationale. Dans un même esprit, l'artiste britannique John Coplans, a réalisé des images frappantes en photographiant son propre corps vieillissant. En dressant la liste de ses pathologies physiques, il obtient un document extraordinairement précis de son propre vieillissement : les plis de la peau, le relâchement de tissus, les rides du visage, les mains et les genoux flétris, les cicatrices et tous les défauts et les signes du temps sont montrés et sublimés de manière désinhibée, voire exacerbée. La décrépitude est montrée telle quelle est, en mettant en valeur la beauté du corps vieillissant.

Plus souvent, cependant, l'approche qui consiste à valoriser l'âge avancé et lui prêter des vertus de richesse spirituelle est mise au

17. Les deux amis cherchent un soutien réciproque face à l'avancée en âge et aux complications de la vie que la vieillesse impose. Sandy refuse de vieillir et d'accepter le déclin de sa carrière d'acteur. Il reçoit le diagnostic de cancer à la prostate et, en réponse au chagrin, il se lance dans une liaison amoureuse avec l'une de ses étudiantes les plus jeunes. Norman, quant à lui, est confronté à la perte de son épouse profondément aimée. Sur le fond de l'histoire, la série aborde la question de la vieillesse représentée comme le déclin d'un processus d'épanouissement individuel qui a trouvé son apogée à l'âge adulte et qui va petit à petit s'effacer avec l'âge.

service de la sauvegarde de la mémoire collective. Le film insolite intitulé *Le vieux qui ne voulait pas fêter son anniversaire* est un exemple éloquent à cet égard. Il s'agit d'une comédie suédoise de 2014, qui raconte l'histoire d'un centenaire sympathique qui s'enfuit de sa maison de retraite le jour de son centième anniversaire. Suit, une série de péripéties rocambolesques qui l'amèneront malgré lui à voler une valise pleine de billets de banque à des dangereux criminels. Petit à petit, Alan se souvient de son passé exceptionnel qui l'a amené à changer plusieurs fois le cours de l'histoire du XXe siècle. En 2016 le réalisateur a tourné une suite, *Le vieux qui ne voulait pas payer l'addition*, où nous retrouvons le même vieux à l'âge de 101 ans, qui cette fois est chargé de protéger la formule de la version russe du coca-cola, le folk soda, inventé par les Soviétiques à l'époque de la guerre froide afin d'enrayer la domination nord-américaine sur le marché de la consommation international. L'homme, qui parle parfaitement plusieurs langues, incarne l'idéal du vieillard juvénile tout en conservant une mémoire hypertrophiée, qui nous permet de connaître une réalité historique tout à fait inattendue. Toutefois cette conception positive de la vieillesse est rare dans le panorama des représentations contemporaines.

Aujourd'hui, l'image que l'on nous propose de la vieillesse est négative, la décrépitude étant le corollaire de l'âge avancé. Dans la société contemporaine, malgré la richesse des points de vue, des visions et des conceptions de la vieillesse, rien n'efface l'ambiguïté persistante entre un sentiment d'estime et de respect pour les aînés et le sentiment de pitié, voire de mépris que la décrépitude et la sénescence nous inspirent. La mémoire est au centre de cette ambiguïté. Dans le premier cas, il s'agit de conserver la mémoire : une mémoire historique qui définit l'identité collective que le vieux est censé véhiculer ; dans le second cas il souffre, *a contrario*, d'une perte de la mémoire relevant de la dégradation des facultés intellectuelles, et notamment de la mémoire autobiographique. Les deux pôles de ce binôme sont aujourd'hui réduits à un seul élément fondamental à la base d'une vision plutôt négative de la vieillesse. Le vieux n'est que celui qui perd la mémoire de sa vie, qui perd la mémoire des autres, et donc, qui perd la mémoire de soi-même. La mémoire biographique et l'identité individuelle se confondent. Le prototype de ce vieux, est la personne démente et surtout le malade atteint de la maladie d'Alzheimer.

La maladie d'Alzheimer dans la société contemporaine

À partir de l'âge moderne, dans les sociétés industrialisées axées sur le travail salarié, la personne âgée commence à perdre son identité sociale au moment de la retraite. Comme plusieurs auteurs l'avaient souligné (Guillemard, 1972 ; Bourdelais, 1993 ; Bessin, 1996 ; Caradec, 2004), l'arrêt de l'activité professionnelle coïncide pour l'individu avec le passage critique de la recomposition identitaire vers un nouvel équilibre de vie. Certains ont pu voir en cela la raison du désengagement que l'on constate chez les vieillards, mis en lumière par les sociologues américains au lendemain du boom économique des années 1950 (Cumming et Henry, 1961). Quant à la sociologie française, elle a plus explicitement qualifié la vieillesse de moment de déprise, entamée par l'entrée en période de retraite : dans notre société, l'arrêt du travail correspond en effet à un retrait de la vie sociale et à un investissement de la vie privée (Guillemard, 1986 ; Barthe, Drulhe et Clément, 1988). Pour Caradec (2003) c'est une étape décisive de la réflexion subjective où la personne âgée repense à son histoire passée, dans une optique qui est à la fois en continuité et en discontinuité avec le présent.

Si le vieillissement en tant que tel peut miner le maintien de l'identité sociale, la condition d'un malade âgé, atteint d'un certain nombre de handicaps physiques et/ou de déficits cognitifs, comporte une perte majeure de l'autonomie qui entame le statut de personne d'un point de vue aussi bien juridique que social. Pour les gériatres, la personne en perte d'autonomie est imbriquée dans un processus qui la conduit vers la dépendance : elle est donc associée à la catégorie des ayants besoin d'un soutien familial constant (Ennuyer, 2002 ; Blum, Minoc et Weber, 2015). En France, les personnes âgées seraient fragilisées non pas par des conditions économiques précaires, comme c'était le cas aux cours des époques précédentes, mais plutôt à cause de leurs conditions de santé qui commencent à gagner en visibilité à partir des années 1990, avec le vieillissement de la population française (Weber, 2017). Ainsi, la condition de dépendance partielle ou totale d'un vieux est traitée sur le modèle de la prise en charge du handicap et de l'invalidité (Capuano et Weber, 2015b). Dès lors, il est possible sur le plan juridique, de déclarer le malade inapte à gérer ses affaires administratives et financières, il a alors besoin d'un tuteur légal. Pour résumer, l'abandon du rôle de travailleur est une première étape d'un processus de dissolution de l'identité sociale, qui peut se transformer en dépendance et perte du statut juridique (Ennuyer, 2006). En définitive, le vieux dépendant acquiert le rôle du malade chronique.

Le sociologue américain Talcott Parsons (1951) a été le premier à définir le « rôle du malade » dans la société moderne, mais c'est Eliot Friedson (1970) qui a examiné de manière critique ses enjeux sociaux et politiques. Friedson considère que jouer le rôle du malade lui permet de ne pas être totalement délégitimé face à la société et de ne pas être considéré comme une personne déviante ou antisociale (Friedson, 1970, p. 218). Toutefois, du point de vue de la société, la maladie est perçue comme une altération de la condition normale du statut social de la personne : c'est une sorte de mise en parenthèse de la vie sociale du malade, de ses fonctions et de ses obligations (*ibid.*, p. 219). L'attestation diagnostique déresponsabilise la personne malade qui est appelée à être un sujet passif face à une société d'individus actifs : le rôle du malade est essentiel à légitimer cette altération sans que la personne touchée par le syndrome ne soit ni moralement condamnée, ni juridiquement persécutée, ni socialement et politiquement exclue.

Or, si les maladies aiguës ont normalement une durée limitée, un malade chronique doit faire face à une condition pathologique permanente qui l'accompagne dans sa vie quotidienne en s'intégrant au sentiment de soi. Le rôle du malade est celui d'un sujet passif qui doit être joué sans cesse, avec toutes les implications que cela comporte en termes d'assujettissement politique (Weisz, 2003). Dans la société d'aujourd'hui, le malade Alzheimer incarne le prototype de ce malade chronique (Attias-Donfut, 1997). Il s'agit d'une condition pathologique invalidant les fonctions cognitives, le langage, le raisonnement et notamment la mémoire. En effet, comme pour toute altération ou basculement de la norme de santé, la maladie d'Alzheimer est définie par la négation de notre conception de la personne.

Ainsi, le malade d'Alzheimer est devenu un sujet de préoccupation au sein de la société et nourrit les inquiétudes vis-à-vis de la population vieillissante. Loin d'être un simple problème médical, cette maladie revêt aujourd'hui une dimension sociale et politique. Aux États-Unis, la maladie d'Alzheimer gagne en visibilité au cours des années 1980, des célébrités atteintes de ce type de démence étant de plus en plus nombreuses à témoigner en public de leur état de santé, comme c'est le cas de Rita Hayworth et de l'acteur, devenu président des États-Unis, Ronald Reagan (Ngatcha-Ribert, 2012, p. 32). Ces révélations ont eu un retentissement sur le plan social et politique, au point de contribuer à la création des premières associations mondiales pour la lutte contre la maladie d'Alzheimer : l'Alzheimer's Disease and Related Disorders Associatons (ADRDA) et l'Alzheimer Disease International (ADI) ont été les premiers organismes à investir dans la recherche scientifique en vue de trouver un traitement et mettre en place des politiques de prévention de la maladie d'Alzheimer (Fox, 1989). Nombre d'autres institutions ont été créées par la suite dans tous les pays occidentaux. C'est le cas, par exemple, de l'Association France Alzheimer et Maladies Apparentées, née en 1985 à l'initiative d'aidants familiaux.

Peu à peu, les associations pour la promotion de la recherche et de la prise en charge des différentes formes de démence insistent aussi sur la nécessité d'apporter le soutien aux proches des malades. Des organismes du même type, tels que la Fondation Méderic Alzheimer ou la Fondation Plan Alzheimer, publient de nombreuses brochures d'informations qu'ils distribuent au grand public ou qu'ils diffusent dans tous les hôpitaux. Ils y expliquent comment accompagner au mieux le malade pendant tout son parcours, depuis l'apparition des premiers symptômes jusqu'au diagnostic, en passant par l'accompagnement à domicile et, le cas échéant, jusqu'au choix ultime du placement en institution.

En même temps, les campagnes publicitaires de sensibilisation et d'information biomédicale, insistent sur la perte de l'autonomie au quotidien qui menace la sécurité des personnes âgées et demande aux proches de fournir un effort quasi-permanent pour assurer la surveillance du malade. Nombre de brochures, dépliants et catalogues comportent des conseils précis sur la gestion au quotidien de la prise en charge d'un proche en perte d'autonomie.

Il n'en reste pas moins que, ce qui inquiète les malades, plus que l'affaiblissement physique, c'est le déclin cognitif provoqué par les maladies neurodégénératives, parmi lesquelles la maladie d'Alzheimer est la plus répandue et même la plus crainte, à cause de la perte progressive de la mémoire qu'elle entraîne. C'est la raison pour laquelle les autres démences ont été regroupées dans la catégorie de « troubles apparentés » ou directement dans celle de « maladies de type Alzheimer ».

Dans la lettre d'information trimestrielle de France Alzheimer diffusée en décembre 2015, la maladie d'Alzheimer est expliquée en détail alors que les autres maladies neurodégénératives sont traitées à part, dans un petit encadré intitulé : « Et les maladies apparentées ? » La brochure en cite trois : les dégénérescences lobaires fronto-temporales (DLFT), la maladie à corps de Lewi et les démences vasculaires, dont on dit qu'elles ont beaucoup de points communs avec la maladie d'Alzheimer mais qu'elles sont provoquées par des mécanismes neurologiques différents, jusqu'à présent inexpliqués[18]. Ce type de documents véhicule un message très ambigu car il a pour effet de confondre la vieillesse et la démence. Si par le passé on parlait de démence sénile pour définir le déclin cognitif dû à l'âge, aujourd'hui on lui a collé une étiquette biomédicale, celle de la maladie d'Alzheimer, une idée-prototype qui fait de la vieillesse une véritable maladie de la mémoire. Même dans la définition symptomatologique de la maladie d'Alzheimer, les troubles de la mémoire figurent au premier plan et leur apparition est décrite de manière plus diffuse que celle d'autres symptômes. Le site Internet d'information médicale doctissimo.fr

---

18. Alzheimer Info, Hors-série, décembre 2015, La lettre trimestrielle des amis de France Alzheimer, Association France Alzheimer et maladies apparentées, p. 3.

met en valeur la perte de la mémoire parmi les autres troubles qui atteignent l'orientation, l'humeur, le langage et le comportement.

> La phase initiale est caractérisée par une tendance aux oublis qui passe souvent inaperçue. Comme le malade se rend compte par moments de la détérioration de ses facultés, il en tire une grande angoisse qui peut mener à la dépression. Une perte de mémoire plus sévère apparaît progressivement : les malades ont du mal à se souvenir des événements récents et des faits importants de leur vie quotidienne. Par exemple ils sont incapables de se rappeler qui est venu leur rendre visite récemment ou ce qu'ils ont vu à la télévision. Ils se souviennent cependant des événements du passé ancien. À ce stade existe une désorientation temporelle et spatiale : les patients ont tendance à se perdre dans des endroits qui leur sont pourtant familiers ou à vagabonder. Ils n'ont plus de repères de temps. Ils perdent la capacité de se prendre en charge. On note souvent une exagération des traits de personnalité : colères chez les patients irascibles, passivité marquée chez les sujets placides, anxiété, dépression, etc. Les troubles du langage s'installent progressivement : le malade ne trouve plus ses mots ; il participe de moins en moins aux conversations. Il ne comprend pas bien ce que l'entourage lui dit ou essaie de lui expliquer. Il lit de moins en moins. Son raisonnement est atteint. Il ne prend plus d'initiative[19].

Le site décrit ensuite la perte de l'autonomie qui s'installe au quotidien et se traduit par une incapacité générale d'accomplir des actions simples que, pourtant, la personne a toujours été en mesure de faire. Cette incapacité est considérée comme la conséquence de la perte de la mémoire récente. Dans une récente publicité diffusée à la télévision, un vieil homme vêtu d'une simple chemise et d'un slip est assis à l'arrêt du bus. Son fils lui explique qu'en ville, même par temps chaud, tout le monde garde son pantalon, à la piscine, en revanche, on peut se balader en short[20]. La plupart de ces spots publicitaires pointent

19. Dr Jesus Cardenas (2017), « La maladie d'Alzheimer », Doctissimo.fr [En ligne] : www.doctissimo.fr/html/sante/encyclopedie/sa_779_alzheimer.htm (Date de publication : 15 juin 2014 ; date de révision 30 août 2017 ; date de mise à jour : 15 février 2017 ; date de consultation : 4 décembre 2021).

20. La vidéo de ce message publicitaire est également disponible sur YouTube : Association France Alzheimer et maladies apparentées (2018), Le slip de bain [Youtube]. [En ligne] : www.youtube.com/watch?v=fDMwbv0nwis (Date de consultation : 4 décembre 2021).

également la perte de la mémoire perçue comme quelque chose de particulièrement dramatique. Les scénarios sont des plus inquiétants. On entend, par exemple, que les troubles de la mémoire provoquent un changement profond de la personnalité : « Maman avait 52 ans quand elle a commencé à se comporter bizarrement. Elle qui était si douce est devenue agressive et grossière. » Mais le plus dur à accepter pour le proche s'avère lorsque le malade perd sa mémoire de vie : « À 44 ans je suis devenue la mère de ma mère. C'est terrible. Tout ce qui composait sa vie, elle l'a oublié. » La personne malade peut même arriver jusqu'à ne plus reconnaître son image dans un miroir ou à ne plus reconnaître ses proches. « Ses grands yeux qui me berçaient d'amour depuis la plus tendre enfance étaient vides comme privés de vie et j'ai entendu cette phrase terrible : qui êtes-vous Monsieur ? »[21]. Or, la perspective de perdre les souvenirs des personnes aimées choque et plonge dans une profonde tristesse la personne malade elle-même. Dans une vidéo publicitaire empreinte de pathos, un homme âgé assis à table de sa salle à manger se parle à lui-même :

> Je me souviens de la première fois que nous sommes allés au Jardin des Tuileries. Et quand nous sommes arrivés, en haut, tout en haut de la grande roue, là elle, elle a voulu sauter. « Je vais m'envoler, je vais m'envoler » me disait-elle. Elle a quoi ? 4-5 ans ? J'ai dû user de toutes mes forces pour la retenir. J'avais tellement peur. Elle me manque[22].

Il parle de sa fille. Nous la voyons qui se tient face à lui : il la fixe sans la reconnaître. La jeune femme le regarde à son tour, elle a l'air de ne pas le reconnaître non plus, elle a l'air de ne plus voir en lui la même personne qui avait été son père. Les significations sous-jacentes qui émaillent les histoires racontées par les publicités sur la maladie d'Alzheimer s'appuient sur une construction sociale de la maladie qui se passe d'explications. Le message implicite est clair : le père n'est plus un père, la fille n'est plus sa fille, l'un n'existe

---

21. Ce sont des phrases extraites d'un spot publicitaire réalisé par France Alzheimer en 2013. Il est disponible en ligne sur YouTube [En ligne] : //www.youtube.com/watch?v=1hnIF2q2j6s (date de consultation : 4 décembre 2021).

22. Publicité de la compagnie d'assurances Harmonie Mutuelle, disponible sur YouTube [En ligne] : www.youtube.com/watch?v=C_e0w8j574s, publié le 8 octobre 2014 (Date de consultation : 4 décembre 2021).

plus dans le regard de l'autre et inversement. La maladie d'Alzheimer semble effacer le sujet malade aussi bien que les relations intimes qu'il a nouées pendant toute une vie. C'est la perte de soi, la perte de la subjectivité qui, par le truchement de la perte de la mémoire, façonne l'idée angoissante que la société contemporaine se fait de la maladie ou qui transforme la maladie, telle que vécue par les personnes concernées, en une véritable mort anticipée.

Représentations et narrations de la maladie d'Alzheimer

À partir des années 2000, lorsque le grand public a commencé à nourrir des inquiétudes quant à l'impact de la démence due à la maladie d'Alzheimer sur l'identité et l'intégrité du malade, nombre d'artistes déjà sensibles aux questions relatives à la santé mentale se sont intéressés à la maladie d'Alzheimer. Parmi ces derniers figure le nom du photographe allemand Peter Granser qui a produit un document essentiel sur les effets de la maladie dans une série au titre évocateur *Alzheimer* (2001). La plupart de ses photos sont des portraits de patients séjournant dans une structure clinique spécialisée en soins des maladies neurodégénératives. Les personnes y occupent le premier plan, les visages se découpent sur un fond blanc et éblouissant, les yeux écarquillés dans un regard épouvanté et perdu qui accentue l'état d'isolement, de confusion et de solitude ressenti par l'artiste. D'autres portraits montrent des moments de désespoir qui ressemblent à des crises délirantes : le sujet semble agité, tête enfouie dans les mains, il semble pleurer et crier. Les sourires se font rares, et se transforment de plus en plus en grimaces grotesques.

Tout comme Peter Granser, le photographe français Hervé Baudat, travaillant régulièrement depuis 2003 dans les hôpitaux gériatriques, s'est intéressé plus spécifiquement aux malades d'Alzheimer aux alentours de 2012. Ses œuvres forment deux séries aux titres évocateurs : *Oubli et éblouissement* (2012-2018)[23], une sorte de reportage

23. Baudat H. (2012-2018), Oubli et éblouissement, série photographique. Site officiel de Hervé Baudat. [En ligne] : www.hervebaudat.com/fr/portfolio-11698-0-80-oublis-eblouissements-2012-2018.html (Date de consultation : 21 septembre 2015).

réalisé grâce au soutien de l'Espace National de Réflexion éthique sur la Maladie d'Alzheimer, et *Mémoires Moirées* (2014-2015) qui présente plutôt des portraits intimistes[24]. Le premier travail illustre les lieux de l'internement et les modalités d'expression du malaise ; on y voit des moments d'épiphanie où les souvenirs reviennent face à la mémoire qui s'affaiblit progressivement. L'artiste, rencontré à l'occasion d'une exposition à Paris, explique de vive voix la signification de son œuvre.

> *« Oubli » et « éblouissement » sont des concepts liés parce que dans l'éblouissement on ne voit plus rien mais on a cette image de la lumière qui nous rend aveugle. En revanche dans l'oubli on ne voit plus rien mais c'est l'image de l'obscurité qui nous vient à l'esprit. Et pourtant sont des phénomènes proches à mon avis. Dans l'Alzheimer c'est un peu ça. On ne voit plus rien parce que c'est du vide ou parce que c'est de la lumière ? Je ne sais pas* (Hervé Baudat, photographe, rue Quincampoix, Paris, entretien du 10 décembre 2016).

À la différence de Granser, Baudat n'entend guère représenter une identité qui s'efface derrière la maladie. L'intention n'est pas de représenter la déchéance de l'être humain aux prises avec la vieillesse et la démence : le sujet quoique malade ne disparaît pas, il est toujours protagoniste de sa propre identité. « *Les gens restent finalement tels qu'ils sont* [...] *Mais ce qu'ils perdent c'est la conscience de ce qu'ils sont et de ce qu'ils étaient. Ils sont dans l'oubli et dans l'éblouissement, en même temps* » (Hervé Baudat, photographe, rue Quincampoix, Paris, 10 décembre 2016).

La série *Mémoires moirées* se compose des portraits photographiques ayant pour sujet les personnes malades rencontrées dans les hôpitaux gériatriques. L'artiste les immortalise pendant des instants de lucidité où les souvenirs reviennent à l'esprit dans un moment de totale épiphanie. Il explique que « *moiré c'est la technique pour graver*

24. Les deux séries font partie du projet *La France vue d'ici,* réalisé par des photographes et documentaristes à partir de la campagne de reportage photographique et documentaires lancée par ImagesSingulières et Mediapart sur les situations de précarité qui demeurent encore aujourd'hui en France. Pour les séries photographiques complètes, qui comprennent aussi les derniers travaux, on renvoit le lecteur au blog officiel (les photos sont protégées par copyright, le téléchargement est donc interdit) [En ligne] : www.hervebaudat.com/fr/accueil.html, consulté le 10 mai 2019, à 17 h 16.

le papier, c'est l'encre qui grave le papier ». De la même manière, « *une encre grave la mémoire et efface les souvenirs* » (Hervé Baudat, photographe, rue Quincampoix, Paris, 10 décembre 2016).

Mais qu'est-ce qui se passe quand la relation entre l'observateur du malade d'Alzheimer et le malade lui-même est plus intime et familiale ? Quand il y a un lien profond enraciné dans une histoire commune, le regard se fait moins objectivant : toute dynamique de distanciation entre l'artiste et son sujet se révèle impossible. La photographe étasunienne Susan Falzone a dédié une série de photographies à la vie quotidienne de sa tante *Grace* (2009) souffrant de la maladie d'Alzheimer pendant les dernières quatre années de sa vie. Pour elle, il est impossible de rester en dehors de ses photos en conservant un regard extérieur. Le rapport d'intimité est même essentiel pour définir les images, toujours nourries des souvenirs que les deux femmes partagent autour de l'histoire familiale. La tentative de reconstituer cette histoire devient surtout évidente dans les photos à l'extérieur de la maison, où la femme semble revivre des sentiments d'antan : on y voit Grace au bord de la mer qui essaye de se protéger du vent, en regardant des mouettes se promener sur la plage ; on y voit Grace se promener la nuit devant la maison avec son fils, père de l'artiste ; on y voit toujours Grace en train d'acheter un bouquet de fleurs au supermarché. La mise en scène des lieux de vie privée montre en revanche un présent brisé et perturbé par la maladie. Une image frappante immortalise Grace abandonné à un lourd sommeil. En même temps, le désordre des chambres sert probablement à symboliser un désordre intérieur qui touche aussi bien la tente que la nièce.

La volonté de Susan Falzone est de reconstruire ce qui semble avoir été perdu : dans certains clichés, elle superpose à l'image du présent une photo de la même pièce telle qu'elle était auparavant. La vie s'écoule dans le présent éternel de la maladie, et pourtant il y a quelque chose qui reste de l'histoire passée. C'est ce que l'artiste veut montrer par des moments quotidiens très simples : nous observons la femme qui range des tasses dans le placard ou la nièce qui s'applique à lui mettre du vernis ; même les objets domestiques font partie de la mise en scène : un petit plat vert à fleurs, décoré de pastilles bariolées, une table soigneusement rangée, une nourriture frugale, une plante. Le visage d'une femme qui survit face à la maladie apparaît au premier plan d'une photo.

Ce que Susan Fanzone semble vouloir nous transmettre à travers ce travail, c'est la continuité entre le passé et le présent de l'histoire biographique, essentielle pour maintenir en vie cette femme âgée et malade. Mais c'est une vision beaucoup plus dramatique de la maladie d'Alzheimer qui est véhiculée le plus souvent : elle est vécue par les malades et les proches comme un délitement progressif de l'identité de la personne. Le peintre anglo-américain William Utermohlen est diagnostiqué en 1995 atteint de la maladie d'Alzheimer. Dès lors, il décide de faire une chronique de sa lente progression vers la démence à travers des autoportraits illustrant les effets de la démence sur le corps et sur l'esprit. Sa femme, Patricia Utermolhen, a fait connaître son histoire au public dans le cadre d'une exposition financée par l'Alzheimer Association. Elle a décrit l'avancée de la maladie en utilisant des termes de déclin lent et inexorable où le sentiment de soi se dérobe en même temps que les habilités de dessinateur. « *The spatial sense kept slipping, and I think he knew* » (« La perception spatiale a continué à glisser, et je pense qu'il le savait »), affirme sa femme, Patricia Utermohlen, dans une interview accordée en 2006 à Denise Grady, journaliste au *New York Times*[25]. Utermohlen est décédé en 2007, sans avoir réussi à envisager différemment la maladie d'Alzheimer.

En revanche, une approche innovante du sujet transparaît dans la série du peintre français Gérard Alary, intitulée *Les Trois Vies de ma mère*, l'exposition *consacrée* à sa mère, malade d'Alzheimer, qui a eu lieu en 2007 à la chapelle de la Vieille-Charité à Marseille et en 2008 à la Pitié-Salpêtrière, à Paris. Rencontré à son atelier de Vitry-sur-Seine, banlieue sud de la capitale, c'est l'artiste lui-même qui nous explique quelles sont les « trois vies de sa mère » :

> *Ce que je voulais représenter c'était les trois vies, les trois passages de la vie de ma mère, comme des espèces d'épiphanies archaïques de l'existence humaine : la vie avant la maladie, la vie durant la maladie et,*

25. L'article est toujours disponible sur Internet [En ligne] : www.cyberdocteur.net/?p=65.

> *la troisième… hem, je ne sais pas, la troisième serait la vie après la maladie. C'est ce lien entre la vie et la mort qu'à mon avis pouvait bien raconter l'expérience de la maladie, d'un être qui est là mais qui vit progressivement et sous les yeux de ses proches sa propre disparition en train de s'accomplir* (Gérard Alary, peintre, atelier de l'artiste, Vitry-sur-Seine, entretien du 7 décembre 2015).

Pendant ces expositions, des tableaux abstraits réalisés sur des supports monumentaux sont accompagnés des photos de Nicolas Rostagni, les vidéos de Haakem B. et de l'arrangement musical de Laurent Garnier. Conscient que la maladie d'Alzheimer est une expérience qui est vécue et définie par l'entourage, il a moins voulu documenter la détresse de cette condition que représenter son tourment privé face à la démence de la mère. Du reste – rajoute-t-il – « *La peinture est un art visuel mêlant perception et pensée, ce n'est pas un art du récit* ».

> *D'ailleurs je n'aime pas la peinture qui raconte. Il y a le cinéma pour ça qui fait des choses incroyables et la littérature aussi. Sur ma mère je n'ai pas voulu raconter une histoire, je n'ai pas voulu traiter ma mère de personnage biographique, car il est impossible dans l'art, qui est un langage immédiat et atemporel, de traiter la matière biographique de manière chronologique* (Gérard Alary, peintre, atelier de l'artiste, Vitry-sur-Seine, entretien du 7 décembre 2015).

Derrière cette absence du temps la mémoire biographique qui revient dans le présent ne s'efface pas de l'œuvre d'art, elle est plutôt représentée par quelques petites épiphanies du passé, comme des moments soudains de pure conscience mémorielle. Selon Alary, ces épiphanies, impossibles dans une condition de santé, sont l'occasion de découvrir quelque chose de plus de la personnalité de sa mère, et peut-être quelque chose de lui-même aussi :

> *Dans le tableau il n'y a pas que le noir, que l'angoisse, que le vide d'une mémoire qui commence à s'aggraver, il y a aussi le rouge de l'amour, des soins, de la légèreté et d'une nouvelle manière d'être au monde* […]. *Le rouge est à signifier qu'il n'y avait pas que la mort dans la maladie d'Alzheimer chez ma mère, qu'il y a une immense vitalité déclenchée par le fait même d'avoir une maladie qui rapproche l'individu de ses besoins, de ces instincts de son irrationalité* (Gérard Alary, peintre, atelier de l'artiste, Vitry-sur-Seine, entretien du 7 décembre 2015).

Même s'il a vu sa mère prise jour après jour par une maladie qui a transformé son comportement et sa propre identité, même si l'aggravation de symptômes ne fait que rappeler une avancée inexorable vers la mort, même si les défaillances mnésiques allaient jusqu'à toucher les simples gestes du quotidien et les souvenirs du passé commun, mère et fils ont longtemps affiché face à cet état une attitude teintée d'ironie. L'auteur ne nie pas le drame de la perte de soi, mais il en fait une lecture personnelle et le vit à la lumière d'une vision tragicomique de la vie et de la mort : d'une part les humains sont hantés par l'angoisse de la mort, d'autre part ils la tournent en dérision grâce aux étincelles de vie et un mouvement de joie.

> *Ma mère a gardé un certain humour. C'est-à-dire qu'elle était toujours capable de faire et de dire des choses dingues. Elle a été toute sa vie une femme austère, pas du tout gaie, et comme mère je la voyais beaucoup comme ça. Mais la maladie l'a rendu rigolote (…). C'est pour ça que je dis que son Alzheimer n'était pas du tout une condamnation. Ça existe aussi un Alzheimer intéressant et gai. Ça existe quoi. Après oui, d'accord, il y avait des problèmes physiques à son âge, il fallait l'accompagner* (Gérard Alary, peintre, atelier de l'artiste, Vitry-sur-Seine, entretien du 7 décembre 2015).

L'Alzheimer ouvre la voie à une véritable refondation anthropologique. Il nous donne la possibilité, comme le dit Alary, « *de repenser notre définition de l'humanité non pas dans le sens du monstrueux, mais plutôt du sens de la transcendance* ». Dans la tentative de réhabiliter l'identité de sa mère, qui lui semble se dissoudre derrière une dégradation cognitive touchant la mémoire elle-même, il cherche, à travers la peinture, le moyen de représenter la dégradation non pas comme une perte de soi mais comme une élévation de l'être. En regardant de près, cette approche optimiste se fonde sur l'idée selon laquelle la perte de la mémoire participe à l'anéantissement de la personne avant sa mort réelle marquée par la disparition de son corps. C'est une âme sur le départ quelque part, vers le bas (« *dans le sens du monstrueux* ») ou vers le haut (« *dans le sens de la transcendance* »).

> *Par exemple, ils* [Nicolas Rostagni et Haakem B.] *ont fait une vidéo à peu près trois ou quatre ans avant la mort de ma mère où on la voit*

> *en train de manger. Ils ont mis une caméra fixe. Elle était déjà complètement malade mais elle pouvait encore faire le geste de prendre un objet et de manger toute seule. Ce que j'ai toujours trouvé formidable dans cette vidéo c'est qu'on a le sentiment qu'on redécouvre qu'est-ce que c'est que manger, qu'est-ce que c'est que prendre un objet. Dans cette vidéo, que j'aime beaucoup ce n'est pas ma mère que je vois mais une sorte de préexistence de ma mère ou son existence décomposée, tout comme l'activité de manger peut-être décomposée par cette série de petits gestes comme prendre un objet, le porter à la bouche et le mâcher. Grâce à ce support vidéo, je redécouvre aussi que l'acte de manger n'est pas n'importe quoi mais qu'il a une valeur anthropologique. Cette vidéo est extraordinaire par rapport à ça* (Gérard Alary, peintre, atelier de l'artiste, Vitry-sur-Seine, 7 décembre 2015).

C'est ici que Gérard Alary révèle le véritable sens la signification de son questionnement : que faire de la maladie d'Alzheimer ? Comment capturer le processus de dégradation dans une image ? Peut-on représenter la perte de la mémoire à l'aide de l'art ? Peut-on même concevoir la perte de la mémoire ? Qu'en est-il du sujet représenté s'il ne se souvient plus de ce qui il est et de ce qui il a été ? « *La peinture n'est pas l'art du récit* », soutient avec force Gérard Alary, en proie aux doutes.

Et pourtant les romanciers se posent les mêmes questions : face à la maladie d'Alzheimer, l'instrument narratif, capable de reproduire le temps qui passe, semble à la fois incapable de traduire en langage la dégradation mnésique, de raconter l'histoire d'un sujet en train de disparaître. Dès lors, la seule possibilité qui se présente à eux consiste à garder une trace de cette histoire fragile, traduire en mots les souvenirs préservés et à travers l'écriture biographique, préserver la mémoire de l'individu avant qu'elle ne s'efface à jamais, *faire revivre* la personne telle qu'elle était avant *pour ne pas laisser mourir* la personne telle qu'elle est aujourd'hui.

Cet horizon de signification caractérise également les œuvres littéraires et cinématographiques qui ont pour sujet la maladie d'Alzheimer. Comme nous l'avons déjà évoqué, « bien souvent, les séries télévisées et les œuvres cinématographiques présentent leurs héros soit comme étant "victimes" d'une perte de leur mémoire – assimilée à une perte de l'identité – soit […] comme ayant perdu leur humanité et leur dignité » (Frémontier et Gzil, 2012, p. 44). Nous allons donc analyser de plus de près l'univers narratif contemporain, pour mettre en lumière la multitude de figures, de styles et de rhétoriques qui caractérisent la mise en récit de la maladie d'Alzheimer et de la perte de la mémoire que celle-ci entraîne. Toujours décrite et racontée comme une expérience d'évanouissement de l'être du sujet, cette conception de la perte de la mémoire en tant que perte de la subjectivité est ancrée dans un milieu artistique et littéraire qui traite le matériel autobiographique comme une source d'inspiration majeure.

Annie Ernaux, *Je ne suis pas sortie de ma nuit* (1997). Sous la forme d'un journal intime, l'évolution des symptômes est décrite comme une diminution progressive des capacités cognitives et comme une lente disparition de la mémoire face à laquelle la personne se dégrade, pour enfin disparaître définitivement. Ainsi, le sujet se dissipe sous les yeux des membres de la famille impuissants ; rien ne peut arrêter la déchéance de l'individu qui y est toujours racontée comme l'histoire de la perte de soi. L'évolution des symptômes de la mère malade d'Alzheimer est documentée depuis les années 1980.

> Ma mère a commencé de présenter des pertes de mémoire et des bizarreries de comportement deux ans après un grave accident de circulation [...] L'été 83, au plus fort de la canicule, elle a été prise d'un malaise et hospitalisée. On a découvert qu'elle ne mangeait, ni ne buvait depuis plusieurs jours. Il était désormais impossible qu'elle reste seule. J'ai décidé de l'emmener chez moi, à Cergy, persuadée que dans ce cadre qui lui avait été familier [...] ses troubles disparaîtraient, qu'elle redeviendrait la femme dynamique et indépendante qu'elle était encore si peu longtemps auparavant [...] Il n'en a rien été. La détérioration de sa mémoire s'est poursuivie et le médecin a évoqué la maladie d'Alzheimer. Elle a cessé de reconnaître les lieux et les personnes, mes enfants, mon ex-mari, moi-même. Elle est devenue une femme égarée, parcourant la maison en tous sens ou demeurant assise des heures sur les marches de l'escalier dans le couloir (Ernaux, 1997, p. 9-10).

Sous le registre de la perte de la mémoire, Ernaux décrit tous les autres symptômes du déclin cognitif. Il semblerait que l'oubli soit le seul aspect pénible de la maladie Alzheimer. Et l'oubli est inacceptable : « Je ne pouvais supporter qu'une telle dégradation frappe ma mère. Un jour j'ai rêvé que je lui criai "Arrête de devenir folle !" » (*ibid.,* p. 28). La fille bascule entre mépris et culpabilité : « Mon sadisme me fait horreur » (*ibid.*). Et pourtant d'autres fois c'est tout simplement la crainte de perdre sa mère qui prévaut sur tout le reste : « J'ai peur qu'elle meure. Je la préfère folle » (*ibid.*, p. 20). Cette image de la folie enferme la personne démente dans une déraison inhumaine : « Sa voix s'est élevée calme, comme au théâtre dans le séjour à côté. Elle parlait à une enfant invisible : "Il est tard ma petite fille. Il faut rentrer chez toi." Elle riait, tout enjouée. J'ai mis mes mains sur mes oreilles, il m'a semblé que je sombrais dans quelque chose d'inhumain. Je ne suis pas au théâtre, C'EST MA MÈRE QUI PARLE TOUTE SEULE » (*ibid.*, p. 18). Et plus loin : « Je suis habituée à sa déchéance, à son nouveau visage, inhumain (*ibid.,* p 68). » Ou alors : « Horreur, trop de déchéance, d'animalité » (*ibid.,* p. 88).

Perdre la mémoire ce serait comme devenir animal. Mais pourquoi la mémoire ? Qu'est-ce qu'on perd quand on perd la mémoire ?

D'abord on perd les choses : « Sa seconde paire de lunettes est perdue » (*ibid.*, p. 31) ; ensuite on perd les forces : « Les choses lui échappent » (*ibid.*, p. 15) et les mots : « J'ai trouvé une lettre qu'elle a écrite : "Chère Poulette, je ne suis pas sortie de ma nuit." Maintenant elle ne peut plus l'écrire. Ce sont comme les mots d'une autre femme. C'était il y a un mois » (*ibid.*, p. 19). L'on perd aussi les repères et on devient désorienté : « Elle ne sait plus où elle est » (*ibid.*, p. 18). On perd la pudeur : « Elle cache ses culottes souillées sous son oreiller [...]. Elles sont pleines de merde » (*ibid.*). On perd l'autonomie : « Elle n'arrive pas à manger son gâteau, une mousse aux abricots, sa main ne trouvait pas ses lèvres, sa langue tirée par la gâterie inaccessible. Je l'ai fait manger comme mes enfants autrefois. Je crois qu'elle s'en rendait compte » (*ibid.*, p. 68). Enfin, elle ne reconnaît plus ses proches : « Tout à l'heure, une fois qu'elle a été dans son lit, joyeuse, qu'elle a renversé tous les objets de la table de nuit, en voulant se mettre de la crème, elle me dit : "Je vais dormir, merci MADAME" » (*ibid.,* p. 16).

Tout compte fait, on se perd soi-même : « Je parle d'elle à l'imparfait. Pourtant, celle qui est là maintenant est la même que celle d'autrefois. C'est cela qui est affreux » (*ibid.,* p. 56). C'est la mort avant la mort.

Loin d'elle (*Away from her*) (2007). Tiré par *The Bear Come Over the Mountain* (L'ours traversa la montagne, Rivages, 2006) – nouvelle de l'écrivaine canadienne Alice Munro, honorée du prix Nobel en 2013 – le drame canadien a été entièrement écrit et réalisé pat Sarah Polley, et interprété par Julie Christie et Gordon Pinsent dans les rôles des protagonistes Fiona et Grant. Comme le suggère le titre, être « loin d'elle » signifie effectivement se détacher de sa propre histoire, non seulement des souvenirs, mais aussi de tous les moments qui ont fait de l'individu ce qu'il est. Dans le récit littéraire, Munro mettait en évidence l'attachement de Grant qui n'aurait jamais souhaité être séparé de Fiona : « *he never wanted to be away from her* » (« il ne voulait pas être séparé d'elle ») (Munro, 2001, p. 274). Dans le film cette même phrase est prononcée par Grant qui accepte de se marier avec cette femme pour ne jamais rester éloigné d'elle. Toutefois, le titre évoque aussi une autre sorte d'éloignement : c'est plutôt Fiona qui s'éloigne en oubliant son amour pour Grant. Cela se manifeste plus particulièrement dans la scène finale, qui reproduit la fin de la nouvelle d'Alice Munro : Fiona revient à elle dans le moment où Grant se résigne à l'avoir définitivement perdue. Que ce soit dans le récit ou dans le film, l'histoire se termine de manière totalement incompréhensible et inattendue, comme si aucun lien ne pouvait plus exister entre un avant et un après l'apparition de la maladie. Quand sa femme Marian oblige Aubrey à quitter Meadowlake et revenir à la maison, Fiona sombre dans la dépression. Pour lui éviter toute souffrance, Grant tente de réunir sa femme tant aimée et son nouvel amant, en faisant preuve d'un ultime sacrifice mais c'est précisément à ce moment-là que Fiona se réveille et revient à elle. Ainsi, dans les toutes dernières pages, pendant un instant de lucidité, elle se souvient de lui et oublie Aubrey. Elle revient donc à elle, au sujet de son histoire de vie, à la même personne, celle qui avait autant aimé Grant.

Le thème du retour à soi, présenté comme le *topos* du réveil momentané du lourd sommeil de la démence, témoigne du désarroi de la perte du soi qui, quant à elle, découle de la perte de la mémoire biographique. Derrière cette rhétorique narrative se cache une idée préconçue : cette assomption qui fait correspondre l'individu à la continuité historique de son existence privée et la perte de la conscience de cette même continuité, à savoir, la perte de la mémoire biographique et la perte de l'identité. Ce lien de consubstantialité entre mémoire autobiographique et identité individuelle est définitivement célébré dans un produit de cinéma réservé au grand public. Même ici la scène finale, se structure encore une fois sous la forme du *topos* du réveil qui deviendra un modèle pour toutes les œuvres cinématographiques successives.

N'oublie jamais (*The Notebook*) (2004). Le film de Nick Cassavetes est un drame romantique qui s'inspire du roman d'amour homonyme de Nicholas Sparks et traduit en français sous le titre : *Les Pages de notre amour* (1996). Il raconte l'histoire d'amour et de vie d'Allie (interprétée par Gena Rowlands), une vieille dame atteinte de la maladie d'Alzheimer et hébergée dans une maison de retraite, et de son mari, Duke (interprété par James Garner), son compagnon depuis son plus jeune âge, présent tout au long du parcours difficile de la démence. Allie écoute Duke qui vient tous les jours la voir pour lui faire la lecture d'un livre qui raconte l'histoire d'une rencontre passionnelle entre une jeune et riche héritière, Allison (interprétée par Rachel McAdams), et un jeune ouvrier du Sud, Noah (interprété par Ryan Gosling). Les deux jeunes tombent amoureux au milieu des années 1940, et contre toute convention sociale, décident de rester ensemble. Ils se perdent et se retrouvent plusieurs fois au fil des années : en surmontant les adversités, la guerre et la distance, ils tiennent tête même au fiancé d'Allison, un riche avocat admiré de ses parents. L'histoire se termine à la manière d'une fable romantique : « et ils vécurent heureux jusqu'à la fin des temps ». C'est ainsi que Duke conclut son histoire face à la femme âgée et démente, qui, dans un instant de lucidité revient à elle et se souvient de son passé. L'émotion est forte. Allie se rend compte que c'est elle la jeune Allison, héroïne du roman qu'elle vient d'écouter. Et Duke ? Il s'agit de Noah évidemment, le compagnon de toute une vie qu'elle retrouve enfin et qu'elle arrive finalement à reconnaitre. À ce moment, même le spectateur réalise avec certitude que l'histoire d'amour développée jusqu'au dernier moment n'était en réalité que le récit autobiographique des deux protagonistes. Or, dans ce film la mémoire joue le rôle central. En tournant ce film, le réalisateur Nick Cassavetes exprime à sa manière ce point de vue :

> La mémoire est une chose passionnante. Comment les êtres humains sont-ils construits par leurs souvenirs ? C'est différent pour chacun d'entre nous [...] C'est terrible pour les gens atteints de la maladie d'Alzheimer, cela ne leur retire pas uniquement leurs souvenirs ou leur vécu, mais tout ce qu'ils possèdent. Le passé est la chose la plus précieuse que l'on puisse perdre dans une vie[26].

Il en va de même pour la scène finale. Marquée, comme nous l'avons dit, par le *topos* du réveil de soi qui suit le sommeil de la conscience, elle décrit la récupération soudaine de sa mémoire de vie qui semblait définitivement perdue dans l'oubli à cause de la démence. Il s'agit du moment où la personne atteinte d'une démence sénile qui affecte la mémoire se souvient de son passé et redécouvre sa véritable identité. À la base de cette construction rhétorique, il y a une représentation de l'identité individuelle bien précise et répandue au point de ne jamais être remise en question : le sentiment de soi de l'individu se construit à partir de ses propres souvenirs. Autrement dit, les événements de la vie passée sont insérés dans une histoire biographique qui va définir l'identité subjective. D'après ce modèle, le sujet ne peut pas exister en l'absence de cette mémoire autobiographique sur laquelle pivote son identité tout entière.

Cécile Huguenin, *Alzheimer mon amour* (2011). Comment faire le deuil dans un couple alors que l'être aimé est encore en vie ? *Alzheimer mon amour* est un roman de la plume de Cécile Huguenin, psychologue, qui souhaitait rendre publique l'histoire qu'elle avait

26. Extrait de l'entretien à Nick Cassavetes, Allocinéma : N'oublie jamais : les secrets de son tournage : « Se souvenir des belles choses ». [En ligne] : www.allocine.fr/film/fichefilm-47422/secrets-tournage/ (Date de consultation le 10-14 décembre 2021).

vécue avec son mari atteint d'une démence de type Alzheimer[27]. Il témoigne de son expérience vécue avec son mari Daniel, l'amour d'une vie qu'elle voit lentement se fragmenter derrière les séquelles de la maladie. Apparemment, elle nous exhorte à toujours considérer les malades Alzheimer comme des êtres humains, sans céder à l'image d'un sujet qui se dégrade dans l'aliénation et la solitude. Toutefois, de manière quasiment paradoxale, la psychologue ne cesse jamais de faire référence au même horizon de signification d'où proviennent ces lieux communs. La maladie d'Alzheimer est décrite comme « un lent et inexorable naufrage » (Huguenin, 2013, p. 18), ou même un « couloir de la mort » (*ibid.*, p. 22) qui risque de faire perdre à la personne souffrante les composants les plus intimes de son être. Cela met définitivement à mal toute tentative d'entretenir une relation avec les membres de sa famille et surtout une relation amoureuse.

Le lien entre la mort précoce de l'âme qui avancerait la mort du corps est une conception préconçue qui ne fait l'objet d'aucun questionnement ; en revanche, le parcours d'acceptation ne s'accomplira jamais. Cécile, heurtée par la maladie de Daniel, n'accueille pas de bon gré ses changements. Elle explore les succès de sa carrière universitaire, s'enorgueillit de ses anciennes publications, repense à ses intérêts variés allant de l'art à la philosophie, de la poésie à l'économie ; et notamment, elle feuillette les poèmes qu'il lui écrivait ou qu'il lui récitait par cœur, en confrontant cette précieuse parole d'auteur aux litanies déraisonnables qu'il ne cesse de prononcer ou d'écrire à présent. Dans l'illusion hallucinatoire d'une

27. Plus précisément, comme il est indiqué dans le texte (Huguenin, 2013, p. 54), Daniel Huguenin était diagnostiqué dément à corps de Lewy, une maladie neurodégénérative de type Alzheimer dont le tableau de symptômes est similaire, mais qui affecte dès le début les zones cérébrales en lien avec la coordination et l'équilibre. La perte de la mémoire est une conséquence de ces premières atteintes qui se traduisent plutôt par une désorientation générale, des vertiges et, très souvent, par des chutes répétées. La démence à corps de Lewy évolue plus rapidement et de manière généralement plus sévère. Elle a une incidence inférieure à celles de la maladie d'Alzheimer ; elle est donc moins connue du grand public. La référence explicite à la maladie d'Alzheimer qui est présente dans le titre peut donc raisonnablement être considérée comme choix éditorial. Cela confirme une fois de plus l'énorme résonance de la maladie d'Alzheimer auprès du public, qui a fini par englober toutes les autres pathologies du même type.

possible amélioration et dans la conviction qu'aucun amour ne peut continuer avec la démence, elle s'abandonne même à des aventures rocambolesques en traînant son mari dans un séjour clandestin à Madagascar. Malgré les apparents ravissements du départ, même la tentative de réveiller l'amour par un changement de vie reste sans issue. Ce qu'elle veut raconter, c'est l'histoire de la « lente disparition de la conscience » (*ibid.,* p. 140), la régression de l'âme de son mari qui s'est transformée en « simulacre d'un être » (*ibid.*, p. 57), de son ancien amour, un homme que désormais elle ne reconnaît même plus : « Qui c'est cet inconnu ? » (*ibid.*, p. 125) se demande-t-elle.

En cela, la capacité de porter un autre regard sur le malade d'Alzheimer ne relève pas d'une réflexion rationnelle et critique sur la définition de l'humain qui supporte cette conception de la maladie, mais seulement des qualités morales et sentimentales du conjoint. Celles-ci sont célébrées dans un registre quasiment mythique mettant en valeur la capacité, la ténacité, la volonté et le sacrifice quasiment héroïque mis en jeu par le conjoint pour faire revivre, par un dévouement devenu inconditionné, l'être aimé en voie de disparaître. C'est à la personne saine de continuer à aimer cet inconnu, tout en espérant, quelque part, que son être le plus profond ait survécu à la maladie. L'image sous-jacente rejoint la pensée courante : le malade d'Alzheimer ne serait plus ni une personne, ni la même personne, à part à travers l'amour du conjoint.

En 2012, ce roman est mis en scène par Bertrand Foly à partir du scénario de Veronika Boutinova. Comment aimer, lorsqu'il n'y a plus ni de passé, ni de présent, ni de futur en commun ? C'est la question centrale qui se pose toujours sans que l'on puisse y répondre. Elle appelle en revanche d'autres questions et de nombreuses réflexions. Comme c'est le cas du roman, l'histoire racontée n'est pas celle de la maladie de Daniel, mais plutôt celle des difficultés rencontrées par Cécile face à la démence de son mari. Cette maladie rend de plus en plus difficile la vie avec son époux, abîme l'amour et les sentiments qui les unissaient auparavant. La personne aimée disparaît petit à petit derrière ses symptômes. Toutes les qualités de la personne disparaissent progressivement. L'homme de lettres devient quelqu'un qui a du mal à parler, son intelligence se dégrade, ses intérêts se dissolvent dans l'apathie, ses yeux s'éteignent. La personne devient un malade, elle semble même réduite à sa maladie.

« Alzheimer, mon amour » : le titre traduit non pas l'amour à l'égard d'un malade, mais la tentative de conserver l'amour pour quelqu'un qui est devenu sa maladie. Derrière ce mot « Alzheimer », se cacherait donc Daniel lui-même. C'est d'ailleurs ce que Cécile Huguenin explique dans le texte. « L'homme de ma vie a… mon mari a contracté… Alzheimer, mon amour » (Huguenin, 2013, p. 34). Dans l'une des scènes qui présente le mieux l'esprit général du spectacle, Daniel récite une litanie insensée sur le fond du monologue dramatique de Cécile. La parole de la femme est claire et retentissante, alors que celle de Daniel est presque inaudible. Il bredouille des mots flous, des mots qui composaient ses poèmes avant la maladie et qui, à présent, se transforment en un flux confus de paroles par lesquelles il tente encore de communiquer une pensée, désormais illogique.

> Cécile : « D'abord il a perdu les mots, lui, le poète qui les a tant aimés. À chaque livre que j'ouvrais je trouvais toujours un petit mot écrit pour moi. Jusqu'au jour où il ne pouvait plus que tracer sans hésiter mon prénom. Six lettres dessinées […] Et je savais. Je connais le moment exact où j'ai eu une inquiétude, le moment où j'ai compris que quelque chose n'allait pas. J'ai cherché à comprendre cet état de démence par son passé. C'est un homme cultivé qui a fréquenté les plus grands poètes. Il ne s'accordait aucun droit à l'échec […]. »

Enfin, on a presque l'impression qu'il est encore plus difficile pour la personne saine d'affronter la maladie que cela ne l'est pour la personne malade. La raison sous-entendue et la vision préconçue qui la sous-tend consistent à affirmer que le malade ne peut pas avoir conscience de la disparition de son être.

> « Daniel, Daniel mon amour, j'ai toujours refusé de me séparer de toi. Daniel, mon amour, nous sommes au bout du chemin. C'est si doux, c'est si dur, toutes ces nuits à rester debout. C'est si doux, c'est si tendre, toutes ces journées passées à t'attendre. Je veux vivre, je veux vivre, je veux vivre, je peux vivre. »

Ces paroles sont une sorte d'adieu qui fait office des funérailles. Elles servent en effet à faire le deuil d'un mort, pour permettre aux vivants de reprendre la vie de tous les jours, prendre congé des morts et s'accorder le droit de survie : « Quel avenir peut-on encore inventer ensemble ? Il n'y a plus que moi pour en décider. » Mais en réalité, pendant que Cécile prononce ces mots Daniel est toujours en vie. Où est-il ? A-t-il déjà disparu ?

Still Alice (2014). Parmi les produits culturels se penchant sur la maladie d'Alzheimer, Still Alice est devenu une véritable référence dans le cinéma contemporain. Richard Galtzer et Wash Westmoreland réalisent ce fil dramatique en s'inspirant du livre de Lisa Genova, experte en neurosciences. Traduit en français sous le titre de *L'Envol du papillon* (2015), il raconte l'histoire d'Alice, enseignante et chercheuse en linguistique à l'université, qui découvre un jour qu'elle est atteinte de la maladie d'Alzheimer. Cette annonce perturbe sa vie et remet en question ses certitudes, et notamment la confiance en soi qui repose sur son intelligence et sur sa brillante carrière universitaire. Le plus dur à accepter est la perte de la mémoire et de la faculté de langage. Perdre les mots laisse la femme dans le désarroi. Elle entame alors un véritable combat pour rester elle-même, conserver son identité de femme intelligente et de succès. Ainsi, prise par l'obsession de tout noter dans son portable, qui fait fonction de support extérieur à sa mémoire désormais atteinte, elle se met à délirer, hantée par la peur de l'avoir perdu, dans une scène extrêmement troublante. Cet objet est ici une extension de la mémoire et investi d'une valeur symbolique en rapport avec l'identité de la personne.

Une autre scène très éloquente en ce sens, raconte le moment où elle se perd dans la maison. La désorientation est un autre symptôme de la maladie d'Alzheimer qui est souvent en rapport avec la mémoire. Le sentiment d'angoisse qu'éprouve Alice à ce moment, c'est de ne plus savoir où elle se trouve et où elle devait aller, un souvenir qui vient d'apparaître et de disparaître de sa mémoire en la laissant dans un état d'agitation qu'elle explique au mari venu à son secours.

Les rapports familiaux ne sont pas à l'abri de ce morcellement de la vie passée, de la vie comme elle était avant la maladie. La relation de couple se complique et surtout le rapport avec sa fille devient difficile. Dans l'une des scènes finales les deux femmes se réconcilient après une dispute, mais la tension quotidienne ne laisse pas beaucoup d'espoir au retour définitif de la sérénité.

À la fin, la protagoniste cherche à reprendre la confiance et se sentir de nouveau digne à l'occasion d'une conférence sur la démence où elle intervient en faisant part aux spectateurs de son expérience. Mais ce n'est qu'une tentative ultime d'accepter le destin de désespoir et de dissolution vers lequel la mène la maladie d'Alzheimer.

Coco (2017). La dramatisation des troubles de la mémoire traverse aussi un dessin animé parmi les plus connus et les plus aimés. Produit par la maison de production Walt Disney Picture et Pixar Animation Studios et réalisé par Lee Unkrich et Adrian Molina, il raconte l'histoire émouvante de Miguel, enfant mexicain de 12 ans qui vit avec sa famille dans le village rural de Santa Cecilia. Pendant la traditionnelle Fête des morts, le jeune garçon vit un voyage à travers les générations, qui le met face aux différents aspects de sa mémoire familiale. Passionné de musique et guitariste prodige, il veut suivre l'exemple de son idole Ernesto de la Cruz, un musicien mexicain de talent, dont il connaît par cœur le répertoire. Dans l'intention de devenir musicien, il s'entraîne tous les jours, suscitant la colère de sa famille et surtout de sa grand-mère.

Dans la maison, en effet, la musique est depuis toujours interdite, sans que l'on sache véritablement pourquoi. Il veut participer à un concours de musique, mais la grand-mère lui interdit de jouer et détruit sa guitare devant ses yeux. En colère, l'enfant part à l'aventure pour retracer l'histoire de ses ancêtres, tenter de sauver l'image de son idole et de mettre fin aux anciennes querelles familiales. C'est là qu'il découvre qu'une photo, posée sur l'autel de famille le jour de la Fêtes des morts a été déchirée au niveau de la tête d'un homme que l'on voit embrasser sa guitare.

Il est convaincu que l'époux de sa trisaïeule Imelda Rivera est en réalité Ernesto qu'il adore tant. Selon cette hypothèse, ce serait donc lui le fameux musicien détesté par toute la famille, responsable de l'interdit qui entoure la musique au sein de sa famille. Le mari d'Imelda a en effet été accusé d'avoir abandonné sa femme et sa fille Coco, pour poursuivre sa carrière.

Aujourd'hui, la petite Coco, arrière-grand-mère de Miguel, est toujours en vie mais en proie, désormais, à une démence très avancée. Sa mémoire et son langage sont complètement altérés. Elle est cependant entourée de l'amour de toute sa famille ; même Miguel lui témoigne une affection toute particulière. À la fin de son aventure, il découvre une réalité surprenante que personne ne soupçonnait. Ernesto n'a rien à voir avec sa famille. C'est même lui qui avait empoisonné son vrai trisaïeul, lui aussi musicien talentueux, en l'empêchant de retrouver sa femme et d'embrasser sa fille Coco.

La réconciliation familiale concerne toutes les générations. Grâce à la révélation de Miguel, toute la famille vit un moment de réveil général : toutes les anciennes blessures de la mémoire familiale sont finalement guéries, et la vieille Coco, hantée par la démence, revient à elle en entonnant à voix haute la chanson au titre évocateur *Remember Me*, chantée par son père. Miguel ne savait pas encore qu'elle avait toujours été fidèle à son bien aimé et qu'elle n'avait jamais cru que ce dernier l'ait abandonnée. Elle seule détenait la vérité, mais la vieillesse et la maladie l'avaient empêchée de la révéler. C'est ainsi que s'explique également le lien d'affection extraordinaire qui unit le membre le plus âgé de la famille, dépositaire de la mémoire familiale, et le membre le plus jeune Miguel, dont le rôle sera de faire vivre la mémoire de Coco.

Coco est un produit culturel particulièrement adapté aux enfants. Son but éducatif est de transmettre les valeurs fondamentales de la société contemporaine. Le protagoniste de cette histoire fantastique et rocambolesque, Miguel, symbolise cette démarche en se donnant tous les moyens de réaliser son rêve, tout en respectant les règles rigides de son milieu familial. Cet objectif de socialisation, s'appuie surtout sur la mémoire qui joue un rôle fondamental lorsqu'il s'agit de définir les rapports, les idéaux et les comportements entre adultes, dont l'enfant fera à terme partie. Les désirs et les espoirs de cet enfant innocent, ainsi que les fausses idées qu'il se fait sur l'histoire de sa famille, sont, au départ, responsables de nombreux malentendus. Mais ce n'est que l'amorce d'une recherche du temps perdu remontant bien avant la naissance du protagoniste.

La narration est basée sur l'histoire familiale liée à l'histoire des ancêtres célébrés à l'occasion des cérémonies religieuses. Représentante vivante de la mémoire des ancêtres, l'arrière-grand-mère Coco jette un pont entre passé et présent. Elle est la vraie protagoniste de l'épopée tout entière, même de la partie que le récit ne raconte pas ; elle est dépositaire d'un passé lointain obscurci par la démence, qui attend que quelqu'un ravive sa mémoire. Miguel jouera ce rôle et sauvera de l'oubli la véritable identité de Coco, de la famille et de tous les ancêtres. C'est grâce à lui que Coco redeviendra elle-même. Il ressort de cet exemple que la mémoire met toujours en jeu la question identitaire. Il s'agit d'une notion polysémique de mémoire, à la fois individuelle et collective, servant à bâtir un sentiment de soi qui navigue sans cesse entre l'individu et le groupe, en impliquant la famille, la société et l'univers entier.

Une jeune fille de 90 ans (2016). Le même modèle symbolique sur lequel reposent les récits de la maladie d'Alzheimer destinés au grand public de tout âge est à la base des productions culturelles qui prétendent apporter des visions alternatives, voire critiques, des idées partagées par la culture contemporaine. Il s'agit tout particulièrement des documentaires qui se sont penchés, eux aussi, sur le sujet de la maladie d'Alzheimer parfois de manière à dédramatiser ses représentations les plus terrifiantes, parfois en renforçant davantage la conception de la maladie d'Alzheimer en tant que perte de soi. Dans cette perspective, Yann Coridian et Valeria Bruni Tedeschi nous invitent à pénétrer dans le service de gériatrie de l'hôpital Charles-Foix où ils filment le chorégraphe Thierry Thieu Niang aux prises avec son atelier de danse pour les malades d'Alzheimer. On voit dans ce film la danse comme moyen d'aider les malades à se concentrer sur leur corps pour laisser de côté l'angoisse psychologique, de calmer le délire et d'arrêter les hallucinations. La caméra tourne autour d'une patiente particulièrement charismatique. Il s'agit de Blanche Moreau[28], une dame de 92 ans qui tombe amoureuse du danseur et qui essaye de le séduire. L'homme, qui ne semble pas troublé par cette affection, donne vie à des scènes pleine de délicatesse et de spiritualité où la femme, malgré son âge et son état de santé, face à ce nouvel émoi, s'abandonne à la séduction et à la joie.

Cet abandon à l'inconscience juvénile de l'amour est-il une conséquence de la maladie d'Alzheimer ? Nous ne le savons pas véritablement. Cela pourrait sans doute être le cas mais ça ne change rien à l'authenticité de ces émotions et de cette expérience. Pour une fois, le documentaire ne se penche pas sur le passé de cette dame malade d'Alzheimer. Il est axé sur le présent, sans que le spectateur puisse assister à une confrontation entre les deux identités de la même personne : celle d'avant et celle pendant la maladie. C'est une véritable exception dans le panorama des représentations et de narrations contemporaines en rapport avec la maladie d'Alzheimer.

Pour conclure, malgré que cette revue d'exemples artistiques et littéraires soit bien loin d'être exhaustive, elle autorise à penser que la rhétorique de la perte de soi pour parler du déclin cognitif, et notamment de la perte de la mémoire, révèle une structure narrative bien précise et découle d'un système culturel plus large qu'il sera question d'analyser dans le prochain chapitre.

---

28. Il s'agit de la même vieille dame que celle qui pose sur la photo de Hervé Baudat et faisant partie du recueil *Oubli et éblouissement*. Le portrait remonte à deux ans avant le tournage du film. L'information a été obtenue auprès du photographe lors d'une deuxième rencontre qui s'est tenue des années après l'entretien ethnographique dont nous avons parlé dans ce chapitre.

Chapitre 2

L'« idéo-logique identitaire » dans la « société de la commémoration »

« Idéo-logique identitaire » : première assise symbolique de la « société de la commémoration »

Comme nous l'avons vu dans le chapitre précédent, la maladie d'Alzheimer peut impliquer un déclin des capacités cognitives faisant partie de notre définition de la personne et engendrer une perte d'autonomie qui entame l'identité sociale et le statut juridique du patient. Si le rôle du malade chronique peut engendrer la « suspension permanente » de son statut juridique, dans le cas du malade d'Alzheimer ce serait le véritable « soi » qui se dissout.

Cette conception est ancrée dans une longue histoire.

Comme Marcel Mauss (1950 [1938]) l'avait remarqué à son époque, il faut remonter à l'usage des masques dans le théâtre gréco-romain pour trouver les origines de notre conception moderne de l'identité : à chaque masque correspondait un personnage qui était ainsi identifié par une image précise, permanente et toujours reconnaissable de l'extérieur. D'après cette conception, il existerait d'une part une identité extérieure, qui correspond à notre image sociale par laquelle nous sommes reconnus par les autres, et d'autre part une forme plus intime de l'identité, qui exprimerait la vraie essence de l'individu. Ce sont ces deux types d'identité qui seraient affectés par la maladie d'Alzheimer.

Pour reprendre la terminologie de Marcel Mauss, la démence risque avant tout de détruire la « personne » dans le sens d'un personnage théâtral : la démence attaque le masque, l'effigie extérieure ou enveloppe sociale de l'individu. Mais les représentations du malade d'Alzheimer que nous avons retrouvées dans les narrations contemporaines dessinent un scénario encore plus dramatique. Dans ce cas, il ne s'agit pas tout simplement de se défaire du masque qui nous rend visibles de l'extérieur. Cette perte de l'identité sociale est doublée d'une véritable perte de l'identité subjective toujours dramatisée par des rhétoriques narratives faisant référence au *topos* de la perte de soi qui passe par la perte de la mémoire.

Avec le trouble de la mémoire épisodique, malgré une première plongée obsessionnelle dans le passé lointain, le malade d'Alzheimer commence aussi à perdre les souvenirs de son histoire de vie. C'est cette perte qui est considérée épouvantable par la société dans son ensemble. Ce dysfonctionnement représente l'altération de la normalité conçue par la société. Comme l'aurait dit Paul Ricœur, pour la personne malade d'Alzheimer, ce n'est pas seulement la *mêméité* (ou identité sociale) qui vacille, mais aussi l'*ipseité*, qui correspond au sentiment de sa propre continuité dans le temps autobiographique, soit la permanence de sa propre identité au-delà des plusieurs manifestations du masque social.

C'est pour cela que les récits de la maladie d'Alzheimer, déjà conçue comme la démence par excellence, se cristallisent autour d'une structure narrative fixe qui s'explicite sous la forme de la perte de soi et de la mort de l'âme. De manière quasi paradoxale la mort de l'âme semble précéder la mort du corps, tout en renversant le rapport, conçu par la tradition judéo-chrétienne, entre une âme persistante et un corps transitoire. C'est justement ce reversement logique, ontologique et éthique qui est ancré dans la signification étymologique du latin *de-mens*, représentant un être dépourvu de son âme et, par conséquence, de son identité.

Or, c'est bien cette conception de démence qui s'articule autour des narrations de la maladie d'Alzheimer décrite comme une perte de l'identité. Il s'agit, en d'autres termes, d'un schéma narratif et rhétorique bien représenté par le *topos* du réveil de la conscience. Ce schéma explique par exemple la conclusion du film *Notebook*. Ici, le retour à la conscience soudain et éphémère de certains souvenirs autobiographiques, vécu par Allie à l'issue de la lecture que lui fait son mari Noha de toute leur histoire d'amour, permet au sujet malade d'Alzheimer de revenir à soi-même en retrouvant momentanément quelques reflets de son identité subjective.

Ce modèle symbolique liant identité et mémoire de manière consubstantielle découle d'un contexte social et culturel plus large qui caractérise la société contemporaine. Dorénavant, nous allons parler de la « société de la commémoration », c'est-à-dire une société qui fonde ses assises symboliques et anthropologiques sur la mémoire à la fois biographiques et historiques pour produire des subjectivités et construire des identités individuelles et collectives.

D'après notre interprétation de la notion sociale de la maladie d'Alzheimer (*sickness*), cette représentation, dont nous avons proposé la traduction française d'*altération sociale*, relève des définitions de l'être humain et de l'individu qui amènent à concevoir la maladie d'Alzheimer comme une *altération* de la personne malade par rapport aux autres membres de la société. Dans ce contexte, le film *Still Alice*, ainsi que le roman de Lisa Genova dont il s'est inspiré, est un exemple fort représentatif de la conception de la maladie d'Alzheimer comme une dégradation progressive des facultés intellectuelles et, par conséquent, de tous les caractères personnels qui forgent l'identité sociale de la personne. Dans le cas d'Alice, chercheuse réputée et professeure à l'université, les capacités cognitives attaquées par la maladie d'Alzheimer, y compris la mémoire, permettaient de la reconnaître comme une femme particulièrement douée et toujours très engagée dans sa carrière professionnelle.

Mais c'est surtout la perte de la mémoire autobiographique, et notamment celle partagée avec les autres protagonistes du récit, qui est mise au premier plan. L'œuvre d'Annie Ernaux (*Je ne suis pas sortie de ma nuit*) est à ce titre un exemple éminent de la plupart des narrations de ce type : c'est un témoignage émouvant des dernières phases de la démence de sa mère, où le sujet malade d'Alzheimer est un personnage effacé de l'histoire, représenté comme une sorte de présence absente. Ainsi, on parle rarement de l'histoire du malade d'Alzheimer vécue par lui-même ni de sa souffrance qui on présuppose effacée par l'inconscience de soi. On le considère plutôt comme un sujet dépourvu de mémoire, d'histoire, bref, d'identité.

Mais pourquoi le lien entre la mémoire et l'identité apparaît-il indissociable et universel ? Bien évidemment, ce modèle symbolique se rapporte à notre définition de la personne humaine et notre manière de concevoir l'existence des individus et le maintien de la société. Il s'agit, autrement dit, d'un horizon culturel promouvant l'idée selon laquelle, pour exister en tant que sujet individuel ou collectif, il faut avoir une identité précise qui nous définit et qui oriente nos actions. Or, d'un point de vue aussi bien individuel que collectif, l'identité ainsi conçue ne se donne pas tout entière mais se réalise au cours d'un processus de construction incessante qui se fonde sur la recherche des traces du passé autobiographique et du passé historique.

Cette conception de l'identité et de la personne humaine fonde les rhétoriques narratives de la maladie d'Alzheimer en tant que perte de soi-même. Ainsi, nous allons retrouver la première assise symbolique de la « société de la commémoration » : l'« idéo-logique identitaire ». À la base d'une société qui exerce sur l'individu contemporain une contrainte identitaire fondée sur la valorisation de la mémoire autobiographique, l'on retrouve un type particulier d'« idéo-logique » qui sera appelée « idéologique identitaire ». Selon la définition générale de Marc Augé ce terme « idéo-logique » ou « idéologie des représentations » désigne un système intégré, autonome et cohérent, fait d'institutions politiques et des représentations symboliques de ces institutions.

> Quant au pouvoir, nulle part [il ne] s'identifie à la seule institution politique : il ne s'appréhende qu'à travers la logique d'ensemble qui se situe les unes par rapport aux autres, de façon multiple et différentielle, non seulement les différentes variantes institutionnelles d'une société, mais aussi ses variantes intellectuelles, morales et métaphysiques. C'est à cette logique d'ensemble que nous avons proposé de donner le nom d'idéo-logique ou logique des représentations (Augé, 1977, p. 74).

Nous appliquons ce concept à la société contemporaine pour comprendre le modèle culturel, moral et politique qui se construit autour d'une véritable institution, ou dispositif institutionnel : l'identité narrative fondée sur la mémoire autobiographique.

Comme toute idéo-logique, ce dispositif correspond à la fois à l'identité en tant qu'institution et à sa propre représentation :

« Toute organisation, écrit Augé, est simultanément représentation d'elle-même » (*ibid.*, p. 83). Par conséquent, l'idéo-logique au sens de Marc Augé est un système symbolique et politique tout à fait arbitraire qui n'est soumis ni à un régime de cohérence, ni à un régime de vérification. C'est un système totalitaire qui se pose *a priori*, sans le besoin d'être légitimé et qui peut même exercer un pouvoir irraisonnable et contradictoire. En raison de ce pouvoir arbitraire, la notion d'idéo-logique nous semble particulièrement adaptée à analyser le modèle culturel sous-jacent à la structure narrative de la perte de soi qui imprègne tous les récits de la maladie d'Alzheimer. Cela dit, nous ne mettons pas en évidence la violence de ce pouvoir mais la tendance intrinsèque de ses structures narratives à se cristalliser dans une « idéo-logique identitaire » qui en fait les seuls discours de vérité étant à la fois logiquement concevables et moralement envisageables.

La raison pour laquelle nous avons qualifié la société contemporaine par le néologisme « société de la commémoration » repose justement sur cette idéo-logique identitaire. Celle-ci exhorte l'individu à se concevoir comme une entité à la fois permanente et changeante : le sujet reste toujours lui-même malgré les différences multiples auxquelles il a affaire tout au long de la vie. La fragmentation de l'identité est seulement apparente. Pour revenir à la distinction ricœurienne citée auparavant, ce n'est pas l'*ipséité* qui change mais la *mêméité.* Dès lors, le processus de subjectivation privilégié dans la société de la commémoration consiste en un repli autobiographique où repose l'identification entre mémoire et identité. Ce lien d'identification entre identité et mémoire, et notamment la mémoire autobiographique, explique l'horizon de significations et de valeurs qui sous-tend la conception de la maladie d'Alzheimer comme d'une inéluctable disparition du sujet. Cela repose sur l'idée que l'identité du sujet est une entité construite tout au long de la vie et qu'on ne peut par conséquent comprendre qu'en revivant dans le présent la narration autobiographique du passé.

Dans les autobiographies et dans les récits sur la maladie d'Alzheimer on retrouve la même « structure narrative », dans le sens donné à ce terme par Algirdas Greimas, sémiologue d'origine lituanienne et de formation russe et française, fondateur de la sémantique structurale[1]. Notre thèse est que l'idéo-logique identitaire construit une structure narrative de l'autobiographie où le Sujet et l'Objet en valeur sont le même individu qui cherche à se conjoindre à soi-même : il cherche à retrouver son identité qui semble se dissoudre dans « le temps perdu ».

L'identité individuelle est considérée comme une valeur en soi et la perte de l'identité comme un scénario inquiétant dont il est vital de s'écarter. Le repli autobiographique que nous avons remarqué dans les productions culturelles et artistiques contemporaines dépend de l'affirmation d'un ordre de valeurs dont les écrivains et les artistes se font parfois partisans, parfois contestataires. Quand l'œuvre autobiographique prend pour objet la maladie d'Alzheimer elle est traitée toujours comme une sorte de narration autobiographique inversée : au lieu de décrire la quête de soi qui passe par l'exercice de mémoire, elle rend compte de la perte de soi engendrée par la mémoire qui s'affaiblit. En effet Greimas, en plus de la « transformation conjonctive » décrivant le mouvement d'union du Sujet à son Objet en valeur, a également reconnu, inversement, l'histoire d'un Sujet qui se sépare de son Objet, ce que l'auteur appelle « transformation disjonctive » (Greimas, 1966, p. 177) : le Sujet, au lieu de se retrouver soi-même par le repli autobiographique, perd son identité à cause de la perte de la mémoire. Autrement dit, dans les récits, réels ou fictifs, de la maladie d'Alzheimer, cette

1. Les éléments indispensables et fondamentaux dont chaque narration sont les actants narratifs sont les deux figures anthropomorphiques que sont le Sujet et l'Objet, dits l'un « Sujet performatif » (sujet d'action) et l'autre « Objet en valeur » (objet de désir) (Greimas, 1970, p. 171). Avant que l'histoire ne commence, il y a une situation d'instabilité et de tension : Sujet et Objet sont désunis mais le Sujet aspire à se conjoindre avec l'Objet, qu'il considère porteur d'une certaine valeur le rendant désirable (*ibid.*, p. 168). Selon Greimas, tout discours énoncé par un sujet parlant, y compris le discours scientifique, revient à la forme de la narration qui exprime un ordre de valeurs précis et implicite se cachant dans la structure du récit (Greimas, 1976, p. 32). Ainsi, les narrations servent à transmettre un ordre moral qui peut émerger de l'analyse de la structure narrative. « Les récits ne sont jamais innocents [...] ils ont toujours un message » – disait Jerome Bruner (Bruner, 2002, p. 6, trad. de l'auteure).

structure narrative s'exprime par la métaphore de la perte de soi qui représenterait la perte de la mémoire autobiographique.

Cela dit, les oublis des malades d'Alzheimer ne touchent leurs souvenirs anciens que très tardivement. Il n'y a donc aucune raison scientifiquement fondée qui expliquerait cette conception. C'est le signe qu'on a affaire à une idéo-logique identitaire remplissant l'imaginaire partagé autour de la maladie d'Alzheimer.

Nous allons voir dans les paragraphes successifs comment, à partir des questionnements philosophiques sur l'existence de l'âme, ce lien entre l'identité et la mémoire autobiographique s'est tissé aux cours des siècles, pour aboutir à l'hypothèse d'une subjectivité fondée sur l'identité narrative.

Vers une généalogie de l'« idéo-logique identitaire »

Pour retracer la généalogie de l'idéo-logique identitaire à la base de tout récit sur la maladie d'Alzheimer, nous allons maintenant analyser les circonstances qui ont donné naissance au concept d'identité individuelle, en partant d'un processus de réification de l'âme, conçue à la fois comme substance immatérielle et véritable essence de la subjectivité.

Les spéculations et les réflexions autour de la *psyché* ont toujours fait l'objet d'incessants débats philosophiques[2]. Dans la Grèce ancienne, par exemple, les premiers philosophes s'intéressaient principalement à la recherche du principe cosmique à la base de l'existence du monde (*arkhè*). Ils partaient de l'hypothèse selon laquelle un Esprit Universel ou une Intelligence Suprême (*Logos*) sont à l'origine du monde et le gouvernent. Mais c'est Platon qui sera le premier à parler directement de l'âme.

Platon distingue l'âme rationnelle (immortelle et divine), localisée dans le cerveau, et l'âme irrationnelle, localisée dans le thorax : le

2. Pour approfondir la question de l'émergence et de l'évolution du concept de subjectivité comme objet de la psychologie, veuillez-vous reporter à l'ouvrage de George Canguilhem, Qu'est-ce que la psychologie ? Études d'histoire et philosophie des sciences, Paris, Vrin, 1989, p. 365-381.

cœur est le siège de la colère, les appétits se situent entre diaphragme et le nombril (*La République*, Liv. IV, v. 441 a-c)[3]. Persuadé qu'il existe une distinction nette entre esprit et matière, il est l'initiateur de l'idéalisme et le précurseur du mysticisme : pour lui la vérité n'est pas dans les choses mais dans les idées des choses. De la même manière, le corps n'exprime pas l'identité de l'homme, les passions humaines et les émotions, il est plutôt le reflet de la partie irrationnelle de l'âme. Celle-ci est *a contrario* mortelle et commune à l'homme et à l'animal. La vie de l'homme consiste à faire correspondre ces deux dimensions de la matérialité et de la spiritualité (*ibid.*, p. 43-44). C'est par la réminiscence que cet objectif s'accomplit. Cela l'amène à faire de la mémoire la composante fondamentale de l'âme rationnelle. La philosophie de Platon est l'expression d'une épistémologie innéiste : les idées (vraies essences des choses) ne sont pas connues par l'expérience dans cette vie mortelle mais par le rappel de leur contemplation dans la vie spirituelle. En d'autres termes, toute la connaissance n'est que le reflet de la mémoire de la vie antérieure de l'âme.

Aristote, plus empiriste que son maître, ne sera absolument pas d'accord avec cette métaphysique de l'âme. Toutefois, même Aristote, comme Platon, divise l'âme en rationnelle et irrationnelle et place la mémoire dans l'âme rationnelle. Ainsi, la mémoire reste la base de toutes les données acquises par la voie de la connaissance ; cependant, elle ne peut que conserver les souvenirs de l'expérience vécue ici et non pas les idées saisies dans une réalité supramondaine. En résumé, cette mémoire n'est plus la base d'une réalité transcendante qui sert à démontrer son existence métaphysique. La mémoire aristotélicienne n'est qu'une composante de la *psyché*, à savoir l'âme rationnelle qui fait pour la première fois l'objet d'une connaissance non plus métaphysique mais empirique. Pour cette raison, c'est plutôt Aristote que Platon qui va être considéré comme le véritable précurseur de la discipline psychologique. Néanmoins, même l'enseignement de Platon sur l'âme sera largement repris par la postérité.

3. Platon, *La République, Livres I-X*, trad. Émile Chambry, Paris, Gallimard, 1992, p. 150-151.

En définitive, Platon et Aristote peuvent être considérés comme les pères des deux conceptions qui se sont imposées au cours de l'histoire de la philosophie occidentale. D'une part la subjectivité a été réifiée comme un *logos* dont on met en évidence l'immobilité et les aspects rationnels et intellectuels, d'autre part la subjectivité a été conçue plus comme le produit *en fieri* (en devenir) d'un processus de remémoration (ou *mnémê*), en mettant en valeur les aspects émotionnels et autobiographiques. Les deux facultés qui incarnent au mieux cette disjonction dichotomique sont l'intellect et la mémoire.

La métaphysique de Platon est à l'origine du mnémocentrisme : l'âme se réduit à la mémoire d'une expérience passée particulièrement signifiante sur le plan des valeurs. D'autre part, l'empirisme aristotélicien est à l'origine du logocentrisme : l'âme correspond au recueil des connaissances et fait un tout avec les capacités cognitives. Dans la première signification nous avons plutôt affaire à l'âme dans sa dimension spirituelle (conscience spirituelle ou esprit), tandis que le second sens valorise surtout la dimension rationnelle (conscience rationnelle ou raison), et de plus en plus ses aspects intellectuels et cognitifs (intellect ou cognition).

Ces deux modèles ont en commun la tendance à considérer l'âme comme une substance immatérielle guidant la substance matérielle du corps. Sous les dénominations les plus variées – raison, esprit, intellect, logos ou *res cogitans* – cette âme a toujours été conçue comme le vrai moteur du corps et l'essence même de l'individu. Qu'il s'agisse d'une âme transcendantale et immortelle, comme c'est le cas pour Platon, ou d'une âme mortelle et empirique, comme c'est le cas pour Aristote, dans la tradition occidentale l'identité de l'être humain s'est constituée en tant que reflet de son âme.

Aujourd'hui cette tradition se poursuit dans les courants neurologiques de la psychologie, de la psychiatrie et des neurosciences qui voient dans le cerveau le support matériel de l'esprit. Mais pour y arriver, il a fallu un long parcours de sécularisation de l'âme qui est passée par une séparation progressive de la mémoire et de l'intellect : la première, selon Platon, a été de plus en plus considérée comme un substitut de l'âme spirituelle contenant les souvenirs passés et faisant un tout avec la dimension psychologique et affective de la personne. La seconde prend en charge, selon d'Aristote, les fonctions de la raison intellectuelle non plus conçue comme une entité décharnée, mais plutôt comme un épiphénomène du cerveau.

En revanche, l'hypothèse que le souvenir de sa propre histoire autobiographique constitue pour l'individu le principe de la permanence de soi remonte à l'*Essai sur l'entendement humain* (1689) de John Locke. Comment est-il possible de se percevoir soi-même comme un sujet immuable et indivisible, tout en traversant des multiples états de soi ? C'est autour de cette question que se développe l'argumentaire de l'ouvrage. Ainsi posée, cette question concerne directement les personnes en tant que sujets doués d'une conscience subjective qui se perçoivent en termes d'identité.

La définition du concept général d'identité a interpellé les philosophes à toutes les époques. À la manière des empiristes, Locke ne considère la mémoire que comme une fonction de l'intellect en la réduisant à sa dimension purement cognitive. Par conséquent, quoi qu'il prenne en compte de manière particulière la mémoire, l'*Essai sur l'entendement humain* enrichit plus le logocentrisme que le mnémocentrisme. En effet, le souvenir d'un événement singulier, que ce soit une action accomplie par le sujet qui s'en souvient ou un épisode dont il a été témoin, est une capacité cognitive qui peut s'affaiblir ou se déliter assez facilement.

Ce sera Ricœur, toujours sensible à la dimension temporaire, qui introduira le temps dans la construction du concept d'identité individuelle aboutissant à la notion d'identité narrative. Mais pour parvenir à cette conclusion, il faudra attendre d'abord que le lien entre identité et mémoire s'établisse dans l'histoire de la pensée occidentale, à partir de l'émergence du concept de subjectivité en tant que protagoniste de sa propre histoire autobiographique.

La pratique de l'introspection naît comme une forme d'invocation de la divinité. C'est ainsi que surgit un mode de réflexion privée se penchant sur l'existence humaine, sa finitude et sa vulnérabilité à la douleur et à la mort (Demetrio, 2008, p. 83). À travers le passage de l'immanence à la transcendance, Dieu devient un interlocuteur de plus en plus privilégié pour retrouver un réconfort pour l'âme. C'est une lamentation qui amorce l'exigence de se soigner soi-même. Ainsi, cette pratique se transforme bientôt, selon la fameuse formule foucaldienne, en pratique du « souci de soi » qui aboutit à la naissance de la subjectivité.

Avec l'apparition des religions du Livre, la parole écrite acquiert une valeur de plus en plus sacrée (Goody, 1987, p. 222) ; dès lors, le « souci de soi » prend la forme d'une « technologie du soi » qui passe par l'écriture autobiographique. Des *Pensées pour moi-même* (170-180) de Marc-Aurèle aux *Exercices spirituels* (1548) d'Ignace de Loyola, en passant par les *Confessions* (379-401) d'Augustin (397) et de Rousseau (1765), et par les *Essais* (1580-1595) de Montaigne pour arriver évidemment à la *Recherche* (1913-1927) de Proust, la pratique de l'écriture autobiographique a traversé l'histoire de la pensée occidentale.

Cette tendance au repli sur soi persiste tout au long de la tradition catholique en se manifestant par une invocation de Dieu. On pense ici aux méditations des saints qui prennent en compte la connaissance de leur âme à travers la description de leurs vicissitudes morales. C'est le cas par exemple dans les *Exercices Spirituels* d'Ignace de Loyola mentionnés auparavant. De toute manière, la notion de subjectivité *stricto sensu* – à laquelle aboutissent toutes les réflexions archaïques qui se prolongent au fil de l'histoire – n'apparaîtra qu'à partir du moment où Augustin d'Hippone, dans les *Confessions*, entame pour la première fois un dialogue avec le Seigneur qui prend le semblant d'un dialogue avec soi-même.

À partir de ce moment le dialogue avec Dieu évolue en dialogue avec un double ou bien un *alter ego* où pourra émerger la notion contemporaine de subjectivité : « [C]omment invoquerai-je mon Dieu, mon Dieu et mon Seigneur, puisque l'invoquer, cela implique que je l'appelle en moi-même ? » (Liv. I, Ep. II, v. 1-5)[4] – s'interroge-t-il, en interrogeant en même temps Dieu, au tout début de son entreprise spirituelle. Bientôt le philosophe propose

4. Augustin, *Confessions, Livres I-VIII,* t. 1, trad. Labriolle P., Septème Édition revue et corrigée, Paris, Les Belles Lettres, 1956, p. 3.

une réponse : « Je ne serais donc pas, ô mon Dieu, je ne serais absolument pas, si vous n'étiez en moi. Ou plutôt je ne serais pas si je n'étais en vous » (Liv. I, Ep. II, v. 14-16)[5]. Cette réponse est puisée dans la théorie de la réminiscence de Platon, qui pour Augustin a toujours été une source intarissable d'inspiration : « ma vie, ma sainte douceur, que peut-on dire, quand c'est de vous qu'on parle ? » (Liv. I, Ep. IV, v. 20-22)[6]. C'est donc dans les souvenirs de sa vie passée que Dieu trouve une place dans l'âme de l'homme, et c'est par un travail de mémoire, qui confond le souvenir de dieu et le souvenir de soi, que l'homme arrivera à connaître dieu et par conséquent soi-même : « Et pourtant malheur à ceux qui taisent sur vous, car leur parlage n'est alors que mutisme » (Liv. 1, Ep. IV, v. 22-23)[7].

Mais le véritable initiateur du genre autobiographique est le philosophe français, Jean Jacques Rousseau : le repli sur soi-même devient avec lui non pas une manière de dialoguer avec Dieu ou de se connaître soi-même, ou encore de confesser ses désirs honteux ; il s'agit plutôt d'une pratique thérapeutique pour l'âme. Ainsi, il remplace la centralité de l'homme établie à son époque par les philosophes des Lumières par la centralité de sa propre position de sujet, dans un geste prolongé plus tard par le romantisme. Il y parvient en faisant le récit de sa propre historie de vie. Pour la première fois, l'autobiographie apparaît comme la finalité ultime et non pas comme moyen d'atteindre un objectif ultérieur. Le sujet de l'autobiographie de Rousseau n'est plus l'*alter ego* augustinien servant à dialoguer avec Dieu : « Je veux montrer à mes semblables un homme dans la nue vérité de sa nature ; et cet homme serait moi. Moi seulement » (Rousseau, 1952 [1765], tome I, livre I, p. 9).

Dans les Confessions, il se lance dans la reconstruction de sa vie, depuis la jeunesse à la maturité et, comme le dit l'auteur dans les premières pages, jusqu'aux derniers jours de sa vie. Cela met en évidence la tendance persistante qui consiste à chercher la vérité sur soi en se plongeant dans la mémoire de sa vie passée. La vie émotionnelle joue ici un rôle fondamental : ce sont seulement les

5. *Ibid.*, p. 4.
6. *Ibid.*, p. 5.
7. *Ibid.*

souvenirs particulièrement marquants sur le plan émotionnel, et notamment les événements douloureux, qui seront mis au premier plan, et cela non sans recourir à une rhétorique pathétique : « Voilà mon histoire. Mes passions m'ont fait vivre, et mes passions m'ont tué » (*ibid.*, tome I, livre V, p. 294).

Dans un esprit plus tard caractéristique de l'époque romantique, la subjectivité est envisagée non pas comme un ancrage dans une individualité exemplaire, mais plutôt comme une dimension émotionnelle propre au sujet : Rousseau lui-même en tant qu'individu. Ainsi, la mémoire n'exprime pas nécessairement la vérité objective sur soi mais sa propre version de cette vérité. Le récit et le souvenir peuvent ne pas correspondre exactement aux faits passés, dit Rousseau, et cela n'enlève rien à l'authenticité du témoignage.

> Je puis faire des omissions dans les faits, des transpositions, des erreurs de dates, mais je ne puis me tromper sur ce que j'ai senti, ni sur ce que mes sentiments m'ont fait faire : et voilà de quoi principalement il s'agit. L'objet propre de mes confessions est de faire connoître [connaître] exactement mon intérieur dans toutes les situations de ma vie. C'est l'histoire de mon âme que j'ai promise, et pour l'écrire fidèlement je n'ai pas besoin d'autres mémoires ; il me suffit, comme j'ai fait jusqu'ici, de rentrer au-dedans de moi (*ibid.*, tome II, livre VII, p. 74-75).

En somme, la mémoire n'est plus associée à une fonction de l'intellect qui permettrait de stocker des informations et des connaissances. C'est surtout la mémoire émotionnelle qui est mise en valeur. De surcroît, Rousseau est le premier à célébrer le « soi-même » comme une singularité autonome et qui se distingue des autres : le repli sur soi-même traduit le refus de la société intellectuelle de l'époque. Le philosophe arrive finalement à parler directement de soi pour présenter aux lecteurs l'image idéale de sa propre identité : « Dans l'entreprise que j'ai faite de me montrer tout entier au public, il faut que rien de moi ne lui reste obscur ou caché ; il faut que je me tienne incessamment sous ses yeux » (*ibid.*, tome 1, livre II, p. 80). C'est pourquoi à la fin des *Confessions*, l'homme Rousseau affronte ses lecteurs en leur jurant d'avoir montré par son histoire la vraie nature de son être : son identité de sujet :

J'ai dit la vérité. Si quelqu'un sait des choses contraires à ce que je viens d'exposer, fussent-elles milles fois prouvées, il sait des mensonges et des impostures, et s'il refuse de les approfondir, et de les éclaircir avec moi, tandis que je suis en vie, il n'aime ni la justice ni la vérité. Pour moi, je déclare hautement et sans crainte : quiconque, mêmes sans avoir lu mes écrits, examinera par ses propres yeux mon naturel, mon caractère, mes mœurs, mes penchants, mes plaisirs, mes habitudes, et pourra me croire un malhonnête homme, est lui-même un homme à étouffer (ivi, tome III, livre XII, p. 229).

L'individu en tant que sujet fait ici sa première apparition. L'individu Rousseau se fait objet pour s'affirmer comme sujet. Ce faisant, l'image de « soi » est présentée non pas comme un objet de connaissance mais comme le sujet de cette connaissance elle-même par laquelle il s'accomplit.

En revenant depuis le titre à la tradition des confessions, Rousseau donne en réalité naissance au genre autobiographique. Dans ce sens, comme le dit bien Huck Gutman, par son œuvre il devient le fondateur de l'individu moderne ; depuis lors, celui-ci n'aura plus besoin de pactiser avec ses propres péchés mais seulement de raconter l'histoire de vie qui l'a fait devenir le sujet tel qu'il est (Gutman, 1988, p. 103). Ce faisant, Rousseau accomplit le processus définitif de sécularisation du genre de la confession : l'aveu à Dieu se transforme en dialogue intime. Dès ce moment, il ne sera plus question de méditer sur les méandres de son âme, mais de se plonger dans la mémoire autobiographique pour retrouver les souvenirs de son histoire personnelle.

L'individu peut finalement apparaître comme sujet de sa propre histoire autobiographique. Le concept d'identité fait dès lors son apparition non plus comme une substance ontologique mais comme un processus qui se développe à travers la narration de sa propre histoire de vie. Cela coïncide avec l'hypothèse de l'identité narrative, selon laquelle « nous sommes notre histoire de vie », qui conditionne la manière de se concevoir soi-même et, par conséquent, tout processus de construction de la subjectivité.

La critique de la subjectivité de la biopolitique à la mémoro-politique

La notion de subjectivité, entendue dans les termes d'une identité substantielle qui existe en soi-même indépendamment de tout changement contingent, imprègne l'histoire de la pensée occidentale. Néanmoins cette notion de subjectivité est l'apanage d'une vision historique et sociale bien précise dont Michel Foucault a tenté de tracer la généalogie.

Le développement généalogique de la subjectivité a toujours été à l'arrière-plan de toute la recherche foucaldienne, depuis *Historie de la folie* (1961) jusqu'à *Histoire de la sexualité* à l'âge classique (1976-1984), en passant par *Naissance de la clinique* (1963) et *Surveiller et punir* (1975), pour n'en citer que les œuvres les plus connues. Mais c'est seulement dans les années 1980 que le thème de la subjectivité devient une source de préoccupation majeure. Désormais, Foucault ne traite plus la question de la surdétermination du sujet à travers le mécanisme du savoir-pouvoir, mais plutôt par le biais des « techniques de soi » que l'individu choisit délibérément d'adopter dans l'intention de se construire soi-même comme un sujet autonome, distinct et libre (Fruchaud et Lorenzini, 2017, p. 13). Dans ce parcours entamé par l'individu, l'objectif ultime est de parvenir à la vérité de soi : « le dire-vrai est une matrice de la subjectivité » (*ibid.*). Autrement dit, l'éthique du « souci de soi », déjà transfigurée en une éthique du « connais-toi toi-même », a fait office d'injonction à produire des discours de vérité sur soi-même. De plus, cette injonction est devenue une modalité du processus qui consiste à se soigner soi-même. L'analyse foucaldienne s'éloigne définitivement des « technologies du pouvoir », aptes à objectiver le sujet, pour se rapprocher des « technologies de soi », par lesquelles l'homme transforme soi-même en sujet.

Dans l'intention de faire émerger les modalités de construction de la « volonté de savoir », le philosophe de Poitiers a tracé les trajectoires généalogiques que le genre autobiographique entretient avec la morale catholique et le savoir psychanalytique. La subjectivité comme substance intime qui se fonde sur une ontologie historique de la mémoire apparaît ainsi sous la forme que nous connaissons aujourd'hui. Toutefois, dans sa lutte contre la force normative du catholicisme et de la psychanalyse vis-à-vis des désirs inconscients, Foucault n'a pas suffisamment exploré le lien entre mémoire autobiographique et identité de soi : il n'a pas mis suffisamment en valeur la place de la mémoire dans le processus de subjectivation. C'est une question qu'il commencera à aborder dans les dernières phases de sa réflexion, mais celle-ci n'aboutira pas vraiment à une prise en compte de la mémoire comme technologie de soi et composante fondamentale de la technologie politique des individus.

L'argument de Ian Hacking commence justement là où Foucault avait dû s'arrêter. La rupture s'installe particulièrement à partir de la mise en avant du rôle de la mémoire dans la définition des processus de subjectivation aptes à faire des individus de sujets moraux. Dans son ouvrage *Rewriting the Soul* (1995) (*L'Âme réécrite*, trad. 1998), le philosophe canadien analyse les conditions historiques qui ont rendu possible un discours de vérité sur la personnalité multiple. L'idée consiste à affirmer que, pour concevoir la possibilité d'un trouble psychique relevant d'un sentiment de fracture de l'identité, il faut se situer dans une culture dans laquelle l'identité individuelle est quelque chose de consistant et d'indivisible. Or, l'existence de ce type d'identité ne peut que reposer sur la mémoire en tant que composante essentielle de la personnalité. Ce constat amène l'auteur à inclure dans le même processus de valorisation de la mémoire, des phénomènes sociaux comme la norme morale de la commémoration des tragédies, et notamment de l'holocauste, aussi bien que l'angoisse soulevée par les troubles de la mémoire. Parmi ces derniers, il cite justement la maladie d'Alzheimer.

> Dans notre quête de compréhension, de justice et de connaissance, la mémoire est un instrument très puissant. Elle élève notre conscience. Elle guérit certaines blessures, restaure la dignité et est à l'origine de révoltes. Quelle meilleure divise que celle inscrite sur les plaques d'immatriculation québécoise : *Je me souviens* ? Les souvenirs de l'holocauste et de l'esclavage doivent être transmis aux nouvelles générations. On dit que des abus graves et répétés subis dans l'enfance sont la cause de ce que l'on appelle « trouble de la personnalité multiple ». On traite cette maladie par la décou-

verte de souvenirs douloureux qui auraient été oubliés. Dans le même temps toute une population vieillissante a peur de la maladie d'Alzheimer que l'on considère comme une maladie de la mémoire. Au centre des recherches en neurosciences, au cœur des extraordinaires recherches dans ce domaine, nous retrouvons la mémoire. L'étude de la mémoire englobe aussi une variété étonnante de questions (Hacking, 1998, p. 11).

Ainsi, il se demande « pourquoi des centres d'intérêts aussi divers se trouvent-ils réunis par le problème de la *mémoire* » (*ibid.*). Pour répondre à cette question, Ian Hacking s'inspire de l'« archéologie des savoirs » foucaldienne en prenant en compte les sciences de la mémoire. Celles-ci sont responsables, selon lui, du processus de « sécularisation de l'âme » qui a surgi aux cours des dernières décennies (*ibid.*, p. 14). Conçue auparavant comme une entité immatérielle et immortelle, l'âme s'est aujourd'hui transformée en concept de mémoire, devenu un « objet de connaissance scientifique ». C'est « en soumettant la mémoire à une investigation afin de découvrir des faits scientifiques la concernant qu'on s'assura en même temps la conquête du domaine spirituel de l'âme remplacé par son substitut : la connaissance de la mémoire » (*ibid.*, p. 313). « C'est justement par l'étude de la mémoire, affirme Hacking, que la psychologie expérimentale est passée de l'étude du corps à l'étude des populations, de l'anatomo-pôle au bio-pôle, de l'événement individuel au statistique » (*ibid.*, p. 342). Enfin, par l'initiation à la psychanalyse, le binôme souvenir et amnésie s'est transformé en dichotomie entre les deux alternatives contradictoires : la vérité de la mémoire et le faux souvenir.

Ainsi, conclut Hacking, avec l'institution politique du diagnostic de traumatisme, la science psychodynamique de la mémoire s'est rapprochée de la tradition ancestrale de la remémoration des tragédies collectives qui constitue le fondement de l'identité sociale des peuples du Livre. Comme il l'affirme, « la politique de la mémoire personnelle est une politique d'un certain type. C'est une lutte de pouvoir qui se joue sur la scène de la connaissance, ou qui revendique le statut de connaissance »[8]. Il appelle ce phénomène,

8. *ibid.*, p. 333.

en paraphrasant le biopouvoir de Foucault, « mémoro-politique », soit un dispositif de gouvernement des individus qui justifie tous les discours de vérité qui nous amènent à « penser notre caractère et notre âme comme étant largement constitués par notre passé »[9].

Or, tout comme le biopouvoir, la mémoro-politique ne sert pas seulement à exercer son pouvoir sur les individus, mais elle s'adresse également aux populations. Ainsi, elle serait à la base à la fois de la définition de l'identité personnelle et de l'identité collective. La mémoro-politique se dédouble ainsi en une « politique personnelle » et une « politique collective » (Hacking, 1998 : 332). Si la première exhorte l'individu à se percevoir soi-même comme le produit d'une histoire de vie dont il faut se souvenir, la seconde « a toujours joué un rôle essentiel dans l'identité d'un groupe » (Hacking 1998 : 332).

Pour résumer, les arguments de Foucualt et Hacking contre la subjectivité dénoncent le caractère politique de la valorisation identitaire. C'est la raison pour laquelle, les deux auteurs ne parlent jamais d'identité mais toujours de subjectivité : il n'y a pas d'identité dans l'existence humaine, il y a seulement l'exercice d'un pouvoir qui amène l'individu à vivre comme un sujet qui reste le même au cours de son chemin autobiographique. L'exercice de ce pouvoir est possible seulement à certaines conditions historiques de nature non seulement épistémologique mais aussi idéologique.

Ces conditions se rassemblent dans un même modèle symbolique et culturel de la société contemporaine et qu'on pourrait appeler « idéo-logique identitaire », à savoir une idéologie des représentations auxquelles une société a donné naissance pour penser à ses propres institutions. En ce qui concerne la société contemporaine, l'institution fondamentale est l'institution identitaire : il n'y aurait pas de société telle que nous la concevons aujourd'hui sans que l'on puisse la définir, et définir les individus qui la composent, en termes identitaires. Cette institution nous exhorte en permanence, comme l'affirme Foucault, à « dire le vrai sur soi-même ». Mais si pour lui cette vérité de soi touche en particulier le désir sexuel, nous sommes convaincus, comme l'affirme Hacking, que les conditions

9. *ibid.*, p. 402.

historiques pour parler de soi requièrent aujourd'hui plus particulièrement un repli sur le passé.

Dans ce sens, le philosophe canadien a « forgé le terme de mémoro-politique » pour parler du rôle que la politique de la mémoire (ou *épistémè* des sciences de la mémoire) joue dans la construction de l'identité individuelle et collective. Pour Ian Hacking la mémoro-politique justifie tous les discours de vérité qui nous amènent à « penser notre caractère et notre âme comme étant largement constitués par notre passé » (*ibid.*, p. 402). C'est sur ce point que notre proposition se distingue de la théorie d'Hacking.

Par le biais de l'étude sur l'Alzheimer, nous sommes parvenus à la conclusion selon laquelle, aussi bien pour l'individu que pour le groupe, la construction de l'identité suit les mêmes processus rhétoriques et rituels basés sur la mémoire commémorative visant à créer un sentiment de continuité entre présent et passé. Les sciences de la mémoire qui sont à la base de la constitution du diagnostic de la maladie d'Alzheimer n'ont pas joué le rôle d'intermédiaire dans le passage de la définition de l'identité collective à l'identité individuelle. C'est plutôt la politique de la mémoire qui a établi la tendance à apparenter les troubles de la mémoire à des troubles pathologiques, en opérant ainsi, à l'aide du diagnostic, un dysfonctionnement mnésique de matrice neurologique, et par truchement, déculpabiliser le fait de contrevenir à la norme de mémoire. Les sciences de la mémoire viennent ensuite justifier le lien de consubstantialité entre mémoire et identité qui avait déjà été établi sur le plan moral et idéologique.

Par conséquent, dans une perspective différente de celle d'Hacking, nous allons approfondir par la suite la question posée par l'auteur, en citant directement McCrone (1994) :
« Notre capacité à retenir un souvenir s'amenuise de façon exceptionnelle. [...] Étant donné que nos souvenirs représentent notre identité, ce taux de perte est terrifiant. » Mais nous pouvons en tirer une conclusion opposée qui consiste à dire que nos souvenirs ne représentent pas (ou ne représentent pas exclusivement) notre identité (cit. Hacking, 1998, p. 399).

Or, pour nous, il ne s'agit pas de rejeter mais plutôt d'interroger les raisons du lien de consubstantialité entre mémoire et identité qui sous-tend tout discours de vérité sur le corps subjectif et le corps social, ainsi que l'idéo-logique identitaire qui est à la base de la structure rhétorique de la perte de soi, de toute narration de la maladie d'Alzheimer, telle que nous l'avons analysée. Il nous apparaît alors opportun de proposer le nouveau terme « mnémo-pouvoir » pour désigner une idéo-logique identitaire qui prévaut sur l'*épistémè* des sciences de la mémoire. À l'opposé de la thèse d'Hacking, cette idéo-logique ne nécessite d'aucun système de vérification scientifique pour être acceptée.

Si, pour Hacking, au niveau individuel et collectif, la construction de l'identité suit les mêmes processus rhétoriques et rituels que la mémoire commémorative pour créer un sentiment de continuité entre le présent et le passé, il est vrai aussi que toutes les histoires ne sont pas des « bonnes histoires à raconter ». Autrement dit, le simple fait qu'un événement soit passé ne fait pas de lui un évènement historique ou autobiographique. En revanche, le terme de « mnémo-pouvoir » vise à indiquer que la fonction de la mémoire dans la construction de l'identité ne fait référence qu'à un événement passé bien précis. Ce concept de mnémo-pouvoir, ne met pas simplement en lumière le devoir de mémoire qui insiste sur la valeur du passé comme un bâtisseur indispensable de l'identité ; plus exactement, il définit le *contenu* de cette politique de la mémoire ancrée dans la société contemporaine.

Comme le biopouvoir foucaldien établit une dichotomie entre ceux qu'on fait vivre et ceux qu'on laisse mourir, *le mnémo-pouvoir définit ce que nous devons retenir et ce que nous ne pouvons pas oublier. Faire rappeler* désigne *la norme de la mémoire* et concerne tous les événements biographiques qui ont rencontré la mémoire historique et, tout particulièrement, l'histoire des tragédies de la guerre, de la déportation, des massacres collectifs, des génocides, *etc.* ; *ne pas laisser oublier*, dénote en revanche le *tabou de l'oubli*, c'est-à-dire tout ce qui concerne les chagrins accablants et indélébiles en lien avec l'histoire strictement personnelle, comme la perte d'un proche, surtout d'un enfant, le divorce et la séparation, l'exil d'un parent ou d'un ami, etc.

Qu'il s'agisse de faire rappeler ou de ne pas laisser oublier, ce sont les tragédies qui font désormais l'objet du souvenir dans la construction de l'identité individuelle et collective. Ce devoir de mémoire s'est également imposé comme une nouvelle « technologie politique de soi », qui détermine les conditions de l'être du sujet et de l'appartenance à un groupe. Il s'agit d'une véritable idéologie imposée qui s'insère dans l'horizon plus général de l'idéo-logique identitaire en disposant en même temps un système de subjectivation et de socialisation fondé sur la condition de la victime d'un passé tragique ou, comme nous le dirions plutôt aujourd'hui, un passé traumatique.

Pour conclure, la société de la commémoration se fonde sur une idéologique identitaire dont les coordonnées anthropologiques, symboliques et culturelles de l'identité individuelle et collective se sont formées autour de la valeur de vérité de la mémoire autobiographique et de la mémoire historique. Ce n'est pas par hasard que nous avons parlé de « commémoration » : le terme permet de préciser, en effet, que la fonction de la mémoire dans la construction de l'identité ne désigne pas un quelconque événement passé. Le sentiment d'identité véhiculé par le repli sur le passé biographique et historique, se fonde sur les souvenirs très chargés sur le plan émotionnel : il s'agit d'événements dont les enjeux identitaires sont considérables et dont la signification est particulière pour l'individu comme pour la société. C'est justement autour de ces souvenirs que l'idéo-logique de la société de la commémoration impose le devoir de mémoire.

Produire des subjectivités individuelles et collectives : le lien entre mémoire et identité

Comme déjà expliqué dans le paragraphe précédent, Foucault et Hacking dénoncent le caractère politique de la valorisation identitaire. Foucault s'était proposé de rédiger une « ontologie historique de nous-même » (Hacking, 2002, p. 84). Pour Hacking, si l'identité ne peut exister que sous la forme de la narration, on ne peut pas parler de l'identité ontologique de soi, mais seulement d'une « ontologie historique de soi » (Hacking, 2002). Pour les deux auteurs, il n'y a pas d'identité dans l'existence humaine, il y a seulement l'exercice d'un pouvoir qui amène l'individu à vivre son existence comme un sujet qui reste le même au cours de son chemin autobiographique. De la même manière, l'historien Denis Peschanski (2013) a récemment remarqué que la stabilité et la cohésion de l'identité sociale reposent aujourd'hui sur la construction d'une histoire commune et sur l'adhésion à sa version officielle. Ainsi, nous pouvons retrouver les mêmes codes et registres dans les récits historiques et biographiques servant à construire un sentiment de cohérence et permanence pour soi-même et pour le groupe. La définition narrative de l'identité, soit-elle individuelle ou collective, s'appuie donc sur l'adhésion à un certain ordre de valeurs. Réunies dans le même processus de construction identitaire, la narration autobiographique et la narration historique relèvent ainsi de la même structure narrative, dans le sens que Greimas attribue à ce terme (1966), marquée par un système de valeurs reconnu et approuvé aussi bien par l'individu que par la société.

Sur le plan individuel, la version la plus achevée de cette hypothèse a été formulée par le philosophe français Paul Ricœur. Pour l'expliquer, il postule la notion d'identité narrative en faisant directement référence à la mémoire autobiographique. Ricœur évoque dès lors le cercle herméneutique du sujet (Ricœur, 1983, p. 17) et établit une correspondance biunivoque entre le « temps de la vie » et le « temps du récit », soit entre la vie humaine et la narration (Ricœur, 1983, p. 57-58). Il s'agit de ce qu'il appelle le *mymesis* qui se structure en trois moments sous la forme justement de l'herméneutique de soi : préfiguration, configuration et refiguration. La résolution du cercle herméneutique de soi est l'identité narrative (Ricœur, 1984, p. 213 ; 1885, p. 268). Comme pour Locke, la mémoire est fondamentale ; toutefois, l'identité est conçue comme étant un processus en devenir, quelque chose qui n'est jamais stable ni immuable, mais qui peut se transformer en différentes formes, prendre différentes directions, assumer différentes perspectives.

Ricœur considérait le concept d'identité narrative comme base de la compréhension de l'identité individuelle qui reste toujours la même, malgré les modifications et les égarements : trouver l'identité c'est trouver la continuité narrative entre passé et présent. Le but est de préserver l'identité de soi du doute d'inexistence qui s'installe toujours lorsqu'on aperçoit des changements intervenus tout au long de la vie.

Dans le prolongement de la pensée de Ricœur, Jerome Bruner est un psychologue contemporain qui a encadré l'option de l'identité individuelle dans les nouveaux développements de la psychologie cognitiviste. À l'instar de Ricœur, Bruner (1986) constate l'existence du lien étroit entre vie et récit. Il considère en même temps que le sentiment d'identité individuelle dépend du maintien de la *mémoire épisodique* et, notamment, de l'une de ses composantes fonctionnelles : la *mémoire autobiographique*. Or, selon Bruner, à travers cette *mémoire épisodique autobiographique* s'exprime l'essence même de la personne qui sera au cœur du sentiment d'identité de soi. Cette identité n'est pas cependant douée de substantialité et de consistance, elle s'apparente plutôt à un processus *en fieri*. Par conséquent, pour Bruner « la création du Soi est un art narratif » (Bruner, 2002, p. 73, trad. de l'auteure). Cela dit, il se fait défenseur d'un mnémocentrisme radical en matière d'identité individuelle. Selon cette position forte du mnémocentrisme, nous ne sommes pas seulement le produit de notre vie passé : nous sommes essentiellement notre histoire de vie.

Même selon les neuropsychologues, la conscience de soi-même est tributaire de la faculté mnésique et, notamment, de la capacité de se repérer dans sa propre histoire autobiographique. Le neuroscientifique canadien Endel Tulving a été le premier à considérer la mémoire épisodique autobiographique comme étant la base de ce qu'il appelle la « conscience auto-noétique » : il s'agit bien de la capacité de l'individu d'être conscient de son existence toujours identique et immuable dans le temps (Tulving et Thompson, 1973).

Toutefois, selon Ricœur, c'est déjà à partir des études de Freud que le lien de consubstantialité entre mémoire et identité se met en place sur le plan individuel. À travers la métaphore de l'inconscient, Freud fonde l'idée d'une essence de soi qui découle du passé et se résume à l'histoire de vie, tout particulièrement dans notre expérience d'enfant. Selon le philosophe français, la psychanalyse représente l'un des exemples majeurs de la réflexion philosophique sur le soi (Ricœur, 1965, p. 47-48). On peut mêmes considérer la psychanalyse comme faisant partie des dispositifs politiques responsables de la constitution de l'idéologique identitaire contemporaine. Celle-ci se fonde non seulement sur la mémoire autobiographique mais sur un type tout particulier de souvenir : c'est-à-dire le souvenir douloureux, potentiellement pathogène et considéré comme étant la cause d'un dysfonctionnement psychologique sévère.

L'on passe ainsi du point individuel au plan collectif de l'identité. Sur ce point, Michel De Certeau rapproche la psychanalyse de l'historiographie, en mettant en rapport le refoulement individuel, effectué dans le but de confirmer une image acceptable de soi-même, et la tendance à construire une fiction de l'histoire pour renforcer l'identité d'un peuple (Certeau, 1987, p. 73). Pour Certeau, l'histoire conserve la fonction du mythe : elle véhicule les valeurs partagées en transmettant des histoires communes. C'est la raison pour laquelle, pour conférer à l'histoire un caractère scientifique, « l'historien érudit doit s'emparer de l'erreur aux "fables" (*ibid.*, p. 66) ; par l'analyse des documents, il se crédite d'un rapport au réel parce que son contraire est placé sous le signe du faux » (*ibid.*, p. 67). Autrement dit, l'historiographie, pour se présenter sous forme de science, doit dissimuler sa parenté avec le mythe, se dépouiller de toute rhétorique littéraire et, enfin, présenter ses narrations comme un compte rendu de la réalité factuelle (*ibid.*, p. 69). En reprenant la parole de Certeau : Le « "vraisemblable" », qui caractérise le discours historique, résulte de l'union conjoncturelle entre fiction et réel : « Tenant toujours sa fonction traditionnelle d'être une "conjonction", l'historiographie lie ainsi la culture – le légendaire – d'un temps à ce qui en est déjà contrôlable, corrigible ou interdit par des pratiques techniques » (*ibid.*, p. 95). Il est donc impossible d'exprimer par la narration historique un point de vue neutre. L'ordre de valeurs s'impose à l'ordre factuel et chronologique. « Le récit qui parle au nom du réel » affirme-t-il « présente le caractère de l'injonction » (*ibid.*, p. 59).

C'est un thème qui tient également à cœur à Paul Ricœur. Dans *La Mémoire, l'histoire, l'oubli* (2000), il s'interroge sur la dimension éthique de la mémoire, c'est-à-dire sur la possibilité de fonder l'histoire sur une représentation véridique du passé. En cela, il est pour lui crucial de distinguer la fonction de la mémoire de celle de l'imagination. Pour Ricœur la seule garantie pour mettre la mémoire à l'abri de l'imagination n'est guère la dialectique temporaire mais plutôt la dialectique intersubjective : c'est par un accord social que la société peut se protéger du souvenir pur et involontaire.

Le principe d'intersubjectivité consacre définitivement le primat de la mémoire collective sur la mémoire individuelle, qui avait déjà été établi par le sociologue Maurice Halbwachs (1925).

La mémoire même de la personne est rapportée à la mémoire collective : c'est par l'apprentissage de la mémoire du groupe que l'individu prend conscience de son expérience personnelle et construit ses souvenirs. Nos souvenirs sont en effet encadrés dans ce que l'auteur identifie comme des « cadres sociaux de la mémoire » (Halbwachs, 1925) : il s'agit des souvenirs des autres qui nous rappellent nos propres souvenirs, ou bien de nos souvenirs qui font appel aux récits des autres ; mais il s'agit également de ces récits collectifs d'évènements signifiants qui ont marqué l'identité de notre groupe d'appartenance, faisant donc l'objet de nombreuses cérémonies publiques et rites de commémoration.

En reprenant le même sujet, Sabina Loriga (2006)[10] met l'accent sur de nombreuses cérémonies de commémoration et de pratiques mémorielles, telles que les journées dédiées aux événements tragiques de l'histoire collective qu'il ne faudrait jamais oublier (Loriga, 2006). Dans cette optique, si Foucault avait évoqué un biopouvoir étatique moderne, aujourd'hui nous sommes face à un mnémo-pouvoir étatique contemporain. Certes, Joël Candau rappelle que depuis la Grèce Ancienne jusqu'à la Recherche de Proust, la pratique de la mémoire a toujours servi à promouvoir l'identité collective : la mémoire devient pour l'auteur indispensable pour établir « ce que nous avons été, ce que nous sommes et ce que nous deviendrons » (Candau, 1998, p. 11). Toutefois, c'est dans la société de la commémoration que la politique de la mémoire s'est imposée comme le terrain privilégié des institutions démocratiques.

10. Loriga (2016), « Le projet », *Usages publics du passé,* site de l'Atelier international sur les usages publics du passé, EHESS.

Sur ce point, il semble intéressant de constater, comme l'ont fait Didier Fassin et Richard Rechtman (2007), qu'à partir de la suspicion qui entoure la vérité du traumatisme, jusqu'à la pleine reconnaissance du rôle de victime, il s'est produit au cours des dernières cinquante années un changement de pensée fondamental. Surtout à la suite des attentats du 11 septembre 2001, la signification du traumatisme individuel s'est enrichie d'une connotation plus générale et concerne désormais les événements historiques considérés à l'origine comme des traumatismes collectifs. Ainsi, l'attaque du World Trade Center a également changé le regard sur les tragédies du passé, et notamment sur le drame de l'Holocauste, et a renforcé son rôle d'événement commémoratif par excellence, point de repère et de mesure de tout autre norme mémorielle.

À partir de ces constats, les auteurs ont démontré comment s'est imposée la métaphore psychologique du syndrome post-traumatique à un moment historique précis, caractérisé par l'émergence dans la sphère publique d'une économie morale qui reconnaît dans la condition des victimes la réalisation d'une humanité particulière. La victimation est devenue ainsi une modalité privilégiée de légitimation sociale, voire d'humanisation.

Selon cette interprétation psychologisante, faisant aujourd'hui pleinement partie des représentations partagées, le fonctionnement sociologique du groupe se compare au fonctionnement psychologique de l'individu. Entre individu et société, s'installe ainsi un lien de dénotation où l'individu représente le signe et la société le référent.

Dans cette perspective, les critères d'assignation du statut d'humanité sont devenus les mêmes pour l'individu que pour la société. Le traumatisme, désormais considéré comme « la réponse normale à un événement anormal » (Rechtman, 2005, p. 27), est devenu une clé interprétative qui donne la mesure de la violence supportable et de la violence insupportable : il s'agit d'un dispositif social qui fait dépendre la reconnaissance du statut d'humain de la reconnaissance du statut de victime.

Au niveau individuel, il fixe les limites de la violence qu'un être humain considéré comme normal peut supporter sans séquelles psychologiques, et au niveau collectif, il exhorte la société à se considérer pleinement humaine seulement à travers un processus ritualisé d'identification aux victimes et de désidentification par rapport aux bourreaux. Cela passe par la cérémonie de commémoration du drame social cristallisé dans le traumatisme collectif.

On se souvient donc des tragédies pour prendre parti des victimes et condamner définitivement la monstruosité de la violence engendrée. Ici, événement et mémoire sont des instruments utilisés par le groupe afin de construire l'image de soi et définir sa propre identité en édifiant une autolégitimation éthique : l'événement commémoré a lieu afin de confirmer un jugement positif sur son propre groupe. On comprend pourquoi, dans la société de la commémoration, le concept d'identité renvoie à des processus de subjectivation qui sont soumis au maintien des souvenirs du passé, et notamment des souvenirs douloureux. Ces processus de subjectivation dépendent fortement des processus de victimation et, par conséquence, de commémoration des victimes. Il s'agit d'une réinterprétation du passé autobiographique et historique visant à célébrer le statut de victime de la personne et du groupe, les deux mis au centre d'une histoire troublante et dramatique. En bref, dans la société de la commémoration, l'on ne peut pas rester indemne face à l'événement traumatique sans être suspecté de monstruosité.

Or, cette société de la commémoration est une société d'États-nations. C'est pourquoi l'identité collective prend l'aspect d'une identité nationale qui est maintenue en vie par la transmission de sa propre histoire. Ainsi, toute société nationale est devenue aujourd'hui une société de la commémoration qui s'engage à tracer les limites de son propre mnémo-pouvoir : elle désigne ce qu'il faut rappeler et ce qu'il ne faut pas oublier. Ce devoir de mémoire s'est également imposé comme une nouvelle « technologie politique de soi », qui détermine les conditions pour devenir sujet. Il s'agit d'une véritable idéologie imposée qui s'insère dans l'horizon plus général de l'idéo-logique identitaire, c'est le même horizon symbolique, culturel et politique qui a fait surgir le cadre des représentations de la maladie d'Alzheimer.

DEUXIÈME PARTIE

Chapitre 3

La pathologie clinique

La catégorie diagnostique de la maladie d'Alzheimer : une nosologie basée sur les symptômes

La médecine définit la maladie d'Alzheimer comme une pathologie neurodégénérative. La composante dégénérative décrit l'évolution de la maladie sur le plan symptomatique : la dégénération est en effet considérée comme une diminution lente, progressive et irréversible des capacités cognitives, telles que les fonctions exécutives et la mémoire de travail, et des facultés intellectuelles supérieures, telles que la mémoire (sémantique, épisodique et autobiographique), le langage et le raisonnement ; aux stades plus avancés, elle peut comporter une altération de la personnalité, ainsi que des troubles de l'humeur et du comportement, jusqu'à entraîner, en phase terminale, des états délirants et hallucinatoires. La composante neurologique explique, en revanche, l'étiologie organique des déficits cognitifs et des troubles psycho-comportementaux. Le rapport 2007 de l'INSERM précisait bien, à ce propos, qu'il s'agissait d'une maladie d'origine neurologique et non pas d'une condition psychiatrique :

> La maladie d'Alzheimer provoque des modifications de l'intellect, des comportements et des affects mais il ne s'agit pas d'une maladie psychiatrique. Elle est la conséquence de *changements structuraux du cerveau* que l'on peut observer à l'œil nu et au microscope, à l'examen *post mortem*. Il s'agit donc d'une maladie neurologique (Amieva *et al.*, 2007, p. 3, italiques de l'auteure).

Quels sont ces changements structuraux du cerveau qui causeraient la maladie d'Alzheimer ? Au niveau macroscopique, elle est caractérisée par une perte générale du volume cérébral et une atrophie principalement localisée dans les zones de l'hippocampe et de l'amygdale (Duyckaerts et Dickson, 2003). Au niveau microscopique, des plaques séniles et des enchevêtrements neurofibrillaires concernent les tissus neuronaux de l'hippocampe. Aujourd'hui, on considère que les deux neurodégénérescences sont liées par un rapport de cause à effet mais leur interaction n'est pas bien définie. En même temps, on considère qu'elles provoquent également la mort de certains neurones et, notamment, des synapses (Amieva *et al.*, 2007, p. 5). Les plaques séniles sont composées en majorité de protéines β-amyloïdes (peptides Aβ) et s'accumulent surtout en dehors des neurones ; aujourd'hui, on les appelle plus souvent « plaques amyloïdes ». Les « neurofibrilles », en revanche, sont constituées de protéines tau : ce sont des filaments protéiques qui se déposent à l'intérieur de la cellule neuronale (Allsop, 2000, fig. 1-2, p. 2-3). Ces molécules sont le produit du métabolisme cellulaire : leur présence dans le cerveau est donc considérée comme physiologique (Picke *et al.*, 1991, Haass *et al.*, 1992). Pourtant, des études de laboratoire ont révélé l'existence des variantes toxiques dont l'agrégation massive et anomale peut devenir pathologique (Yankner, Duffey et Kirschner, 1990), car elles attaquent, notamment, les neurones hippocampiques (Whitson *et al.*, 1990). Ces résultats sont considérés comme la preuve du lien causal entre les plaques amyloïdes et les altérations cognitives et mnésiques qui sont à la base de la maladie d'Alzheimer (Hardy et Allsop, 1991). Quant à la protéine tau, elle ne semble pas jouer un rôle exclusif dans l'étiologie de la maladie d'Alzheimer : il a été constaté que des filaments fibrillaires générés par ce peptide ont également un lien avec d'autres démences (Amieva *et al.*, 2007, p. 49).

Or, toutes ces conclusions ne font pas l'unanimité parmi la communauté scientifique (Christen, 1997, p. 192). Pour définir l'étiologie de la maladie d'Alzheimer, l'hypothèse de la « cascade amyloïde » a été avancée (Hardy, 1992), et demeure aujourd'hui la plus plausible (Lock, 2013, p. 62). Il s'agit d'un phénomène pathologique complexe qui déclenche une réaction en chaîne, provoquant dans les tissus cérébraux l'augmentation rapide des dépôts β-amyloïdes, des filaments de protéines tau et d'autres lésions neuronales et vasculaires. Le terme « cascade » renvoie à l'idée non pas d'une entité mais plutôt d'un processus pathologique, dont la recherche scientifique serait censée identifier le moment déclencheur et établir les différentes phases d'évolution : quel facteur est nécessaire pour amorcer la « cascade » ? Pour répondre à la question, des analyses génétiques ont été effectuées. Mais, à l'heure actuelle, il n'existe pas de preuves que des mécanismes génétiques sont responsables de la « cascade amyloïde » et, *a fortiori*, de lésions cérébrales caractérisant la maladie d'Alzheimer (Lock, 2013, p. 155). Cela dit, concernant la maladie d'Alzheimer, il semble que des formes génétiques existent mais qu'elles soient très rares (moins de 1 %) (Campion *et al.*, 1999).

À partir des années 2000, des études scientifiques sur les biomarqueurs ont tenté d'expliquer l'étiologie des pathologies démentielles, dans le but d'identifier des critères plus objectifs de classification diagnostique (Eustache *et al.*, 2014). Quoi qu'il en soit, les causes et le fonctionnement de la maladie sont toujours questionnés par les scientifiques, alors que le processus neuropathologique de l'Alzheimer n'a pas encore été suffisamment exploré. Nous en parlons avec Antoine[1], jeune neurologue confronté à la maladie d'Alzheimer depuis la période de sa formation.

> *[C]'est une maladie qui pour les biologistes et les scientifiques est extrêmement mal comprise. Donc, en fait les pistes de recherche vont un peu dans tous les sens* [...]. *À un niveau biologique, on cherche à savoir comment les protéines font dysfonctionner les cellules, à un niveau macroscopique,* [on se demande] *est-ce que finalement d'un point de vue individuel la lésion fait pas grand-chose, parce que finalement il y a un cerveau qui fonctionne de manière globale* [...] *Ça c'est au fond de ce paradoxe qui fait qu'aujourd'hui si vous demandez à n'importe quel spécialiste de maladie d'Alzheimer au monde, il sera bien incapable de vous dire qu'est-ce qu'il y a. Personne ne le sait. Tout le monde l'observe. Il s'agit des neurones qui dysfonctionnent et puis qui vont mourir plus vite que prévu et avec des lésions, des accumulations de la protéine tau, des accumulations de la protéine bêta-amyloïde mais on ne sait pas quel est le premier mouvement, on ne sait pas ce qui se rajoute à quoi, on ne sait pas s'il n'y a rien de toxique, on ne sait même pas si ça cause effectivement la maladie* (Antoine, neurologue, entretien du 21 novembre 2017).

1. Nous rappelons notre choix de changer les prénoms et de ne pas citer les noms des professionnels dans le respect de leur anonymat.

Son point de vue rejoint celui de Barbara, une autre neurologue engagée dans le dépistage diagnostique des maladies neurodégénératives, et parallèlement impliquée dans la recherche scientifique sur le terrain. Tout en restant confiante quant aux développements imminents, elle se montre, tout comme Antoine, perplexe à certains égards :

> *Quant à la cause, elle n'est pas tout à fait défilée dans les détails, même si on connaît beaucoup de facteurs de risques et éventuellement beaucoup de facteurs protecteurs. De plus en plus on connaît la physiopathologie, mais ce qu'il manque c'est de comprendre la chaîne qui va de A à Z. Mais quand même on connaît beaucoup de choses* (Barbara, neurologue, entretien du 22 juin 2017).

Le problème se situe, en d'autres termes, au niveau de la séquence causale. L'implication des protéines bêta-amyloïde et des protéines tau dans le dysfonctionnement cérébral qui touche les malades d'Alzheimer n'est pas remise en question. Ce qui reste à faire est plutôt de « *comprendre la chaîne qui va de A à Z* ». Sur ce point, le gériatre et professeur en santé publique qui gère un service parisien de dépistage des maladies neurodégénératives et a écrit nombre d'articles scientifiques sur le sujet, manifeste son avis personnel :

> *[M]oi je pense, mais ça c'est peut-être ma théorie furieuse,* [scandaleuse] *qu'on se trompe totalement et que ces protéines tau et bêta-amyloïdes ne sont pas la cause mais la conséquence de la maladie. On le voit bien dans les nouvelles recherches sur les médicaments qui agissent au niveau de ces bêta-amyloïdes. À l'IRM on voit se nettoyer les lésions, elles disparaissent et pourtant il n'y a pas d'amélioration symptomatique* [...]. *Moi je vous le dis, moi je ne sais pas quelle est la cause, je ne sais pas où est la lésion. Je suis très prétentieux quand je dis ça mais tout le monde dit que c'est la protéine tau et les bêta-amyloïdes et moi je crois qu'on doit voir d'autres choses* (Samuel, gériatre, entretien du 19 juillet 2017).

Comment peut-on décrypter le phénomène neurodégénératif de la maladie d'Alzheimer alors que la pathogenèse ne peut pas être clairement établie ? Il semblerait que la construction d'une nosologie étiologique de la maladie d'Alzheimer soit plus une aporie logique qu'une limite contingente de la recherche scientifique. À ce propos, l'historienne et philosophe Lara Keuck a montré que la catégorie diagnostique de la maladie d'Alzheimer n'a pas été établie de manière définitive, mais traitée dès le début de son histoire comme une catégorie exploratoire (Keuck, 2017, p. 44-45). Un problème équivalent se transmet à la pratique clinique. N'étant pas en mesure d'aller chercher l'origine des dysfonctionnements cognitifs, c'est seulement par l'analyse sémiologique que les cliniciens arrivent encore aujourd'hui à comprendre la manifestation individuelle de la maladie, au-delà de sa définition générale. Pour prononcer le diagnostic il faut donc revenir aux symptômes. Cela crée un décalage entre la recherche biologique et la clinique médicale : l'une est axée sur les causes de la maladie et s'appuie sur le développement de la recherche biologique, l'autre vise plutôt à mieux cerner les symptômes. Victor, jeune neurologue en première ligne face aux patients et sensible au contact humain, tente d'intégrer les deux approches neuropathologique et phénoménologique :

> *[C]ontrairement à d'autres médecins ici je suis plus sur le côté phénoménologie indépendamment de la cause en fait* [...]. *Mais ce n'est pas que ça. Alors bien entendu il y a le ressenti des patients et comment les prendre en charge, mais c'est aussi comment la composante médicale va s'améliorer en étant précis sur les phénomènes que j'observe. Parce que en fait c'est dans l'idée que plus on va affûter notre œil, plus on va trouver des marqueurs cliniques, même biologiques ou radiologiques hein, plus ça va nous permettre un diagnostic précis* (Victor, neurologue, entretien du 20 octobre 2017, 15 h 30).

Le cadre se complique de plus en plus compte tenu du fait que les mêmes lésions cérébrales affectant les cerveaux malades ont été observées par l'analyse autoptique dans les cerveaux sains (Blessed *et al.*, 1966 ; 1968 ; Krolak-Salmon, 2014, p. 25). Pour traiter cette question complexe, les professionnels de santé pensent qu'il est nécessaire, sur le plan clinique, de faire abstraction du processus neuropathologique et d'analyser en premier lieu les symptômes. Ce point de vue est surtout exprimé par des neuropsychologues, comme c'est le cas d'Éric, chargés de la consultation mémoire dans un service de neurologie en hôpital de jour :

> *Pour recevoir depuis des années désormais des patients avec leurs familles, il y a quand même une grande différence entre ceux qui ont les symptômes de la maladie et les autres. Peu importe les plaques amy-*

loïdes. Plus que les amyloïdes, donc, ce sont plutôt les symptômes qui vont nous dire qu'on est face à une vraie pathologie neurodégénérative (Éric, neuropsychologue, entretien du 10 août 2016, 12 h 30).

Nous sommes ici face à une dichotomie entre facteurs neuropathologiques et facteurs cliniques de la maladie que l'adjectif composé « neurodégénératif » restitue parfaitement. Ainsi, sur le plan théorique, la maladie d'Alzheimer est considérée comme une maladie neurologique ayant des causes organiques, tandis que, dans la pratique professionnelle on met plutôt en avant la dégénérescence des symptômes. Par conséquent, si la recherche scientifique ne se limite pas à l'identification des conditions permettant de définir la maladie sur le plan étiologique, la nosologie pratiquée par les cliniciens devient au contraire symptomatologique.

De 1984 à nos jours, pour poser un diagnostic d'Alzheimer, on s'appuie sur les critères internationaux NINCDS-ADRDA, une liste de symptômes rédigés par le National Institute for the Neurological and Communication Disorders and Stoke (NINCDS) et l'Alzheimer Disease and Related Diseases Association (ADRDA) (Lock, 2013, p. 54). Ces symptômes sont considérés comme caractéristiques de la maladie d'Alzheimer et constituent pour le clinicien des critères objectifs lui permettant de standardiser la pratique diagnostique. Il s'agit d'un outil important visant à détecter les premiers signes d'un dysfonctionnement cognitif, appliqué aussi bien au patient qu'à son entourage. Ceux-ci comprennent : une perte de la mémoire retentissant sur la vie quotidienne, des déficits de planification et du *problem solving*, des difficultés à accomplir les tâches domestiques et professionnelles ou les activités de loisirs, des troubles de l'orientation spatiotemporelle, des troubles visuo-spatiaux, des troubles du langage à l'oral et à l'écrit, la perte des objets et l'incapacité à trouver des stratégies cognitives pour les retrouver, une diminution des capacités de jugement, un retrait du travail et des activités sociales, ainsi que des changements de l'humeur et de la personnalité[2].

2. La dernière mise à jour des critères NINCDS-ADRDA est disponible sur le site de l'Alzheimer's Association [En ligne] : www.alz.org/alzheimers-dementia/10_signs (Date de consultation : 6 octobre 2021).

Mais telle que décrite, la pratique diagnostique est adaptée aux maladies mentales et correspond à une logique taxinomique des catalogues psychiatriques, qui est celle de l'International Statistical Classification of Diseases and Health-Related Problems (ICD) de l'Organisation mondiale de la santé (OMS) et le Diagnostic and Statistical Manual of Mental Disorders (DSM) de l'American Psychiatric Association (APA) (Kutschenko, 2011 ; Hauswald et Keuck, 2017), largement utilisés dans le domaine psychiatrique international. Comment cette procédure a contribué à faire de la maladie d'Alzheimer une maladie neurologique ?

L'ambition d'une classification universelle des maladies mentales s'impose au milieu du XIXe siècle, lorsque l'approche psychiatrique intègre une vision organique de la maladie mentale qui est à la base du premier *Traité de psychiatrie* (1883) de Kraepelin, toujours considéré comme un ouvrage de référence en matière de classifications des maladies mentales modernes (Rechtman, 2010, p. 103). L'objectif de ces instruments internationaux est de standardiser les diagnostics des maladies mentales indépendamment de toute théorie psychologique préalable : l'idée est que le seul examen empirique et sémiologique des symptômes permet à tout clinicien de poser le même diagnostic, bien que la démarcation entre les différentes nosologies psychiatriques demeure imprécise (Keil G., Keuck L., et Hauswald, 2017, p. 14 ; Helmchen, 2017).

Cette mission a été définitivement explicitée en 1980 avec la publication du DSM-III, qui marque une étape importante : la psychiatrie américaine gagne la scène internationale. Dès ce moment, la psychiatrie contemporaine emprunte une nouvelle direction et opte pour un changement radical d'approche : elle abandonne la recherche des mécanismes universels à la base des maladies mentales au profit d'une internationalisation des données empiriques des symptômes psycho-comportementaux (Rechtman, 2003). En adoptant le principe de l'a-théorisme, elle renonce à toute tentative d'identifier l'origine de la maladie. La psychiatrie n'intervient donc que pour répertorier les symptômes typiques et atypiques, ainsi que les comorbidités et les troubles associés, sans s'occuper de la question étiologique, de compétence neurologique et biologique.

Ainsi, ces classifications sont désormais considérées comme un instrument clinique permettant aux professionnels de mieux cerner les symptômes observables, ce qui en soi s'avère précieux surtout lorsqu'on sait que la pathologie peut se manifester à travers des profils très variés et interagir avec d'autres troubles d'ordre physique ou psychique, comme c'est le cas de la maladie d'Alzheimer.

Le changement de paradigme transparaît aussi dans le cas spécifique des troubles neurodégénératifs. Les critères de classification s'appuient particulièrement sur les symptômes comportementaux plutôt que sur la recherche d'une étiologie dysfonctionnelle, qu'elle soit psychique ou cérébrale. La psychiatrie envisage la démence et la maladie d'Alzheimer d'un point de vue symptomatique, sans inclure dans cette classe la pathologie elle-même. Ce faisant, elle classifie uniquement les déficits cognitifs et les troubles de la mémoire comme étant l'effet d'un processus neuropathologique sous-jacent. De ce point de vue, le DSM est certainement le plus approprié.

Pour Jesse Ballenger (2010), la prise en compte de la part de la psychiatrique de la « démence de type Alzheimer » depuis le DSM-III, constitue une tentative unique d'aligner la description symptomatique d'un syndrome clinique avec le processus neuropathologique[3]. En même temps, la définition médicale des manuels de neurologie est « contaminée » par une vision symptomatique de la maladie. Selon une définition générale, la démence est une altération importante et manifeste de difficultés opérationnelles et de compréhension et de disjonctions linguistiques, communicatives et relationnelles (Krolak-Salmon et Koop, 2012). Ainsi définis, les troubles neurodégénératifs ne sont identifiés que par un déclin global des fonctions cognitives et par une atrophie cérébrale diffuse (Eustache *et al.*, 2014, p. 39). En somme, la définition professionnelle de la maladie d'Alzheimer finit dès lors par occuper une place ambivalente entre la catégorie diagnostique à compétence

---

3. Ballanerger J. (2010), « Continuing confusion about Alzheimer's and Dementia », Psychiatric Time, v. 27, n° 7. [En ligne] : http://www.psychiatrictimes.com/articles/dsm-5-continuing-confusion-about-aging-alzheimer's-and-dementia (Date de publication : 15 juillet 2015 ; Date de consultation : 7 octobre 2021).

neurologique et la catégorie diagnostique à compétence psychiatrique. Ces controverses ont des répercussions pratiques sur le domaine clinique.

Le travail des cliniciens à l'épreuve des ambiguïtés diagnostiques

Comme nous l'avons vu précédemment, la nature hétérogène et multifactorielle de la maladie d'Alzheimer ne permet pas de définir une nosologie étiologique précise. En outre, le diagnostic ne peut être confirmé qu'après autopsie, alors qu'il ne reste plus rien à faire pour améliorer les conditions de vie de la personne. Compte tenu de cette circonstance, la confirmation *post-mortem* du diagnostic, excepté quelques rares cas où elle est demandée directement par la famille de la personne décédée, est plus intéressante pour la recherche scientifique (biologie, épidémiologie, santé publique) que pour la clinique (Lock, 2013, p. 52). Selon Christian Derouesné (2008) la maladie d'Alzheimer n'existe pas en tant qu'entité naturelle, mais elle est certainement réelle pour les personnes touchées et les aidants qui en prennent soin. L'exigence qui consiste à privilégier l'aspect clinique de la maladie, plutôt que l'aspect purement scientifique (Derouesné, 2008, p. 126) s'impose ainsi de plus en plus.

Les points de vue des cliniciens rencontrés pendant notre étude oscillent entre ces deux extrêmes, en fonction de leur rôle professionnel, leur formation et leurs convictions personnelles. Les neurologues sont de manière générale enclins à mettre en avant les facteurs organiques tout en exprimant quelques fois des doutes sur le plan logique, scientifique et éthique, alors que les gériatres sont plutôt séduits par la perspective multifactorielle. Quant aux psychologues cliniciens, aux infirmiers, aux aides-soignants et en général à tout le personnel hospitalier chargé de l'accompagnement (les assistants sociaux, les psychomotriciens, les ergothérapeutes, les ophtalmologues et d'autres figures professionnelles), ils optent pour la prise en charge globale et individualisée, en mettant l'accent sur la relation avec les patients et leurs familles. Les neuropsychologues se situent au milieu, exprimant de manière très subjective et variable une préférence pour l'une ou l'autre des deux approches : certains se penchent sur le volet plus neurocognitif de leur discipline, d'autres sur le volet plus psychocognitif. Cette convergence d'approches reproduit sur le plan local le cadre de la clinique biomédicale internationale, où l'approche neuropathologique et l'approche symptomatique ont été conciliées grâce à l'intervention de la figure du neuropsychologue, censé s'occuper des bilans cognitifs effectués dans le cadre du travail diagnostique.

Ce renouvellement clinique a fait suite à une augmentation de la visibilité de la population vieillissante qui a conduit à des initiatives concrètes sur le plan des politiques publiques et sanitaires. Ainsi, un projet politique plus que scientifique a été mis en œuvre. Aux États-Unis, les nouveaux critères diagnostiques fondés sur les symptômes nécessitent de recourir aux tests neuropsychologiques pour confirmer le diagnostic de détérioration cognitive du patient. La communauté internationale des neuropsychologues a donc adopté des critères d'évaluation de la démence s'appuyant sur des échelles standardisées de scores obtenues par l'administration de certains tests à des sujets de tout âge ne présentant pas de symptômes de la démence et considérés donc comme normaux (DSM-V 2013 : 607). L'échelle la plus connue et utilisée est le (MMSE), appelée aussi Test de Folstein. Celle-ci se construit sur des résultats moyens obtenus par des patients normaux soumis à une série de trente questions de difficulté progressive et divisée en six catégories telles que l'orientation et la perception spatio-temporaire, l'apprentissage, l'attention, la mémoire récente, le langage, le mouvement du corps et la gestualité (Folstein *et al.*, 1975, p. 195). D'autres tests plus longs et complexes servent à évaluer les fonctions atteintes et préservées (Lock, 2013, p. 54).

Pour faire face à une population de plus en plus vieillissante et faire l'économie d'une hospitalisation complète, la France a mis en place dans les années 1970 le service d'hôpital de jour gériatrique (HJG) qui s'inscrit dans le cadre du traitement gérontopsychiatrique. Depuis, nous avons assisté à une large diffusion de ce dispositif dans le cadre de la prise en charge des troubles cognitifs et des troubles de la mémoire. Cela s'explique par l'augmentation du nombre des malades d'Alzheimer et de celui des malades souffrant de maladies apparentées qui gagnent de plus en plus en visibilité au sein de la société. L'hôpital de jour gériatrique a connu une montée de visibilité publique et d'autorité scientifique à partir des années 1990. Des nouveaux parcours de formation et de professionnalisation ont alors ouvert le champ à la réalisation d'un système de soins pluridisciplinaire, qui s'appuie sur les différentes compétences scientifiques et professionnelles dans l'optique d'une prise en charge dite « globale ». Cela permet de tenir compte non seulement de la dimension neurologique et biomédicale des troubles cognitifs, mais aussi de s'intéresser à l'amélioration des conditions de vie des personnes âgées en situation de handicap et de dépendance.

Cette approche « globale » des troubles neurodégénératifs et de la maladie d'Alzheimer devient un véritable *leitmotiv* sanitaire, social et politique qui accompagne la rhétorique de la thérapie centrée sur la personne et le respect de sa dimension psychologique, sociale et relationnelle et conduit à une multiplication et à une différentiation exponentielle des dispositifs de soins et des pratiques thérapeutiques. Comme nous le montrerons dans la suite de cette étude, l'ensemble des transformations intervenues sur le plan social et clinique intéressent les différentes étapes de la prise en charge en hôpital de jour gériatrique. Or, si la phase thérapeutique ne se limite pas aux traitements médicamenteux mais comprend aussi la rééducation cognitive – qui passe par des ateliers mémoire, des activités d'ergothérapie, des séances de psychomotricité et un soutien psychologique apporté à la fois aux malades et aux accompagnants – dans la phase diagnostique, le bilan neuropsychologique qui se produit au sein des consultations mémoires est devenu essentiel.

En France, la contribution neuropsychologique au diagnostic des syndromes démentiels a été institutionnalisée à partir du premier plan Alzheimer 2001. À ce propos, une mission d'expertise menée par le Ministère de la Santé et de la Solidarité a donné lieu en 2000 au « Rapport Girard », du nom du conseiller Jean-Francois Girard, chargé de mener à bien ladite mission (Ngatcha-Ribert, 2012, p. 375). Ayant abouti au constat de l'insuffisance quantitative et qualitative des mesures de prise en charge, le rapport préconise de « médicaliser le diagnostic et démédicaliser la prise en charge » (Lavallart, 2008, p. 25). À partir de ce moment-là, les politiques de santé publique ont exigé que le bilan neuropsychologique fasse partie des démarches hospitalières pour diagnostiquer la maladie d'Alzheimer et d'autres troubles apparentés (Jonin, 2014, p. 147). Plus particulièrement, le service de santé public national s'est doté d'un système de diagnostic complexe et orienté, qui se déploie autour de la consultation mémoire dans les hôpitaux universitaires. De surcroît, depuis 2005, les Centres de Mémoires de Ressource et de Recherche (CMRR) ont été chargés d'étudier la Maladie d'Alzheimer et les troubles apparentés au sein de la consultation mémoire sur le plan clinique et épidémiologique afin de peupler une base nationale de données statistiques sur la maladie. Selon le cadre législatif issu du plan Alzheimer en 2008, la consultation mémoire ne peut être organisée que par un Centre Hospitalier Universitaire (CHU), à la suite d'une demande formelle faite par le médecin traitant spécialiste ou généraliste, exerçant dans le secteur privé, exigeant des tests de la mémoire et des fonctions cognitives de son patient.

La traduction de l'anglais de ce dispositif a exigé une sorte de réadaptation par le Groupe de Réflexion sur les Évaluations Cognitives (GRECO), surtout par rapport à la distinction entre score normal et score pathologique et à la façon de faire passer le test. Ainsi, depuis presque une vingtaine d'années, le MMSE est devenu même en France l'outil privilégié de dépistage des déficits cognitifs aussi bien dans le secteur public que dans le secteur privé (Derouesné *et al.*, 1999). Cela permet de mieux distinguer le vieillissement cognitif normal et pathologique, et la maladie d'Alzheimer, par rapport à d'autres maladies neurodégénératives, d'une part, et de diagnostiquer le début du processus neurodégénératif, dans le but d'anticiper le traitement aux premiers stades de la maladie, d'autre part. Il reste toutefois nécessaire de tenir compte des éléments liés au contexte[4].

---

4. Il convient ainsi de tenir compte d'un certain nombre de limites, telles que la variabilité et complexité des différents profils cognitifs échappant souvent aux limites des catégories diagnostiques correspondantes, le rapport entre le déroulement de la séance et les capacités et sensibilités personnelles du clinicien, le conditionnement des résultats par la condition

Comme nous l'avons observé au cours de l'ethnographie, un entretien clinique préalable vise à faire le point sur l'histoire de vie du patient, sa condition actuelle, le contexte familial et son ressenti personnel, mettant ainsi en valeur le rôle de la plainte mnésique des patients et des familles, qui, à juste titre, sont ainsi incluses dans les données cliniques. Les symptômes et, tout particulièrement, les premiers signes de la perte de la mémoire constituent le point de départ : les médecins parlent de la « porte d'entrée » de la maladie d'Alzheimer et les patients et les familles, quant à eux, parlent de la « sonnette d'alarme ». Les troubles de la mémoire font office de symptôme-prototype de la maladie d'Alzheimer. Les autres données cliniques permettant de poser le diagnostic sont évidemment neurologiques.

Au niveau moléculaire (microscopique), il s'agit de détecter la présence dans l'organisme du patient de biomarqueurs des protéines amyloïdes relevant d'un processus neuropathologique désormais en marche. Les examens d'imagerie au niveau cérébral (macroscopique) permettent de constater une réelle atrophie des zones cérébrales touchées par des lésions. Nous nous entretenons avec Charles, neuropsychologue pratiquant en même temps en hôpital public et en libéral. Particulièrement intéressé par la recherche dans le domaine des neurosciences cognitives, il s'intéresse plutôt à la dimension biologique de la maladie :

> *Normalement il y a de sillons, ces sillons sont noirs mais lorsqu'il y a une pathologie la plupart du temps* [...] *dans les régions de la mémoire, ce qu'on appelle l'hippocampe, on va observer des sillons un peu plus marqués. C'est beaucoup plus noir* [...]. *Enfin nous on en déduit qu'il y a une atrophie un peu plus marquée* (Charles, neuropsychologue, entretien du 06 juillet 2017, 17 h 30).

Et pourtant, continue-t-il, « *C'est vraiment un ensemble de facteurs pour poser un diagnostic* ». Marguerite, neurologue experte et praticien hospitalier, décrit de manière très claire le rapport entre

---

socio-économique et, enfin, la profession et le niveau d'éducation du patient (Jonin, 2014, p. 148). De plus, les connotations négatives rattachées à la démence, à la faiblesse cognitive, à la perte d'autonomie, à la dépendance et à la vieillesse en général, peuvent influencer les tests dans le sens d'une diminution des performances (Jonin, 2014, p. 150).

la démarche diagnostique d'expertise et la « *convergence à la fois clinique et neuropathologique* ».

> *Alors le diagnostic c'est une convergence à la fois clinique et neuropsychologique sur le profil cognitif et puis des arguments aussi d'imagerie, scintigraphie, IRM et les bio-marqueurs. Mais cette, je dirais, cartographie de la démence, ou de la maladie d'Alzheimer, des maladies apparentées, du vieillissement, est quelque chose qui a beaucoup bougé ces dernières années avec la survenue des biomarqueurs qui nous oblige à redéfinir aussi les contours de ces maladies. Et ce n'est pas encore fixé parce que là on a aussi l'imagerie amyloïde donc c'est… un monde en pleine restructuration et redéfinition* (Marguerite, neurologue, entretien du 03 mars 2017).

Le problème se présente au moment où les examens médicaux, le bilan neuropsychologique et la plainte subjective des patients et de leur entourage ne concordent pas. C'est ce que nous explique Caroline, neuropsychologue travaillant en équipe gériatrique :

> *Quand il y a une concordance c'est vrai qu'on est plutôt sûrs mais des très nombreuses fois j'ai une imagerie catastrophique face à des tests qui sont parfaitement normaux ou qui sont très bons et l'inverse aussi. Donc, ça pose question quand même* […] *Il y a de toute façon des nombreuses fois où je dis « non mais attendez, tous les tests sont normaux, il est super bon dans tout » et eux, ils me disent « non mais vue l'atrophie ce n'est pas possible donc il y a sûrement une maladie qui va se débouter »* (Caroline, neuropsychologue, entretien du 19 juillet 2017).

Caroline met notamment l'accent sur le contact et l'écoute dans la phase du diagnostic tout comme pendant la phase de suivi thérapeutique. Selon elle, la plainte du patient et de l'entourage est, en général, prise en compte par tous les professionnels. Mais les psychologues ne sont pas les seuls à tenir compte de la complexité des facteurs intervenants dans la maladie d'Alzheimer. Tout compte fait, comme le dit Antoine, neurologue, la maladie d'Alzheimer est une maladie globale qui « *touche toute la personne dans son intégrité, sa dimension d'être humain dans le sens d'un être social qui s'effrite au fur et à mesure que la maladie progresse* », par conséquent, « *toute cette dimension humaine et sociale qui est inhérente à la maladie d'Alzheimer* » doit forcément être prise en compte par la médecine. Même en restant sur un plan purement théorique, il est toujours problématique de distinguer la maladie Alzheimer d'autres formes de déclin cognitif. Les difficultés commencent au stade de l'isolement et du décodage des symptômes spécifiques de la maladie d'Alzheimer, qui s'entremêlent avec les signes d'autres conditions non pathologiques, prépathologiques ou pathologiques. Cela se manifeste à deux moments fondamentaux : lorsqu'il s'agit de distinguer l'Alzheimer du vieillissement cognitif et quand il faut distinguer l'Alzheimer des autres démences.

Sur le premier plan, l'ambiguïté repose sur le fait que les plaques amyloïdes et les filaments des protéines tau sont également présents dans les tissus cérébraux des personnes décédées pour des causes diverses et n'ayant, au cours de leur vie, jamais développé des symptômes démentiels. Pour reprendre les propos de Samuel, « *ces bio-marqueurs on les retrouve même dans le vieillissement normal hein !* ». Par conséquent, l'impact de ces molécules sur les neurones semble être le même pour le vieillissement cognitif normal et pathologique. En outre, déjà dans les années 1990, le psychiatre William Lisman faisait remarquer que ces lésions, concentrées dans les deux cas dans la région hippocampique, engendraient des dysfonctionnements mnésiques comparables à la démence et au vieillissement cognitif (Lock, 2013, p. 41). Tout compte fait, les caractéristiques de la maladie d'Alzheimer ne s'écartent que peu du déclin cognitif physiologique, tant sur le plan neuropathologique, que sur le plan clinique. Or, pour Elisa Pasquarelli, cela revient à poser l'ancienne question de la distinction entre la condition vieillissante de la condition pathologique, une question à laquelle la gériatrie a été confrontée à partir des années 1990 (Pasquarelli, 2018, p. 37). À ce sujet, nous avons donc questionné Philippe, gériatre spécialisé dans la prise en charge des troubles de la mémoire et des syndromes psycho-comportementaux auprès des personnes âgées.

> *Alors il y a des modifications physiologiques qui sont là, qui sont indéniables. Bon voilà, il y a un peu plus de rides, moi j'ai les cheveux blancs* [il rigole] *quand on vieillit, mais c'est de la physiologie. On n'est pas sur un signe d'insuffisance. Pour qui ait une insuffisance il faut qu'il y ait une pathologie. Donc la vieillesse pour moi c'est une*

> *autre vie où malheureusement on a le plus de pourcentage d'avoir des pathologies chroniques* (Philippe, gériatre, entretien du 1er août 2017, 15 h 30).

Pour Margaret Lock ce problème a été pris en compte tout au long du xxe siècle sous la forme de la distinction entre la démence sénile et la démence pathologique (Lock, 2013, p. 27). La question consiste dès lors à établir une limite entre, d'une part, le vieillissement physiologique du cerveau et des fonctions cognitives et, d'autre part, la démence en termes pathologiques. S'agit-il d'une différence quantitative ou qualitative ? Dire qu'entre le vieillissement cognitif normal et la démence pathologique il y a une différence quantitative revient à attribuer les deux conditions aux extrêmes opposés d'un continuum, en se limitant à fixer les limites entre la quantité « normale » de lésions cérébrales et la quantité « pathologique » de ces mêmes lésions. En revanche, la plupart des scientifiques et des cliniciens affirment que les deux conditions relèvent de deux réalités distinctes : il y aurait donc une véritable différence « de nature » entre les conséquences cérébrales du vieillissement physiologique et la mise en œuvre du processus neurodégénératif. Des jeunes neurologues comme Victor se félicitent du progrès de la science qui nous donne des moyens fiables pour opérer cette distinction :

> *Disons que c'est historique : quand on était vieux on était déments, je pense. C'était ce que pensaient les gens pendant des décennies et donc c'était normal* [...]. *Parce que finalement, au niveau des représentations et de croyances, les gens ne savaient pas ce qui se passait dans la tête et ils fantasmaient dessus. Ils se disaient « c'est l'âge, je suis un peu gaga, on va me laisser tranquille ». Donc,* [...] *c'était... c'était la vie, voilà. Et puis les sciences ont évoluées et on a découvert que ce n'était pas la vieillesse, que c'étaient des maladies dégénératives, que c'était une protéine qui créait des lésions neuronales* [...]. *Donc c'est une maladie d'avoir des troubles de la mémoire, c'est qu'on est malade en fait* (Victor, neurologue, entretien du 20 octobre 2017, 15 h 30).

De son point de vue, la différence entre le vieillissement cognitif normal et pathologique, « *c'est une réalité* ». Et pourtant, les positions sont nombreuses et très fluctuantes. En général, les neurologues optent pour la position « forte » de l'existence ontologique de la pathologie, même en admettant des incertitudes. Parmi ceux-ci, Louise dit avoir « *toute l'impression que c'est une maladie-maladie* ». Mais ensuite elle admet que « *quand même, quand on voit les gens qui sont juste âgés, ce n'est pas massivement différent* ». Selon d'autres, comme Gabrielle, experte dans le champ des maladies neurocognitives et praticienne hospitalière à la tête d'un service de dépistage de la maladie d'Alzheimer :

> *Il a raison de dire que dans le vieillissement normal il y a des plaques amyloïdes mais ce n'est pas dans les mêmes zones du cerveau, pas dans les mêmes quantités et surtout ça n'a pas les mêmes conséquences dans la vie de tous les jours. Je pense que maintenant on a vu suffisamment de patients pour savoir qu'entre quelqu'un qui a des trous de mémoire en vieillissant et quelqu'un qui est malade il y a quand même une différence très très importante* (Gabrielle, neurologue, entretien du 8 août 2016, 13 h 30).

Françoise, neurologue parmi les premiers à faire des consultations mémoire en France, opère une distinction très nette entre les deux phénomènes : « *le vieillissement c'est une perte, enfin c'est des pertes* [...] *En revanche, la maladie d'Alzheimer c'est une maladie, ce n'est pas un vieillissement normal* ». Elle arrive même à décrire le vieillissement de manière très ponctuelle, comme un chemin « *vers la réduction, c'est la réduction des centres d'intérêts* ». Mais cette distinction demeure une question extrêmement complexe. Selon Antoine, si on peut distinguer le vieillissement normal des premiers stades de la maladie d'Alzheimer, au niveau des symptômes cette distinction n'est pas si évidente. Pour lui, il est impossible de distinguer sur le plan clinique la maladie d'Alzheimer du vieillissement cognitif, sauf en faisant un diagnostic post mortem. Cela ne veut pas dire que les deux sont indissociables mais seulement qu'ils ne sont pas nettement dissociables dans la pratique clinique.

> *C'est un débat qui était surtout prégnant dans les années 80/90. Il y a encore quelques tenants de cette version-là. Je pense notamment à Van der Linder en Belgique, qui dit que la maladie d'Alzheimer n'existe pas et que c'est juste du vieillissement. Moi, je suis assez contre cette vision pour la simple raison que quand je dis normal et pathologique, en fait, ça fait appel tout simplement aux analyses de certaines autopsies au niveau des cerveaux où il y a des neurones qui sont manquants de*

façon très anormale. Ce n'est pas un continuum, c'est juste un facteur d'un à dix associé aux lésions. Ce n'est pas un continuum parce que soit elles sont là soit elles ne sont pas là. Alors évidemment le continuum se fait au début de la maladie, c'est-à-dire quand les lésions sont encore peu nombreuses, qu'elles apparaissent mais qu'elles sont déjà là, donc si vous analysez les cerveaux vous voyez que la maladie est là. Le continuum se fait sur la présentation clinique des gens qui vont aller tout à fait bien. Au début il y a peu de lésions Alzheimer donc les symptômes ne vont pas être très présents, et puis petit à petit la maladie d'Alzheimer va se développer dans le centre du cerveau, donc les symptômes vont s'aggraver. Mais ça c'est une vision clinique des choses. D'un point de vue biologique c'est : il y a ou il n'y a pas. Il n'existe pas des patients qui ont des lésions Alzheimer dans le cerveau qui ne sont pas des malades Alzheimer. C'est pour cela que le diagnostic de certitude n'est posé que post mortem (Antoine, neurologue, entretien du 21 novembre 2017).

À la différence des neurologues, les neuropsychologues se sont montrés plus enclins à réfléchir sur l'hypothèse d'une démarcation quantitative entre le vieillissement normal et pathologique. Ils abordent la question en faisant référence au débat des années 2000 suscité surtout par la thèse du neurologue Peter Whitehouse, selon lequel la maladie d'Alzheimer et la démence sénile seraient en réalité deux positions d'un seul continuum. Il observe notamment les conséquences positives d'une prise en charge centrée sur le patient et non pas sur la pathologie. On en parle avec Julie, jeune neuropsychologue qui vient d'intégrer après un stage très concluant l'équipe neurologique gérée par Gabrielle :

C'est une vision des choses effectivement. On peut essayer un peu de voir le vieillissement cognitif sur un continuum [...]*Ce livre permet peut-être de prendre un peu de recul sur l'étiquetage un peu obligatoire dans le milieu médical où il faut toujours trouver un diagnostic pour chaque personne. Mais je crois qu'en fait* [...]*dans un stade très avancé, quand les personnes deviennent excessivement démentes pouvant avoir des délires importants...* [...] *C'est vrai, elles pourraient être considérées comme étant dans un certain état et pas forcément malade, ça je ne suis pas certaine. Mais il y a quand même des signes neurologiques spécifiques* (Julie, neuropsychologue, entretien du 5 août 2016).

Pour éviter le risque d'« *étiquetage* » à travers le diagnostic, comme dit Julie, les neuropsychologues rencontrés citent volontiers Van Der Linden, l'auteur qui a le plus contribué à valider les tests neurocognitifs et qui a ensuite pris les distances par rapport à la vision strictement biomédicale (Van Der Linden et Juillerat, 2014). Ahmed, jeune neuropsychologue qui est aussi doctorant, cite l'ouvrage du même auteur : « *Il y a un bouquin qui s'appelle "Le mythe de la maladie d'Alzheimer. Penser autrement le vieillissement". L'auteur est Van Der Linden. Il est docteur en psychologie et professeur de neuro-psychopathologie.* » Ensuite il explique comment cet expert est passé de la vision pathologique de la maladie d'Alzheimer à une vision plus nuancée qui la rapproche du vieillissement normal : « *C'est lui qui a fait la traduction française des tests* » – dit-il – « *mais il revient dessus et dit que finalement il faut repenser notre rapport à cette maladie et justement revoir à ce qu'il y a en rapport avec le vieillissement normal* ». Le jeune clinicien semble fasciné par ce changement de perspective qui le fait pencher en faveur d'une vision alternative. *A contrario*, des neuropsychologues comme Éric, travaillant dans le service depuis plus longtemps, sont moins disposés à accorder du crédit à des positions aussi radicales. Ils préfèrent pointer les symptômes des troubles cognitifs pour distinguer le vieillissement cognitif de la démence pathologique :

> *Je trouve un peu extrême de dire que l'Alzheimer c'est du vieillissement et pas une pathologie* […] *Ce qui me pose plus de problèmes c'est de dire que la maladie d'Alzheimer c'est du vieillissement normal* […] *Ce qui compte c'est de s'occuper de la clinique, des symptômes des gens et, au niveau de leurs symptômes, à un moment la personne va changer et la reconnaissance de la maladie par le patient et l'entourage améliore beaucoup la prise en charge parce qu'on commence à les considérer différemment. Si on dit que c'est du vieillissement normal ce serait compliqué de dire qu'une prise en charge est désormais nécessaire. Après on ne va pas faire une réduction de la personne sur son diagnostic, c'est beaucoup plus complexe que ça ! Mais en tout cas le but c'est d'amener le patient et l'entourage à prendre les choses différemment, à réagir différemment, dans l'objectif d'apaiser les symptômes* (Éric, neuropsychologue, entretien du 10 août 2016, 12 h 30).

Beaucoup de neuropsychologues se placent davantage du côté empirique de la maladie mais en accordant plus de valeurs aux normes statistiques fixées pour définir la normalité cognitive du vieillissement. Charles, par exemple, compte notamment sur les résultats des tests : « *En fonction de l'âge, en fonction du niveau socio-culturel, il y a des normes concernant les capacités supérieures, d'accord ? Alors, s'il y a des normes c'est que ces personnes ne sont issues des normes.* » *A contrario*, Caroline exprime son malaise face à l'exigence de définir un seuil : « *Parce qu'elle est où la limite ? Elle est où la limite ? Moi je n'en sais rien c'est où la limite.* » En somme, malgré les ambiguïtés, quelque chose de plus fondamental demeure. Comme le dit notamment Gabrielle, le problème se pose au niveau sociétal et politique :

> *Cela dit, on pourrait développer aussi des dispositifs plus sociaux qui ne passent pas par la médecine, ça sûrement. Mais c'est quand même une maladie. Ce n'est pas normal d'être déments quand on vieillit. On a autour de nous plein de gens qui ont 90 ou même 100 ans qui sont parfaitement préservés. OK, il y a toujours des prédispositions individuelles mais je trouve que ce serait problématique de dire que c'est du vieillissement normal. En tout cas les associations des familles sont contre cette manière de voir les choses. Ils préfèrent qu'on leur dise que leur parent est malade plutôt qu'on leur dise qu'à cinquante ans leur parent vieillit plus vite. Je pense que le regard de la société est plus d'accord à considérer ça comme une maladie quand on est complètement désinhibé, qu'on a des syndromes dysexécutifs* [...] *: quand on est malade on a des droits et on a accès à des services auxquels on n'a pas accès quand on n'est pas malades* (Gabrielle, neurologue, entretien du 8 août 2016, 13 h 30).

La question se pose dès lors sur le plan sociétal de la demande de prise en charge et sur le plan juridique de l'accès aux soins. Par les discours des professionnels, il émerge très clairement que malgré les difficultés à distinguer le vieillissement normal et pathologique, le diagnostic de maladie d'Alzheimer reste tout de moins nécessaire pour garantir aux personnes réputées malades d'exercer leurs droits et d'accéder aux dispositifs de soins. Or, la même difficulté à établir le seuil entre l'état pathologique et physiologique en matière de vieillissement se représente au niveau de la distinction, toujours fluctuante, entre la démence de type Alzheimer et les autres démences. Les maladies neurodégénératives comprennent un ensemble très vaste et varié de démences, toujours susceptible d'être élargi au fur et à mesure des découvertes de nouvelles formes ou des formes mixtes de ces pathologies. Elles peuvent aussi se retrouver dans une configuration de comorbidité. Le cadre symptomatique, quoique très variable, concerne toujours les fonctions cognitives supérieures. Elles définissent toutes des conditions très difficiles à gérer, affectant particulièrement le malade et son entourage : elles menacent la personnalité profonde de la personne, son individualité, son autonomie sa relation aux autres. Outre les changements importants de la personnalité, elles provoquent des troubles de l'humeur et du comportement. Pour les profanes, il est extrêmement difficile de clairement distinguer toutes ces maladies. Les spécialistes, quant à eux, ont élaboré des critères et des démarches diagnostiques standard. Les formes les plus connues et diffuses sont aussi celles qui interagissent le plus souvent avec la maladie d'Alzheimer. Ce sont donc ces formes que les professionnels participant à l'étude ont le plus souvent citées. Les démences vasculaires, la démence à corps de Lewi et les démences fronto-temporales.

Dans le cadre du dépistage des maladies neurodégénératives, le diagnostic s'appuie sur les symptômes typiques de chacune de ces maladies. Dans cette démarche, la maladie d'Alzheimer constitue souvent, voire toujours, le point de comparaison. L'attention est portée avant tout aux troubles de la mémoire, considérés comme étant caractéristiques de la maladie d'Alzheimer surtout dans les phases précoces qui concernent la plupart des patients testés dans le cadre de ces dispositifs de dépistage. Malgré l'hétérogénéité de symptômes, lorsqu'il s'agit de prononcer le diagnostic, les cliniciens porteront leur attention avant tout sur la mémoire. Françoise nous explique que cette démarche diagnostique répond à la réalité pathologique de la maladie d'Alzheimer :

« La mémoire est quand même le symptôme principal et le cœur du trouble. La maladie d'Alzheimer peut avoir des aspects variables. Il y a des patients qui se présentent surtout avec des troubles du langage et de l'expression ; il y a des patients qui se présentent avec des troubles de

ce qu'on appelle des agnosies visuelles, donc qui ne reconnaissent plus leur environnement ; d'autres qui peuvent se présenter avec un trouble instrumental au premier plan mais c'est rare et en général c'est plutôt au second plan, c'est-à-dire qu'il y a un syndrome amnésique et puis derrière on s'aperçoit que le langage marche pas bien, les capacités visuelles marchent pas bien, les praxies marchent pas bien. Ça peut être au premier plan mais quand même le 80 % des cas c'est le trouble de la mémoire qui est au premier plan dans la MA » (Françoise, neurologue, entretien du 30 octobre 2017).

Les réunions des équipes ont fait l'objet d'une observation participante. Elles sont l'occasion pour les différents professionnels de se réunir pour discuter du diagnostic qu'il convient de poser, en croisant les différentes données disponibles et en analysant l'ensemble de facteurs complexes et variés. Si la mémoire n'est pas la première fonction affectée, on peut suspecter une autre démence. L'équipe commence alors à analyser d'autres dysfonctionnements cognitifs, l'ordre de leur apparition permettant d'identifier le type de dégénérescence qui est à l'œuvre. Il est donc fondamental d'interroger le patient et l'accompagnant sur l'évolution des troubles. Dans ce contexte, l'histoire de vie et les conditions familiales sont autant de données importantes pour définir le profil cognitif, psychologique et relationnel du patient.

Enfin, les examens biologiques et d'imagerie permettent de confirmer, de remettre en question ou de rejeter l'hypothèse diagnostique fondée sur le bilan cognitif, à travers une analyse des fonctions détériorées et des régions cérébrales endommagées. Quelquefois cette démarche donne de bons résultats : si les troubles cognitifs n'impactent pas la mémoire, on pose un diagnostic autre que la maladie d'Alzheimer, même si l'imagerie révèle des lésions de l'hippocampe. À l'inverse, si la mémoire est détériorée, la présence d'autres symptômes et la complexité du profil psychologique et des antécédents biographiques, ne sont pas suffisants pour exclure la maladie d'Alzheimer. Barbara expose de manière exhaustive les raisons pour lesquelles l'atteinte de la mémoire est considérée le premier symptôme de la maladie d'Alzheimer :

> *Dans la grande majorité des cas la façon d'entrer dans la maladie d'Alzheimer se fait par des troubles de la mémoire* [...] *C'est pour ça qu'on dit beaucoup que c'est la maladie de la mémoire. On peut aussi rentrer dans la maladie par d'autres choses que la mémoire, mais très vite la mémoire va sortir après* (Barbara, neurologue, entretien du 22 juin 2017).

La mémoire constitue la « porte d'entrée », comme l'appellent les professionnels, de la maladie d'Alzheimer, au point que cette dernière est assimilée à la maladie de la mémoire, même pour les médecins. Cet ancrage dans le symptôme mnésique permet dans la majorité des cas de poser un diagnostic différencié. Il est avant tout important d'identifier le type de mémoire affectée et les mécanismes de détérioration. Mais le problème fondamental autour de la maladie d'Alzheimer repose sur le fait que, au-delà du trouble de la mémoire, elle déclenche une détérioration cognitive et générale ; en même temps, les lésions hippocampiques se propagent rapidement à d'autres zones du cerveau de manière imprévisible et spécifique pour chaque patient. Les choses se compliquent davantage encore lorsque l'on avance dans le diagnostic et l'on découvre d'autres formes de déficits, en dehors de la perte de la mémoire.

> *[D]ans neuf cas sur dix effectivement la maladie d'Alzheimer débute par une amnésie primaire progressive, donc un syndrome amnésique hippocampique isolé, mais dans un cas sur dix elle commence par un autre processus, qui peut être une atteinte visuelle, qui peut être une atteinte frontale, qui peut être une atteinte du langage, et du fait du processus biologique sous-jacent ça va se diffuser* [...] *et ça s'étend à tout le cerveau* (Victor, neurologue, entretien du 20 octobre 2017, 15 h 30).

Il semblerait donc que la mémoire ne soit pas toujours au premier plan. Comme le dit Charles, neuropsychologue : « *dans la forme typique oui, mais dans les formes atypiques forcément ce n'est pas la mémoire* ». D'après les professionnels rencontrés, il ne suffit pas qu'il n'y ait pas de trouble de la mémoire pour que le diagnostic d'Alzheimer soit exclu. Le degré de priorité des différentes données rentrant en ligne de compte dans le diagnostic est un jeu délicat de calcul et d'équilibre, qui reste à la discrétion des professionnels, et notamment des neurologues qui tranchent. Il n'est pas exclu de voir les cliniciens remettre parfois en question le diagnostic posé :

> *Il y a tellement de manières de caractériser la maladie d'Alzheimer et toutes ces maladies, il y a tellement de façons pour chaque individu qu'en souffre de l'exprimer, que c'est compliqué cette définition. Alors de plus en plus on détaille, on spécialise les choses et on va rajouter plein de formes différentes* [...] *Il y a des maladies d'Alzheimer qui ne commencent pas par des problèmes de mémoire mais par des problèmes de langage. Alors il y a la catégorie « maladie d'Alzheimer forme logopénique » par exemple, et puis il y en a d'autres qui commencent plutôt par d'autres choses, enfin voilà, finalement je ne sais pas si on est très au clair sur ces questions. C'est très très hétérogène* (Charles, neuropsychologue, entretien du 19 juillet 2017).

En conclusion, le diagnostic de maladie d'Alzheimer se fait dans la pratique « par élimination », d'où le nom « *wastebasket category* » dont l'a affublée David Bennet, un neurologue originaire de Chicago, interrogé par Margaret Lock (Lock, 2013, p. 55). Cette définition, provenant d'un expert au niveau mondial en matière de maladie d'Alzheimer, fait conclure à l'anthropologue canadienne que le diagnostic d'Alzheimer est une véritable « énigme » (*conundrum*).

Le travail des cliniciens à l'épreuve des questionnements éthiques

La pratique clinique est avant tout décrite par les cliniciens comme un travail relationnel qui met en jeu ses propres ressources personnelles et ses aptitudes relationnelles. De ce point de vue, face à la population âgée, les professionnels rencontrés ne font pas exception. Ils parlent souvent d'une prédisposition particulière à la relation de soin, d'aller à la rencontre de la personne âgée, autant de nouvelles approches qui se sont considérablement développées. En somme, le choix de consacrer sa vie professionnelle aux troubles de la mémoire de la population âgée ne se fait pas sans une réflexion préalable qui tient compte de la personnalité, la sensibilité, l'histoire de vie et les valeurs morales du clinicien en tant que personne.

Pour Marine, être au contact des personnes âgées est une vraie vocation. Au cours de près de vingt ans d'activité dans le secteur public, privé et associatif, elle a toujours manifesté un intérêt particulier pour la prise en charge de la personne âgée : « j'*avais besoin de beaucoup plus de relationnel...* » dit-elle. Par ailleurs, dans les discours des médecins expérimentés, comme Marguerite, la profession est parfois présentée comme un engagement social :

> *Au niveau de la société on était sur un champ un peu vierge sur lequel tout était à construire. On avait l'impression un peu d'être des pionniers à l'époque. Rien était fait dans l'organisation des soins, l'organisation France Alzheimer n'existait pas, il y avait un tas de choses à construire, mais il a commencé à y avoir une prise de conscience de la société* [...] *autour du vieillissement pathologique* (Marguerite, neurologue, entretien du 11 juillet 2017).

De manière plus générale, les professionnels conçoivent leur investissement comme étant à la fois individuel et social. Certains considèrent la clinique comme un investissement vis-à-vis du sujet et la recherche comme un investissement vis-à-vis de la société. Dans le contexte du vieillissement démographique, en effet, la maladie d'Alzheimer est devenue un motif de préoccupation sociale. Ainsi, face à une population qui s'inquiète de plus en plus de perdre la mémoire, chaque rencontre avec un patient particulier est l'occasion d'apaiser une angoisse qui s'est désormais généralisée. Ces premiers engagements éthiques donnent par la suite lieu à toute une série de questionnements qui accompagnent le praticien tout au long de sa carrière. Il s'agit d'une réflexion qui a son importance car elle permet de mettre en lumière les différentes représentations de la notion de personne, d'individu et de sujet qui conditionnent les représentations professionnelles de la maladie, indépendamment de toute définition diagnostique. Comprendre l'intérêt pour la personne âgée sert aussi à mieux cerner la relation de soins qui s'installe entre le praticien et le malade d'Alzheimer et à saisir les représentations professionnelles du rôle de la mémoire dans la définition de l'identité du patient et dans le maintien de son statut de personne, voire d'être humain.

Des situations complexes et de nombreuses questions éthiques entrent en ligne de compte dans le travail clinique. La relation thérapeutique commence par l'annonce du diagnostic. S'il est difficile de poser le diagnostic de maladie d'Alzheimer, l'annoncer peut l'être encore plus. Des questionnements en matière éthiques peuvent en effet hanter à ce moment-là la conscience du médecin. Ainsi, même si certains neurologues disent que « *tout diagnostic est compliqué et qu'il n'y a pas une démence plus facile que l'autre* » (Barbara), il n'en demeure pas moins que la maladie d'Alzheimer n'est pas facile à annoncer. D'une part, cette difficulté dépend du caractère chronique et irréversible de la maladie, d'autre part, il y a une spécificité propre à la maladie d'Alzheimer, comme le dit bien cette jeune étudiante en cinquième année de médecine :

> *Je pense que dans toutes les maladies chroniques il y a un avant de la maladie et un après de la maladie* [...] *Enfin le diagnostic lui-même, c'est vraiment un moment de passage. Et la maladie d'Alzheimer en plus les patients la connaissent bien, ils savent très bien qu'il s'agit de la mémoire, ils savent qu'on ne peut pas guérir... Les proches, eux, savent bien qu'ils vont voir une personne qui va petit à petit se dégrader...* (Virginie, étudiante stagiaire en médecine, entretien du 27 juillet 2017).

Des études américaines ont démontré que la maladie d'Alzheimer est communiquée aux malades dans seulement 40 % des cas environ (Pinner, 2000 ; Johnson, Bouman et Pinner, 2000). Des études britanniques révèlent aussi que le diagnostic de la maladie d'Alzheimer est posé moins souvent, par rapport à celui d'autres maladies graves, telles que le cancer (Vassilas et Donaldson, 1998) et la schizophrénie (Clafferty, Brouw, et McCabe, 1998). De surcroît, même lorsque le diagnostic est posé, il est plus facile d'en informer la famille que le patient lui-même.

Selon une autre étude britannique menée auprès des médecins généralistes, seulement 55 % des malades sont informés en même temps que la famille (Downs *et al.*, 2002), alors qu'à l'échelle européenne, on parle de 53 %. Et pourtant, la « Convention des droits de l'homme et de la bioéthique » de 1994 exige que tous les malades soient informés de leur propre condition pathologique. Par ailleurs, l'article 35 du « Code de déontologie médicale » 2005 explicite que cette transparence doit intéresser toutes les phases de la prise en charge.

Malgré toutes les prescriptions en faveur d'une communication authentique entre médecin et patient, le Code inclut aussi toute une série de précautions qui vont paradoxalement freiner l'annonce diagnostique : le médecin peut décider « en conscience » que le malade soit « tenu dans l'ignorance d'un diagnostic ou d'un pronostic grave » alors qu'« un pronostic fatal ne doit être révélé qu'avec circonspection », en informant les proches si le patient le souhaite.

En somme, le cadre législatif et déontologique international expose les médecins à des situations fort ambivalentes, qui rendent encore plus délicat le moment de l'annonce de la maladie. La France[5] a tenté de mettre fin à ce paradoxe avec la loi Kouchner du 4 mars 2002 qui prévoit sans équivoque que « toute personne a le droit d'être informée sur son état de santé » (cit. Derouesné, 2005, p. 117). Cette information doit comprendre les investigations, les thérapies, la prévention, ainsi que les conséquences de leur acceptation ou non-acceptation. Ainsi, cette loi vise à faire respecter l'autonomie du patient et considérer le malade comme une personne à part entière, consciente de son état et responsable des actions mises en place pour gérer l'avenir. Et pourtant, elle fait appel aussi au respect de « la volonté d'une personne d'être tenue dans l'ignorance d'un diagnostic ou d'un pronostic ». Ainsi, comme le remarque Derouesné : « cette loi ne lève donc pas l'ambiguïté de l'article 35 du Code de déontologie médicale » (Derouesné, 2005, p. 118).

Dans le cas spécifique de la démence, les mêmes contradictions apparaissent de manière encore plus criante. En effet, le Plan Alzheimer 2004-2007 recommande lui aussi que le diagnostic soit communiqué au malade : ce dernier décidera en autonomie de le communiquer aux aidants ou non. De plus, le médecin doit s'assurer de la bonne réception du diagnostic, même si le patient présente un défaut cognitif qui fait obstacle à la compréhension ou si la famille

5. Le cadre complet de la législation française en interaction avec les dispositions contenues dans le Code de déontologie médicale a été publié dans le rapport 2009 sur les recommandations de bonne pratique de la Haute Autorité de Santé (HAS). [En ligne] : www.has-sante.fr/portail/jcms/c_873641/fr/maladie-d-alzheimer-et-maladies-apparentees-annonce-et-accompagnement-du-diagnostic (Date de consultation : 7 octobre 2021).

s'y oppose. Le cadre législatif et déontologique vise à s'assurer que la personne comprend sa condition de santé, l'évolution de la maladie et les traitements que lui seront administrés. Il s'agit de respecter le malade comme un sujet à part entière, selon une définition implicite de la personne humaine qui se fonde sur les valeurs individuelles d'autonomie, d'autoconscience et de liberté. Toutefois, les déficits cognitifs typiques de la maladie d'Alzheimer risquent de toucher les capacités sur laquelle cette définition de la personne est basée. À ce propos, un article publié dans une revue de neurologie française parle des précautions particulières que le médecin est tenu de prendre avant d'annoncer la maladie d'Alzheimer. L'article précise clairement : « touchant le cerveau, la maladie d'Alzheimer touche la personne humaine dans son identité » :

> *Le cerveau* n'est pas un organe comme les autres. Il *représente l'individu dans sa singularité, telle une carte d'identité où s'écrirait toute l'histoire du sujet.* Centre du langage et de la communication, il est le lieu secret et supposé de la pensée, de l'intelligence, de la mémoire et de la créativité. Il est aussi le témoin de l'évolution de l'espèce, dont il garde des traces. Il marque la supériorité de l'homme sur l'animal. Infiniment complexe et mystérieux, le cerveau serait le propre de l'homme, de chaque homme, le lieu sacré de son intimité et de sa liberté psychique, intouchable. Une maladie neurologique est vécue comme une atteinte de l'identité psychique du sujet. Ne dit-on pas de ces malades : « Il n'est plus lui-même » ? Avoir une maladie d'Alzheimer (MA), n'est-ce pas déjà commencer à mourir pour les autres, être là sans ne plus y être vraiment ? (Moley-Massol, 2003, p. 203, italiques de l'auteure).

Ces capacités sont en effet considérées comme étant des composantes fondamentales d'une conception de l'humanité qui se fonde sur les trois principes lockéens de l'autonomie, de l'autoconscience et de la liberté (Derouesné, 2005, p. 119). D'autant plus si l'on rajoute l'importance de la mémoire autobiographique dans la définition de soi. C'est pour toutes ces raisons que l'annonce diagnostique expose le malade au risque de se voir diminué dans son statut de personne, en contradiction avec l'objectif visé par la loi. Évidemment, les controverses en matière éthique sont rarement résolues par des recommandations législatives. Dans la pratique, le médecin censé communiquer la détérioration progressive des facultés intellectuelles se trouve dans une position ambivalente : il doit respecter le statut de la personne au moment même où il annonce un diagnostic qui va justement bouleverser ce statut. C'est pour cela que l'annonce du diagnostic de la maladie d'Alzheimer reste particulièrement difficile. Le médecin peut souvent se sentir mal à l'aise à l'idée d'annoncer « la vérité » sur la maladie. Philippe raconte qu'au début de sa carrière comme gériatre cette tâche lui était particulièrement pénible :

> *J'avais extrêmement du mal à dire les choses parce qu'on est en relation avec l'humain, parce que c'est compliqué, parce qu'il y a un tas de conflits, parce que mentir devient indéfendable, comme tout le monde même quand on est malade on doit pouvoir déterminer ce qu'il y a à faire. Et puis il y a le médecin qui n'a jamais été formé, qui se retrouve du jour au lendemain à annoncer une maladie qui est chronique, évolutive et incurable. C'est compliqué, hein. On va annoncer quelque chose et après on dit « vous savez quoi ? Il n'y a pas de traitement »* (Philippe, gériatre, entretien du 1er août 2017).

Parmi les différents professionnels intervenant dans le travail de synthèse, les neurologues ont le plus souvent en charge de communiquer le diagnostic. Or, même pour ceux-ci, l'annonce devient une tâche particulièrement contraignante. C'est le cas par exemple de Louise, neurologue opérant dans le service public :

> *C'est difficile de communiquer ça, de se rendre compte de ce que les patients ressentent vraiment, de ce que les proches s'attendent de la médecine. Et puis surtout c'est difficile de rentrer en contact avec ce que ressent vraiment le malade. La plupart quelquefois c'est plutôt la famille qui interprète les choses, qui formule la plainte et tout. La condition de la personne qui tombe comme ça dans une démence cognitive, là on n'a pas les mots pour la saisir parce que les sujets concernés n'arrivent pas à la nommer, à la décrire. On sait qu'il se passe quelque chose mais on a du mal à la considérer comme véritablement humaine* (Louise, neurologue, entretien du 8 août 2016).

Pour les médecins comme pour les patients et leurs familles, l'annonce diagnostique représente un tournant biographique, voire une véritable rupture, dans le sens donné à ces termes par les sociologues Marc Bessin (2009) et Michèle Leclerc-Olive (2009). Comme l'avait affirmé la jeune étudiante stagiaire : « *il y a un avant et un après de la maladie* ». Il s'agit d'un véritable tournant biographique, soit une transition dans l'histoire de vie, un changement de statut et d'identité sociale. La psychomotricienne qui accompagne les malades en hôpital de jour thérapeutique parle de l'annonce diagnostique comme d'un moment dramatique de crise identitaire, voire d'un véritable traumatisme : « *C'est un traumatisme très violent pour les patients, déjà après l'annonce du diagnostic* » (Chantal).

Cependant l'annonce peut être perçue comme une libération de la stigmatisation du malade d'Alzheimer qui encore trop souvent est assimilé par la société, par l'entourage et par lui-même à un dément ou un « fou » (Moley-Massol, 2003, p. 204). Le diagnostic peut dès lors contribuer à déresponsabiliser ou déculpabiliser le malade de toutes ses défaillances : « *Comme le disent les patients Alzheimer*, raconte Françoise, *ils ne veulent pas qu'on les évalue, ils disent "je ne suis pas fou !".* » D'un autre côté, le diagnostic peut être aussi reçu comme une « étiquette sociale » et donc perçu comme une espèce de « condamnation ». C'est pour cela que l'annonce diagnostique peut être inutilement angoissante pour les patients et pour les accompagnants, d'autant plus qu'il n'y a pas de traitements efficaces : « *C'est compliqué le diagnostic*, l'explicite ouvertement Antoine. *Diagnostiquer ça n'apporte pas grand-chose à part de la souffrance si on n'est pas capables de proposer un traitement derrière.* »

Certes, le médecin a toujours un rôle important à jouer, celui de confirmer officiellement le statut de la personne malade, auprès d'une société qui s'attend un traitement qui guérisse et permette à terme de réintégrer définitivement la personne dans la société. Mais pour une maladie chronique et neurodégénérative, le passage du diagnostic au soin peut s'avérer très difficile. De surcroît, dans le cas de la maladie d'Alzheimer, le vide thérapeutique s'accompagne d'une image sociale très négative (Ngatcha-Ribert, 2004). Face aux limites thérapeutiques, certains évoquent la dureté de cette pathologie, perçue par les patients et l'entourage comme « *le pire qui puisse leur arriver* » (Marguerite). D'une part, dans le rejet du diagnostic il y a quelque chose qui se joue au niveau des représentations de la maladie. D'autre part, ce refus est parfois considéré comme un élément symptomatique de la maladie.

La neurologie considère même cet aspect comme faisant partie des symptômes de la maladie et non pas comme un déni psychologique : *« C'est que la voie qui conduit le retour sur soi est coupée. C'est de l'anosognosie, ce n'est pas du déni. Il ne faut pas les confondre »* – soutient Barbara, tranchante. Selon cette représentation, un patient qui atteint ce point de détérioration perd la capacité de se comporter en tant que personne, douée de conscience et de responsabilité. C'est dans ces cas que la famille devient un interlocuteur privilégié, car selon les professionnels, les patients ne se rendent pas compte de leurs troubles.

Ce sont surtout les neuropsychologues et les psychologues cliniciens qui considèrent ce refus du diagnostic à la fois comme un symptôme cognitif et comme une perte de confiance en soi. Pour la neuropsychologue Hélène, c'est une réalité qu'elle aborde tous les jours, dans le cadre de son travail dans une grande structure gériatrique accueillant des patients âgés avec des graves troubles psycho-comportementaux et psycho-cognitifs. Pour elle, c'est l'occasion de réfléchir sur le statut étique de la pratique diagnostique, sur lequel elle s'interroge. Elle considère que la réticence du malade n'est pas un signe de sa maladie, mais l'expression d'un véritable malaise. Elle s'interroge donc sur l'attitude médicale à adopter pour faire accepter au patient le diagnostic. Dans le cas d'une maladie neurodégénérative cela devient problématique dans la mesure où l'on ne dispose pas encore de traitement. Ainsi, le diagnostic qui a pour fonction de « déstigmatiser » le malade, ainsi que l'ont souligné d'autres cliniciens, a pour effet, au contraire, de lui coller une étiquette.

> *Dans le cas où on n'arrive vraiment pas à convaincre le patient à prendre conscience de sa propre condition, je considère sa volonté et je la respecte. Peut-être, ce sont plus les médecins qui rencontrent des difficultés en ce sens* […] *À mon avis ils ne comprennent pas du tout la finalité de l'acte* [diagnostique]. *C'est-à-dire, le diagnostic se fait dans l'optique d'un dépistage : il sert à démarrer un traitement spécifique, lié à ce diagnostic. En particulier, pour les démences, comme il n'y a pas de traitement, c'est la stabilisation des symptômes dont on peut*

parler. Mais quand les symptômes sont aussi avancés, il n'y a aucune raison d'embêter le patient avec des tests qui ne font rien d'autre que souligner ses incapacités cognitives (Hélène, neuropsychologue, entretien du 17 février 2017).

Tout compte fait, le diagnostic n'a pas seulement cette fonction abstraite qui consiste à pointer la maladie et ainsi libérer le malade des stigmates, il a des conséquences très concrètes sur la vie quotidienne des personnes. Comme l'avait souligné Éric, « *on ne va pas faire une réduction de la personne à son diagnostic* » ; la fonction du diagnostic c'est aussi « *d'amener le patient et l'entourage à prendre les choses différemment, à réagir différemment, dans l'objectif d'apaiser les symptômes* ». Même s'il n'existe pas de traitement disponible, la médecine est socialement perçue comme ayant le pouvoir et le devoir de prendre en charge la fragilité.

Ainsi, des services de suivi et de soutien interviennent à la suite de l'annonce diagnostique. La mise en œuvre de ces dispositifs se discute avec le patient et l'entourage, lors d'une consultation avec l'assistante sociale qui évalue les besoins futurs et propose, au cas par cas, les services d'accompagnement à domicile les plus adaptés pour permettre au malade de gérer le quotidien. C'est le travail d'Aminata, assistante sociale intégrant l'équipe en hôpital de jour gériatrique. En mettant en valeur les facteurs psychologiques et relationnels, elle considère important que les patients et les proches acceptent le diagnostic et commencent à se familiariser avec une nouvelle organisation de vie. Pour cela, il est bien évidemment nécessaire que le patient et l'entourage acceptent la maladie et s'adaptent à leur nouvelle situation.

Ce sont des gens qui vont dire : « Je n'ai pas besoin d'aide, je fais tout, tout seul, tout va bien, il y a pas de soucis, aucun problème à gérer mon quotidien » alors qu'en réalité ça fait des années qu'il ne fait plus rien. En fait durant l'entretien parfois c'est utile d'avoir quelqu'un qui connaisse bien l'environnement parce que la personne elle va te dire « non, non, non tout va bien » donc si tout va bien pourquoi mettre des aides en place et si l'époux ou l'épouse qui est là va plutôt dire « bah oui ». L'aidant quand même il met en place des stratégies, on va tous mettre en place des stratégies et moi je travaille en lien aussi avec les stratégies mises en place par l'aidant (Aminata, assistante sociale, entretien du 26 juillet 2017).

Le malade Alzheimer est une personne particulière qui nécessite un soutien permanent et de longue durée. Les professionnels sont d'accord pour dire que les malades d'Alzheimer sont des patients particuliers : en tant que personnes âgées, ils nécessitent une prise en charge globale qui tient compte non seulement de la maladie en tant que telle, mais aussi des conséquences qu'elle va avoir sur la vie de tous les jours du malade lui-même et de son entourage. En outre, la maladie d'Alzheimer a pris une importance publique particulière aussi bien en raison de sa fréquence que des inquiétudes qu'elle suscite auprès de la population. C'est surtout le lien implicite entre mémoire et identité qui fait craindre la maladie aux patients et à leur entourage.

Qu'est-ce qu'on perd quand on perd la mémoire ?

Dans le premier paragraphe nous avons cité un certain nombre de symptômes considérés comme étant typiques de la maladie d'Alzheimer. Or, malgré la nature multiple et hétérogène des symptômes, ainsi que la difficulté d'identifier le processus neuropathologique de la sénescence cognitive, on peut également retrouver des constantes dans toutes les descriptions de la maladie. D'une part, un trouble majeur de la mémoire en relation avec les lésions hippocampiques définit la phase débutante de la maladie d'Alzheimer et permet de la distinguer aussi bien du déclin cognitif « normal » que des autres maladies neurodégénératives. D'autre part, aux troubles mnésiques de type hippocampique s'ajoute une détérioration généralisée de tout le système cognitif, émotionnel, communicatif et relationnel qui provoque un fort déséquilibre personnel et social, décrit comme une perte progressive de la subjectivité. Évidemment, la perte associée à la maladie d'Alzheimer ne concerne pas la mémoire tout entière. À ce propos, Julie, une jeune neuropsychologue rencontrée à l'hôpital, apporte des précisions quant au cadre des défauts mnésiques qui interviennent dans la maladie d'Alzheimer, ainsi que ses enjeux pour l'individu qu'en souffre :

Un peu toutes les formes de mémoire [sont touchées] *mais celles qui sont touchées en premier c'est la mémoire de travail qui sert à manipuler l'information dans un temps assez court, et la mémoire épisodique qui permet de créer les souvenirs et de pouvoir le consulter dans le temps. Dans tous les cas beaucoup de mémoires vont être touchées. Peut-être que la mémoire procédurale le sera moins parce qu'il y a un côté plus reptilien qui intéresse des zones du cerveau sous-corticales moins exposées au cortex qui est touché en premier dans toutes ces pathologies, que ce soit Alzheimer, syndrome parkinsonien au DCL, donc c'est plutôt d'autres types de mémoire mais après ça touchera forcément le reste : la mémoire sémantique peut être touchée, aussi la mémoire autobiographique mais c'est beaucoup plus tardif parce qu'en fait les souvenirs sont tellement répétés dans le temps que ça sera touché à la fin* (Julie, neuropsychologue, entretien du 5 août 2016).

Cet extrait d'entretien fait ressortir la dichotomie fondamentale qui va définir les deux formes générales de mémoire qui sont prises en compte, aussi bien par les médecins que par les patients, pour décrire la nature du trouble mnésique provoqué par la maladie d'Alzheimer. Comme l'explique un neurologue rencontré : « *ça touche deux dimensions différentes : la mémoire récente et l'ancienne* ». D'après lui, s'il est vrai que la mémoire récente est essentielle pour forger l'identité sociale, la mémoire ancienne est considérée à tort par les patients comme un ancrage en soi-même, dont le maintien permettrait de conserver le plus longtemps possible l'identité subjective.

L'identité, elle ne va pas s'effacer parce que la mémoire s'efface. La mémoire on l'a construite mais l'identité est là après. Après on peut dire que la mémoire elle est le bâtisseur de l'identité mais une fois qu'elle s'est construite on a plus besoin de la mémoire. Mais ça fait peur parce que ça a contribué à la construction de l'identité. Ce qui à mon avis est bien pire du côté de la mémoire c'est la mémoire récente parce qu'au quotidien on fonctionnait pour que les choses se passent bien mais c'est très difficile de savoir ce qu'on doit faire quand on oublie, ce qu'on a fait une heure avant, avec des multiples complications (Victor, neurologue, entretien du 20 novembre 2017).

Or, « *mémoire récente* » n'est pas un terme technique. Il appartient au langage commun mais est très souvent utilisé même par les cliniciens. Lorsqu'ils parlent de la mémoire récente, ils font plus exactement référence à la mémoire de travail. D'un point de vue neuropsychologique, la mémoire de travail, faisant partie de la mémoire « à court terme » (MCT), permet la manipulation d'informations grâce à l'interaction avec un centre exécutif qui permet d'activer l'attention et de rester concentré (Baddeley, 1966). De la même manière, la « *mémoire ancienne* » provient de la vulgarisation de la dénomination technique « mémoire à long terme » (MLT).

Dans les années 1980, le neuropsychologue Endel Tulving (1985) a divisé la MLT en différents systèmes mnésiques qui interagissent avec l'activité d'acquisition et de conservation d'informations. Ainsi, il opte pour une classification ternaire de ces systèmes : la mémoire procédurale, la mémoire sémantique et la mémoire épisodique. La mémoire procédurale permet à l'organisme d'interagir avec l'environnement en appliquant des schémas comportementaux associant une certaine stimulation à une réponse particulière : ces corrélations rigides ont été apprises de manière inconsciente et font partie de la connaissance implicite.

La mémoire sémantique contient des modèles abstraits représentant le monde externe : ils peuvent être manipulés et modifiés au fur et à mesure de l'acquisition de nouvelles informations.

Enfin, la mémoire épisodique représente la capacité d'acquérir et de conserver la connaissance d'événements singuliers qui composent l'expérience personnelle. Elle permet de « voyager dans le passé » et de percevoir immédiatement ces épisodes comme faisant partie de l'expérience propre du sujet lui-même.

Entre ces trois systèmes existe une relation mono-hiérarchique : la mémoire procédurale est le système de base et contient des sous-systèmes spécifiques de la mémoire sémantique. En dessus s'installe la mémoire sémantique, qui dépend donc de la mémoire procédurale et qui contient des sous-systèmes spécifiques de la mémoire épisodique. Enfin, au sommet de la hiérarchie, nous trouvons la mémoire épisodique qui dépend de tous les autres systèmes sous-jacents : elle est donc la plus élaborée mais aussi la plus fragile (Eustache et Desgranges, 2003).

Depuis Talving, on considère que les trois mémoires sont impliquées dans trois différents mécanismes de la conscience (Talving, 1985) : la mémoire procédurale correspond à la « conscience a-noétique », la mémoire sémantique à la « conscience noétique » et la mémoire épisodique à la « conscience auto-noétique ». La « conscience a-noétique» caractérise les organismes rigides comme les plantes et les animaux les plus simples, elle représente aussi le fonctionnement des machines à calculer et des ordinateurs. Quant à la « conscience noétique », elle est spécifique des animaux supérieurs qui se forment une conscience abstraite de la réalité. Enfin, la « conscience auto-noétique » correspond à la conscience de soi-même qui forme un tout avec l'identité du sujet qui se construit à partir d'un repli sur le passé autobiographique qui caractérise, comme les appelle Tulving, des véritables « voyages en arrière » (Tulving, 1985, p. 388).

Du point de vue de Louise, neurologue, dans la maladie d'Alzheimer, on perd d'abord la mémoire de travail qui affecte surtout l'autonomie et, par conséquent, l'image sociale. Ensuite on perd la mémoire épisodique, celle-ci pouvant engendrer, dans les phases terminales de la maladie, une perte importante de la mémoire autobiographique, ce qui est ressenti comme une véritable perte de l'identité.

> *Deux types de mémoire sont ici pris en compte, la mémoire ancienne et la mémoire récente : la première est préservée longtemps en cohérence avec la loi de Ribot, la seconde s'affaiblit en premier en provoquant la perte progressive de l'autonomie et le retrait des relations sociales* [...] *Ce que disent souvent les familles c'est que les choses très anciennes sont bien préservées et ça c'est quelque chose qui est vécu comme positif lorsque pour un médecin le fait de vivre plus dans le passé que dans le présent généralement ce n'est pas un bon signe. Mais c'est vrai que la mémoire sert aussi à partager des expériences communes, à nourrir les relations... N'avoir plus de mémoire nous isole, c'est sûr. Souvent les patients Alzheimer avec des formes pas trop évoluées ils se mettent un peu en retrait de la famille. Les gens disent ça « il se met à l'écart, il participe plus ». Ça doit être aussi parce qu'il n'a plus de références à soi* (Louise, neurologue, entretien du 8 août 2016).

Ainsi, même les professionnels évoquent une perte de l'identité qui comprend l'identité même du sujet. Dans cette conception, la perte de la mémoire est toujours au premier plan, même si les cliniciens citent aussi des autres symptômes. Dans l'implicite, les deux plans, celui de la mémoire et celui de l'identité se confondent souvent même dans les discours des professionnels. Des représentations culturelles de la mémoire et de la maladie d'Alzheimer sortent des cadres rigides des définitions théoriques. Les cliniciens l'expriment souvent par la voix des patients, ou en racontant des anecdotes éloquentes et pleines de sens. Certains font en revanche mention d'une connexion directe entre la mémoire et l'identité, en partageant explicitement avec la société la conception de la maladie d'Alzheimer dans le sens d'une détérioration progressive de l'identité du sujet. En général c'est toujours la personne dans son intégrité qu'on imagine décliner avec la progression de la maladie d'Alzheimer, mais la conception de la mémoire en relation avec l'identité n'est ni univoque, ni homogène.

Revenons à la distinction faite dans le deuxième chapitre entre deux paradigmes de la personne humaine qui se sont succédé dans l'histoire de la philosophie et qui caractérisent ce que nous avons appelé idéo-logique identitaire : les partisans d'une vision logocentrique mettent l'accent sur les fonctions cognitives isolées, alors que les mnémocentriques mettent plutôt l'accent sur l'impact de la mémoire dans la dégradation des autres fonctions exécutives. Si pour les premiers la fonction mnésique principale et la mémoire récente affectant l'identité sociale de la personne, les seconds s'intéressent davantage à la perte de la mémoire autobiographique qui ne remplit plus sa fonction du maintien de l'identité subjective et intime de la personne malade. Nous allons voir par la suite comment les professionnels décrivent les différents troubles provoqués par la maladie et conçoivent leur sévérité par rapport à la perte de l'identité, en essayant de répondre à la question suivante : qu'est-ce qu'on perd quand on perd la mémoire ?

On perd l'autonomie

L'autonomie est définie comme la capacité de se fixer des objectifs et de trouver les stratégies d'action pour les atteindre, en tenant compte de ses possibilités en matière de temps et de ressources. Issu du grec *autos* (soi-même) et *nomos* (norme, loi, règle), l'autonomie désigne la capacité d'agir par soi-même et de se gouverner par ses propres lois.

Le concept d'autonomie est fortement lié aux principes de liberté et de responsabilité et constitue la base de notre définition de l'individu en tant que personne humaine. Sur le plan juridique, elle correspond au droit d'agir librement et de conserver son indépendance physique, matérielle, affective, spatiotemporelle, langagière, comportementale, intellectuelle et morale (Caudron, 2001). Ce droit est donc soumis à l'apprentissage et au maintien des capacités qui en découlent : dans certaines circonstances, les personnes ne peuvent pas ou plus bénéficier de ce droit[6]. Cela nécessite de recourir au dispositif de tutelle juridique et d'une prise en charge adaptée. Il en résulte que, la personne âgée et, *a fortiori*, la personne âgée dépendante, en raison de ses incapacités physiques et cognitives, voit son droit à l'autonomie et le maintien de son statut juridique de personne profondément limités.

Parmi les facteurs déterminant cette perte d'autonomie figurent certainement les troubles des fonctions exécutives caractéristiques

---

6. Au niveau sanitaire, pour mettre en place des mesures d'accompagnement, il est important de définir le nombre et le type d'incapacités pouvant limiter l'autonomie. Depuis 1995 la loi française distingue entre l'invalidité, qui se limite à l'incapacité au travail, et la perte d'autonomie, qui comprend l'incapacité à domicile ; la mise en place d'une Prestation spécifique de la dépendance (PSD) à partir de 1997 a fait naître la catégorie de personnes âgées dépendantes (après 60 ans), bien distincte de la catégorie de personne handicapées (avant 60 ans). Ces dernières seraient aidées par une Prestation spécifique du handicap (PSH) dont les personnes handicapées vieillissantes (âgées de 60 ans ou plus) continuent de bénéficier (Capuano et Weber 2015a, p. 107). Une protection juridique de la personne indépendante est prévue par la loi et concerne en premier lieu les plus proches du cercle familial. Ce sera donc au tuteur désigné à prendre les décisions importantes et à administrer les fonds alloués (Blum, Minoc et Weber 2015). Ces allocations incluent également un régime de financement de la tierce personne (Capuano et Weber 2015a, p. 113 ; Weber 2017).

du vieillissement normal (West, 1996) et la démence, y compris la maladie d'Alzheimer (Royall *et al.*, 2002). Pour la neuropsychologie, les fonctions exécutives comprennent un ensemble de capacités cognitives responsable de plusieurs activités quotidiennes telles que la planification, l'organisation et la synchronisation des actions complexes (Bherer, Belleville et Hudon, 2004). Les experts ont reconnu l'existence de compétences complexes (abstraction, jugement, résolution de problèmes) et de compétences élémentaires (sélection, inhibition, activation) qui dépendent de la capacité de concentration et contrôlent les processus supérieurs comme la mémoire de travail et le langage (Royall *et al.*, 2002). Les fonctions exécutives sont donc intimement liées à la capacité de maintenir l'attention sur une certaine tâche pendant toute la durée de son exécution. Elles dépendent aussi de la flexibilité mentale, à savoir de la capacité à adapter ses actions en fonction des résultats. Il a été démontré que la maladie d'Alzheimer atteint très tôt et de manière très sévère l'attention et les fonctions exécutives, en provoquant de nombreuses difficultés dans la vie de tous les jours (Perry et Hodges, 1999).

Revenons donc à notre question : qu'est-ce qu'on perd lorsqu'on perd la mémoire ? C'est la jeune stagiaire Virginie qui nous donne cette réponse claire et sans équivoque :

> *Avec la mémoire ce sont les troubles des fonctions exécutives qui donnent des difficultés au quotidien, par exemple pour la toilette ou les choses comme ça, mais je pense, enfin, peut-être que les troubles de la mémoire affectent l'identité un peu plus* [...] *Mais enfin tout est compliqué dans la maladie d'Alzheimer parce qu'il n'y a pas que la mémoire du passé, il y a aussi la mémoire qui nous permet de rester vigilants dans le moment présent et toujours conscients de nous-mêmes alors que le patient Alzheimer ne se rend plus compte de qui il est et c'est ça qui lui fait perdre les repères. Et puis il devient de plus en plus dépendant et ça aussi c'est difficile pour l'entourage* (Virginie, étudiante stagiaire en médecine, entretien du 27 juillet 2017).

Cette atteinte retentirait sur toutes les sous-composantes de la mémoire de travail, l'« administrateur central » étant responsable du déploiement stratégique des ressources attentionnelles (Buddeley *et al.*, 1986). Les professionnels parlent des troubles des fonctions exécutives affectant l'autonomie. Ils les expliquent comme une perte de la mémoire de travail, c'est-à-dire – pour parler de manière plus triviale – de la mémoire récente (ou du présent). La perte de la mémoire qui caractérise la maladie d'Alzheimer a un impact sur l'autonomie, ce qui n'est pas le cas du vieillissement normal. Faire la distinction entre les « symptômes » caractérisant la maladie d'Alzheimer et les « oublis » caractérisant le vieillissement normal n'est donc pas une simple question terminologique : « *c'est un peu comme ça qu'on définit la maladie* » (Louise).

Les difficultés à se souvenir des choses très récentes et, en miroir, la conservation des souvenirs anciens, impliquent un repli sur le passé que certains psychologues et neuropsychologues décrivent comme un état d'aliénation et, par conséquent, comme une perte de la conscience du présent. Mais la plupart des neuropsychologues mettent plutôt l'accent sur la condition de vulnérabilité que l'absence d'ancrage dans le présent peut provoquer dans la vie quotidienne.

> *Alors perdre la mémoire récente, je pense qu'on perd une partie de son autonomie parce que si tu es obligé constamment à t'appuyer sur les autres pour te souvenir de ce qu'il faut faire demain ou si tu ne te souviens plus de ce que t'a dit Untel, etc.* [...] *Par expérience, avec tous ces patients* [...] *ce que je ressens moi très fort c'est un sentiment vraiment de vulnérabilité du fait de cette sensation de perte de la mémoire qui est juste ou pas d'ailleurs, parfois c'est objectivé hein mais donc il y a un sentiment d'insécurité qui est très lié à la question de la mémoire je trouve* [...]. *C'est le sentiment de se sentir en danger quoi* (Caroline, neuropsychologue, entretien du 19 juillet 2017).

Perdre les capacités qui font que l'on nous reconnaît comme une personne indépendante, autonome, responsable, et douée de raison détruit le statut de sujet et son appartenance à la société. C'est la perte de toutes ces caractéristiques qui, d'après Locke, définit la personne humaine dans tous les contextes juridiques et sociaux. La perte d'autonomie touche ainsi à la dimension sociale de l'identité. Cela correspond à ce que Ricœur avait assimilé à l'identité *idem* qui, à la différence des autres objets, définit le caractère de la personne humaine, dans le double sens de sa personnalité psychologique et de son image sociale. L'identité sociale englobe donc toutes les caractéristiques individuelles et les rôles sociaux que permettent d'identifier la personne en tant que telle et grâce auxquelles les autres la reconnaissent. D'ailleurs, même la mémoire de travail n'est traitée que comme un dispositif auxiliaire des fonctions exécutives. Les troubles de la mémoire de travail engendrent la perte des fonctions intellectuelles, de ces mécanismes propres à l'être humain d'après tous les courants philosophiques de l'histoire de la pensée et du savoir occidental que nous avons regroupées sous la dénomination de « logocentrisme ». Or, les professionnels qui mettent en avant la perte d'autonomie évoquent une représentation de la personne humaine héritée du courant logocentrique.

On perd les repères spatiotemporels

« *Je me sens perdue.* » À l'hôpital gériatrique, l'on entend souvent ce type de plaintes des patients qui se promènent dans les couloirs à l'aide d'un déambulateur : ils disent ne plus savoir où ils sont et où ils vont. « *Vous allez où Madame ?* » demande doucement la neuropsychologue à l'une de ses patientes. « *Je ne sais pas, enfin je ne sais plus* », répond-elle visiblement confuse. Dans cette situation, les patients se sentent sans cesse en danger. La première partie du MMS explore justement les raisons de ce sentiment exprimé souvent par les patients. À ce stade, les neurologues posent des questions simples sur le lieu et le temps présents : Quelle est la date complète d'aujourd'hui ? En quelle saison sommes-nous ? Nous sommes au début, au milieu ou à la fin du mois ? Quel est le nom de l'hôpital ? Où se trouve-t-il ? Dans quel quartier, dans quelle ville, dans quel département et dans quelle région ? À quel étage somme-nous ? L'objectif est d'estimer la présence et le degré d'un trouble de l'orientation qui s'exprime par l'oubli des dates et des lieux. Ainsi, même le dysfonctionnement de l'orientation est parfois décrit, comme le fait ici l'étudiante, en des termes d'une perte de la mémoire :

> *Bah les patients Alzheimer ce sont des patients qui perdent vraiment leurs repères, qui ne se souviennent pas des conversations qui viennent juste d'avoir, ils perdent vraiment plein de choses et au final même au niveau de leur identité ils ne savent pas ce qu'ils font là, pourquoi ils sont là et du coup je pense que c'est difficile après par exemple le fait*

d'avoir des relations sociales (Virginie, étudiante stagiaire en gériatrie, entretien du 27 juillet 2017).

Les troubles de l'orientation sont remarqués souvent par les neuropsychologues comme l'un des premiers symptômes. « *Normalement ils viennent consulter pour un problème qui s'est avéré dans le quotidien, par exemple un patient qui s'est perdu dans la rue* », raconte Danila, neuropsychologue chargée de dépistage précoce de la maladie d'Alzheimer. Mais ce sont surtout les aides-soignants et les infirmiers qui remarquent ce type de dysfonctionnements. Ils constatent plus facilement les oublis des rendez-vous hospitaliers ou du suivi des conseils médicaux. Ces troubles peuvent même rendre la prise en charge physique plutôt problématique, comme le dit si bien Myriam, assistante dentaire qui accompagne la dentiste spécialisée dans la prise en charge gérontologique.

> *L'une des premières choses que la personne atteinte de la maladie perd c'est la notion de l'espace et du temps donc le patient ne sait pas où il est, il ne sait pas qu'il est chez le dentiste, il ne sait pas que tu l'as vu la semaine dernière, il ne sait pas... Alors qu'est-ce qui fait qu'il ouvre ses yeux et il te regarde ? Il a juste ce rapport physique et voilà, donc tout se fixe sur ta présence, donc tous tes gestes pour lui c'est ça qui lui donne le rapport. Il vit dans ce qu'il voit, dans ce qu'il perçoit autour de lui. Voilà. Il a le sentiment de ce moment-là. Parce qu'il n'a pas la notion du passé, il ne sait pas se projeter dans l'avenir, parce qu'il a perdu la notion du temps* (Myriam, aide-soignante, assistante dentaire, entretien du 31 juillet 2017).

Qu'est-ce qu'on perd quand on perd la mémoire ? Selon Myriam le malade perd complètement « *la notion de l'espace et du temps* », ce qui fait qu'il se sent perdu, il ne sait pas où il est, il ne peut plus s'appuyer sur le passé, ni se projeter dans l'avenir. La personne atteinte de la maladie d'Alzheimer vit, dit-elle, « dans le moment présent », mais de manière totalement désorientée. À tout moment elle peut se sentir mise en danger. Avec la mémoire, on perd aussi l'orientation dans le temps et dans l'espace, ce qui fait qu'on perd totalement la sécurité et on se sent menacé dans notre intégrité physique et psychique.

On perd les mots

Les troubles des fonctions instrumentales comprennent l'apraxie (difficulté à exécuter des gestes sur ordre)[7], l'agnosie (troubles de la reconnaissance des objets ou des personnes connues) et l'aphasie (trouble de la compréhension et de production du langage à l'écrit et à l'oral). Les troubles du langage rentrent ainsi dans cette catégorie.

Comme certains l'ont constaté, les atteintes du langage ont été mises au second plan par rapport aux atteintes de la mémoire, alors que même Aloïs Alzheimer les avait lui-même considérées comme étant des éléments essentiels du cadre symptomatique de la démence d'Alzheimer (Macrì, 2015, p. 346). Même si les troubles du langage sont considérés en tant qu'aphasies isolées parmi les troubles instrumentaux, les troubles de la mémoire sémantique peuvent aussi impacter le langage. La mémoire sémantique comprend les connaissances générales du monde et de soi-même. Elle nous permet de penser de la réalité extérieure et intérieure, par le biais de concepts abstraits et cristallisés dans la conscience noétique (Tulving, 1985).

Par conséquent, la mémoire sémantique est également impliquée dans l'usage des mots lorsque nous parlons du monde et de notre personnalité en termes généraux. Pour les neuropsychologues et les psychologues cognitifs, la maladie d'Alzheimer, déjà dans ses premières phases, est responsable de sa dégradation (Perry, Watson, et Hodges, 2000). En outre, il semble que des formes langagières de la maladie d'Alzheimer aient été récemment observées, avec une atteinte spécifique du langage au début de la maladie. Paul, neurologue actif à la fois dans le domaine clinique et dans celui de la recherche, s'intéresse particulièrement aux atteintes langagières. Il nous parle des formes « atypiques » de la maladie d'Alzheimer, où les atteintes de la mémoire ne figurent pas parmi les premiers symptômes.

---

7. L'apraxie idéomotrice se caractérise par l'incapacité d'exécuter un geste à la demande, alors que le patient peut effectuer ce même geste spontanément. Elle se divise en apraxie conceptuelle et apraxie de production. Dans le premier cas la difficulté est liée à l'incapacité d'idéaliser la représentation abstraite d'une action ; dans le second cas la capacité d'abstraction est préservée mais et la difficulté à exécuter le geste réside dans la production même de celui-ci. Enfin l'apraxie constructive consiste en la difficulté de copier un dessin ou de dessiner ordre un objet bien connu. Cela peut dépendre d'un trouble visuo-constructif.

> *Les maladies d'Alzheimer comme ce sont des maladies diffuses ont tôt ou tard des troubles du langage. Ça commence par la mémoire dans sa forme typique d'Alzheimer qui s'appelle la forme amnésique et qui au fur et à mesure que les lésions s'étendent sur le cortex cérébral* [...] *vont atteindre des régions du langage. Et puis il y a les formes de maladie d'Alzheimer qu'on appelle les formes atypiques qui ne commencent pas par la mémoire mais qui commencent par d'autres domaines cognitifs* [...] *Par le langage par exemple. Donc il y a les formes atypiques de la maladie d'Alzheimer qui sont des formes langagières* (Paul, neurologue, entretien du 20 novembre 2017).

Ainsi, la question qu'il convient de se poser concerne non pas la spécificité de ces symptômes dans la maladie d'Alzheimer, mais plutôt la difficulté d'isoler les troubles du langage (aphasies primaires progressives) des troubles de la mémoire et, tout particulièrement, des troubles de la mémoire sémantique.

Dans l'équipe interdisciplinaire d'un service de dépistage précoce on fait appel à une orthophoniste pour démêler les problématiques du langage que l'on rencontre dans les maladies neurodégénératives et aider les médecins à poser des diagnostics plus précis. Intéressée depuis toujours par les maladies neurodégénératives, Lucie est aussi sensible à l'urgence de la mise en place d'un suivi adapté pour chaque patient et son entourage. Elle a en effet participé à des groupes de parole pour les aidants et était chargée d'expliquer les enjeux langagiers de la maladie d'Alzheimer :

> *C'est très variable. Alors on peut avoir une atteinte de la mémoire sans avoir une atteinte du langage. Dans la maladie d'Alzheimer on a souvent une atteinte de la mémoire évidente ; l'atteinte du langage elle est souvent au second plan. Le langage en général est assez précocement atteint mais pas de façon importante. On a des petites difficultés qui sont vraiment minimes par rapport au tableau de l'atteinte mnésique. On a aussi des atteintes du langage sans avoir d'atteintes mnésiques ; ça c'est dans les aphasies primaires progressives. Là on a une atteinte du langage proprement dit et pas ou peu d'autres perturbations cognitives* (Lucie, orthophoniste, entretien du 24 octobre 2017).

D'après ses dires, avec la dégradation du langage, même les attitudes communicatives sont fortement fragilisées. Les personnes qui s'aperçoivent de cette diminution progressive cherchent à compenser les difficultés en simulant les conversations d'avant et en compensant les capacités perdues par les capacités préservées : « *les patients auront tendance à attribuer ça à l'âge*, poursuit-t-elle, *ou à trouver des justifications de leurs difficultés, ce qui ne les rend pas trop inquiets au départ.* » Ce besoin de compensation trahit le sentiment d'humiliation et l'état potentiellement anxiogène que le déclin du langage peut engendrer. Les troubles du langage, dit le gériatre, « *sont vraiment décrits comme des pertes des mots ou comme "je ne me rappelle plus son prénom" ce qui doit être très gênant dans la société* » (Philippe).

Enfin, le langage définit la spécificité de l'espèce humaine par rapport à d'autres espèces, surtout en ce qui concerne la fonction sémantique, fondée sur la catégorisation et sur la signification de la réalité. Si la perte d'autonomie affecte l'identité sociale, et la perte des repères spatiotemporels menace le sentiment de sécurité, les dysfonctionnements du langage et de la communication enlèvent une composante essentielle à la condition humaine, en provoquant la perte de confiance en soi et un sentiment dépressif.

On perd les intérêts et la confiance en soi

Dans le cadre de la consultation mémoire, les neuropsychologues évaluent non seulement le profil cognitif mais aussi le profil psychologique des patients, pour identifier une éventuelle perturbation de l'humeur pouvant motiver la plainte mnésique subjective en absence d'un trouble cognitif sous-jacent. De plus, le traitement psychiatrique pharmaceutique retentit sur la mémoire et les fonctions exécutives. Cela perturbe la démarche diagnostique.

Dans ce contexte c'est toujours la régression des performances de la mémoire qui permet de faire la part des choses. « *Mais là*, nous explique la neuropsychologue en libéral, *ce qui est bien évident, c'est qu'il n'y a pas un problème de mémoire donc s'il y a une maladie neurologique ce n'est clairement pas une maladie d'Alzheimer en tout cas typique* » (Marianne). Le diagnostic se stabilise par des ajustements et des réadaptations des critères diagnostics au cas particulier. D'ailleurs, si un état altéré de l'humeur peut donner lieu à des symptômes proches des symptômes démentiels, l'altération de l'humeur peut ressembler à un symptôme propre de la maladie elle-même ou, à l'inverse, être générée par la perte de la mémoire qui engendre des pensées obsessionnelles de projection dans l'avenir. Il est donc nécessaire de distinguer les deux plans au niveau diagnostique en les associant dans la prise en charge des atteintes psychologiques.

Toutes ces questions extrêmement complexes relèvent du travail des psychologues cliniciens. Nous en parlons avec Mary, psychologue clinicienne intervenant dans la démarche diagnostique :

> *Très souvent l'inquiétude se pose sur l'avenir et sur ce que ces personnes vont devenir. Ça se pose comme un symptôme anxieux mais comme ça arrive souvent les pathologies anxieuses sont liées aux pathologies dépressives et* [...] *cela peut impacter le moral et développer aussi des symptômes dépressifs* [...] *Le côté dépressif que j'entends c'est « je ne sers plus à rien », « je suis un poids pour ma famille » parce qu'ils se sentent très mis en échec et parce qu'ils sont vraiment en perte d'autonomie avec une image très négative et très dévalorisée de soi, qui donne lieu à des idées suicidaires quand on pense que ne plus être là ce serait plus facile par nos proches* (Mary, psychologue clinicienne, entretien du 30 novembre 2017).

Ces collègues, tout comme Emma, sont sur ce point unanimes dans la description de leur travail : *« L'idée c'est de porter un éclairage psychologique à l'évaluation globale pendant la synthèse pour pouvoir comprendre s'il y a un impact d'un syndrome anxieux-dépressif sur la plainte mnésique ou sur la plainte de manière générale et aussi s'il y a l'intérêt à introduire un traitement quelconque ou un accompagnement. »* Tout cela renvoie à des représentations dramatiques de la maladie partagées par les professionnels. Qu'elles relèvent de la dégradation cognitive ou de la perte de l'autonomie, ou encore de la détérioration de la mémoire, ces représentations sont calquées sur l'image de la perte de l'identité. Héloïse, psychologue qui s'occupe de l'accompagnement thérapeutique, raconte l'expérience de ses patients :

> *Monsieur F., il a pris conscience de ses troubles et même en arrivant à faire la distinction entre mémoire récente et ancienne... Madame C. systématiquement elle sait qu'elle a une maladie d'Alzheimer mais elle veut savoir à quel stade parce qu'elle a la conscience de sa dégradation.*

On voit que là il y a quand même un effet mnésique chez Madame C. et aussi chez Monsieur F. quand ils parlent de ce qu'ils ont fait ici il y a trois semaines [...] *Madame C. et Madame B. ont beaucoup parlé entre elles mais elles arrivent mal à partager des choses. Madame A, elle vit dans son monde et ne va pas forcément retrouver les informations et à chaque fois elle redécouvre les choses. Elle a très peu de stratégies mais elle dit que ça ne l'intéresse pas. C'est une dame qui a développé des protections très fortes* [...]. *Madame A. ne veut même pas parler de la maladie d'Alzheimer* [...]. *Si elle est interrogée par quelqu'un d'autre elle va très vite se renfermer* (Héloïse, psychologue HDJ en SSR, entretien du 27 octobre 2017).

Cela dépend forcément de la perte du rôle social, surtout si ce rôle était socialement reconnu. Tout comme le dit l'assistante sociale : « *Si la personne avait l'habitude d'avoir un rang socioprofessionnel assez élevé, d'un seul coup elle se retrouve diminuée.* » Certaines, comme Clotilde, psychologue clinicienne, mettent l'accent sur la dégradation cognitive : perdre la performance cognitive veut dire perdre la confiance en soi :

Si le travail devient trop compliqué du fait des troubles cognitifs le patient peut se déprimer ou alors ça peut être aussi qu'il y a un problème au travail et que ce facteur déclenche tout le reste. Il y a vraiment tous les cas qui figurent ; ça peut être aussi un vieux deuil qui peut te rendre déprimé et après la maladie s'exprime à ce moment-là. Et après tu as aussi des patients pour lesquels l'état dépressif est là et il n'y a pas vraiment de facteurs déclencheurs, c'est plutôt que cet état dépressif correspond à l'entrée dans la maladie comme première symptomatologie. Et après il y en a certains qui sentent que c'est plus comme avant et même s'ils ne savent pas pourquoi ils sentent qu'ils maîtrisent plus les choses, que réfléchir devient de plus en plus compliqué et du coup ça crée un état où comme tout est plus compliqué tu deviens plus triste... (Clotilde, psychologue clinicienne, entretien du 12 décembre 2017).

D'autres parlent du sentiment de perte de confiance provoqué par la perte de l'autonomie :

Ça touche beaucoup l'identité parce que ça touche l'image de soi. C'est difficile de leur faire comprendre qu'à certain moment ils ne peuvent plus faire quelque chose parce que pour eux cela signifie la perte d'autonomie et toute la problématique est là, c'est-à-dire que quand il y a des aides à domicile c'est la même chose [...]. *Mais il*

> *faut qu'ils acceptent de perdre une certaine forme de liberté* (Héloïse, psychologue, entretien du 27 octobre 2017).

Mais enfin, « *ce n'est pas parce qu'on a la maladie d'Alzheimer qu'on doit déprimer ou être anxieux* », affirme la psychologue d'origine britannique. « *Ça c'est facile à oublier je pense*, poursuit-t-elle, [...] *mais on voit aussi des patients qui vivent bien leur maladie, qui ont des ressources, un soutien social et qui arrivent à maintenir leur vie et leur identité.* » C'est donc toujours ce sentiment de perte d'identité qui est associé en première instance à la personne touchée par la maladie d'Alzheimer.

Pourtant, un véritable changement de la personnalité ne survient que dans les dernières phases de la dégénérescence. De plus, les troubles comportementaux qui affectent le caractère de la personne ne sont pas des symptômes spécifiques de la maladie d'Alzheimer. Quoi qu'il en soit, ils sont souvent cités par les professionnels comme l'une des conséquences les plus néfastes de la perte de soi qui serait engendrée par la maladie d'Alzheimer.

On perd sa personnalité

Les troubles du comportement ne sont pas caractéristiques de la maladie d'Alzheimer mais peuvent se déclencher aux stades tardifs de la maladie, voire dans les phases terminales. Quand les troubles de la mémoire sont déjà bien installés et que le fonctionnement intellectuel est globalement détérioré, il peut s'avérer que la personne malade développe des crises d'agressivité, des altérations de la conscience et de la capacité de jugement, jusqu'à amorcer des épisodes de dissociation mentale comme les délires et hallucinations. Il s'agit d'un cadre clinique très proche de ce que la psychiatrie désigne par le terme de schizophrénie et qui est, à tort, souvent assimilé à la démence et la folie. Pour certains professionnels, ce serait surtout la stigmatisation des déments et non pas la perte de la mémoire qui serait à l'origine du désarroi associé à la maladie. À ce propos, la position de cette neurologue est fort représentative.

> *Francis de la Rochefoucauld disait que tout le monde se plaint de sa mémoire, personne ne se plaint de son jugement. Donc tout le monde est prêt à avoir une plainte sur la mémoire parce que ce n'est pas trop*

dénigrant alors qu'on ne se plaindrait pas forcément d'autres troubles cognitifs parce que comme disent les patients Alzheimer qui ne veulent pas qu'on les évalue, ils disent « je ne suis pas fou, je ne suis pas gaga ». Vous n'êtes pas fou bien sûr, mais on se défend d'avoir autre chose, donc la mémoire c'est une porte d'entrée facile [...]. *Alors il en a qui disent je n'ai plus la mémoire des mots par exemple ou je n'ai plus la mémoire des gestes ou des choses comme ça* (Françoise, neurologue, entretien du 30 octobre 2017).

Selon ce médecin, la plainte mnésique des patients leur sert dans la majorité des cas à se protéger des troubles du comportement qui sont beaucoup plus inquiétants et que les gens ont tendance à refouler car ils seraient trop proches de notre image de la folie. Les patients craignent surtout d'arriver à ce stade et restent allusifs quand il s'agit de raconter ce genre des symptômes, alors qu'ils n'ont aucun mal à se plaindre de leurs soucis de mémoire. Le témoignage de Barbara, neurologue qui dirige un réseau de professionnels libéraux, va dans le même sens. Selon elle : « *il y a certainement une perte de l'identité mais ça ne dépend pas de la mémoire* ». Elle explique ainsi en détail la progression des atteintes cérébrales qui vont provoquer les symptômes qu'elle décrit comme « *perte de l'identité* » :

La personnalité est touchée par des atteintes frontales alors que la mémoire c'est à partir de l'hippocampe. La perte de la biographie c'est vraiment l'Alzheimer et éventuellement il peut y avoir un peu une perte de l'identité. Mais d'abord c'est la personne qui ne se reconnaît pas. Il faut croire ces gens quand ils ne se reconnaissent pas. Nous c'est là qu'on intervient. Là ils sont encore en activité, mais le risque c'est de développer un Alzheimer avancé (Barbara, neurologue, entretien du 22 juin 2017).

Elle conçoit donc l'identité en termes de personnalité et pas en termes d'histoire biographique. Selon elle, la perte de l'identité est amorcée avec l'apparition des troubles du comportement. Or, ces troubles ne touchent les malades d'Alzheimer que très tardivement.

Selon cette vision, la perte de la biographie qui caractériserait la maladie d'Alzheimer n'est pas formulée comme une perte de l'identité. Même si on entend plutôt rarement cette conception particulière de l'identité réduite à la personnalité, ce n'est pas un point de vue isolé. L'intérêt de cette conception réside dans le fait que, pour définir la personnalité, on a recours à plusieurs reprises à la fonctionnalité sociale qui décline au rythme des troubles comportementaux. Lorsque les médecins conçoivent l'identité comme une personnalité, c'est bien à l'identité sociale qu'ils pensent. Cette vision les amène à considérer cet aspect de la perte d'identité davantage du point de vue des familles, que des malades eux-mêmes. Des neuropsychologues comme Danila décrivent la progression du changement identitaire remarqué par les proches, comme une transformation de la personnalité ou une modification progressive de certains traits du caractère :

> *[D]es conjoints disent ne plus reconnaître la personne, qu'elle n'est plus la même ou qu'elle est disparue mais je pense que ça dépend des troubles du comportement. Le comportement de la personne change véritablement. Il y a des personnes qui étaient un peu agressives et qui le deviennent plus, des personnes qui étaient renfermées et qui le deviennent plus. Il y a des traits du caractère qui sont majeurs et qui restent présents et puis d'autres qui changent complètement* (Danila, neuropsychologue, entretien du 29 novembre 2017).

Si on se place du point de vue des malades, tout comme le fait ce gériatre, le barycentre de l'identité ne se déplace pas : elle continue d'être perçue comme un reflet de la personnalité et décrite comme une image de soi que l'on se forge dans le cadre de l'interaction sociale, plus que par son histoire autobiographique. Adossée à cette notion d'identité, la perte de la mémoire ne semble pas extrêmement dramatique. Ce qui peut choquer davantage, c'est le changement de personnalité qui va perturber l'entourage.

L'Alzheimer n'est jamais vécu, ni par des proches, ni par des malades, comme étant une maladie de l'individu mais plutôt une maladie de la relation qui compromet la reconnaissance réciproque sur laquelle cette relation a toujours été fondée. C'est comme si l'Alzheimer avait mis en lumière, dans le cadre de la relation familiale, le caractère à la fois individuel et social de la maladie qui, d'un point de vue anthropologique, reflète toute l'expérience du malaise (Augé, 1984). C'est l'infirmière qui, en adoptant une approche centrée sur la relation, a pu faire ce constat et qui en parle de la manière plus éloquente :

> *« Ce n'est plus elle » ; « Il a changé » ; « Il n'aurait jamais dit ça, elle n'aurait jamais fait ça » ; « Il est plus comme avant », on entend beaucoup tout ça. « Je ne reconnais pas mon père. » Et pourtant physiquement il n'a pas changé hein ! Parfois ils ne reconnaissent plus la personne qu'ils ont connu toute leur vie* [...] *C'est une maladie qui affecte l'interaction. Et donc ça change tellement de choses pour le patient et pour tout le monde, ça change la personne mais ça change aussi l'entourage et les relations qu'il y a entre eux, sociales, familiales, intimes...* (Éléonore, infirmière, entretien du 1er août 2017).

Les bizarreries comportementales et des changements majeurs de la personnalité du malade mènent l'aidant familial à ne plus reconnaître en lui la même personne qu'il était auparavant. L'un de ces risques de cette non-reconnaissance réciproque est l'éventualité que la personne atteinte de la maladie d'Alzheimer ne puisse plus un jour reconnaître les personnes aimées, et notamment l'aidant familial qui le prend en charge quotidiennement. Pour les cliniciens, cette inquiétude concerne aussi bien les patients que leurs familles : d'un côté le proche aidant craint d'être complètement oublié par la personne malade, d'un autre côté, le malade est effrayé à l'idée de ne plus pouvoir reconnaître la personne aimée.

On perd l'autre

Parmi les troubles instrumentaux, nous avons mentionné plus haut l'agnosie. Il s'agit d'un déficit de la reconnaissance des objets connus qui s'étend aussi, petit à petit, aux personnes de l'entourage, y compris les aidants les plus proches et le premier accompagnant.

> *C'est une perte très importante parce que ça arrive très souvent chez un patient de ne plus reconnaître la famille* [...]. *Mais on retrouve là des comportements qui font dire que le patient sait bien que cette personne est proche de lui et qu'il y a un lien ancien, important, qu'il y a un investissement personnel très important. Mais oui, effectivement les familles ont très peur d'être pas reconnues et c'est quelque chose qui revient tout de suite, surtout quand c'est la première fois. Enfin ce n'est pas traumatique mais en tout cas anxiogène pour les familles et même pour un certain patient qui au début nous dira « aujourd'hui effectivement j'ai eu des difficultés, c'était ma fille et j'avais du mal à... »* (Ahmed, neuropsychologue, doctorant, entretien du 28 juillet 2017).

Envisagée depuis le début de la maladie, cette affection peut provoquer une souffrance profonde chez l'entourage. « *C'est la grande angoisse* » affirme Louise. Le problème pour Marianne est que « *quand on a des troubles de la mémoire, les gens ils anticipent énormément en disant "après il me reconnaîtra plus", "après il ne saura plus qui je suis"* ». Il semblerait que ne pas reconnaître l'autre signifie l'avoir oublié. Cette attente jette sur le malade l'ombre de la culpabilité. L'oubli de la personne est associé au désintérêt de l'autre : « *Tu ne m'aimes pas, peut-être tu ne m'as jamais aimé.* » Comme l'exprime la neurologue Marguerite.

> *On a du mal peut-être à imaginer que l'amour perdure sans cette reconnaissance narcissique de tu me reconnais et c'est ça aussi la maladie d'Alzheimer, c'est l'oubli mais dans les représentations c'est beaucoup « il me reconnaîtra plus un jour », voilà. Et alors ça peut être qu'effectivement on se construit dans le regard de sa mère et d'imaginer que sa mère un jour peut ne plus me reconnaître c'est quelque chose qui est quand même contre nature ; on ne peut pas concevoir de pouvoir grandir en sachant qu'on peut exister même si elle ne me reconnaît pas. Mais il faut aussi se dire qu'il y a autre chose, que l'amour persiste en dehors de cette reconnaissance du visage. Et c'est pareil pour les conjoints* (Marguerite, neurologue, 11 juillet 2017).

La connexion entre objet du souvenir et objet de valeur est implicite de notre conception de la relation significative. Ce qui est important pour nous, ce qui pour nous a de la valeur, doit être retenu, conservée, rappelé. Normalement, les professionnels rejoignent le point de vue des familles et reconnaissent bien le drame implicite de leur situation : « *C'est terrible un jour de pas pouvoir reconnaître son conjoint, terrible de pas reconnaître ses propres enfants, de les appeler autrement, de plus savoir combien on en a* », confesse Marine. En cela elle s'identifie plus aux proches qu'au patient, qui, « *à des stades plus évolués* », dit-elle, est devenu « *vraiment un peu un légume* » ; et c'est « *peut-être à ce moment-là, à ce stade-là, que le patient ne se rendra pas compte* ». En revanche des cliniciens comme Éric souhaitent que la prise en charge puisse aider les personnes à vivre mieux cette éventualité de la non-reconnaissance :

> *C'est très important dans la prise en charge parce que dans la maladie d'Alzheimer, un certain moment, à un stade évolué, le malade peut ne*

> *plus reconnaître son petit-fils et le petit-fils ne va pas se sentir reconnu. Mais [...] je pense qu'il faut analyser ça en termes de conscient et inconscient : la personne ne reconnaît plus son petit-fils de manière consciente mais elle peut le reconnaître comme un aide-soignant particulier avec qui il y a déjà un lien d'intimité. C'est plutôt vers ça qu'on va avec l'entourage pour ne pas leur faire vivre les choses de manière trop dramatique* (Éric, neuropsychologue, entretien du 10 août 2016).

Ainsi, le diagnostic et la prise en charge médicale de cette pathologie devraient permettre de mieux organiser l'accompagnement dans l'avenir. L'agnosie est un symptôme de la maladie, disent les professionnels. Ce verdict devrait suffire à libérer le malade de la culpabilité de l'oubli. Et pourtant, un bouleversement identitaire encore plus profond est perçu à cause de la perte de la mémoire épisodique. D'une part, la mémoire épisodique sert à véhiculer une histoire commune, en révélant combien l'identité d'une personne est un processus en devenir qui se construit et se concrétise dans la relation à autrui. D'autre part, elle pose les bases de la mémoire autobiographique, qui fonde le concept d'identité sur la base de la reconnaissance par le sujet de soi-même comme étant le protagoniste de son histoire de vie.

On perd l'histoire commune

La mémoire épisodique contient toutes les informations acquises au cours de l'expérience passée et consciemment située dans leur contexte d'acquisition (Tulving, 1985). Cela fait surtout référence à la reconnaissance des épisodes personnellement vécus dans le passé récent ou lointain. Selon Endel Tulving ces « voyages mentaux » sont responsables de la construction de la « conscience auto-noétique » assimilée à la conscience de soi. L'altération de la mémoire épisodique est considérée comme étant le symptôme typique de la maladie d'Alzheimer, même si elle concerne aussi d'autres maladies neurodégénératives (Laisney *et al.*, 2004). L'atteinte de la mémoire épisodique a pour effet de dégrader en premier lieu la capacité de parler de ses propres souvenirs passés. Pour Marine, cela peut constituer un moment de rupture difficile à gérer surtout pour l'entourage :

> *Il y a des gens* [...] *qui doivent certainement ne plus supporter l'image de la nouvelle personne qu'ils ont en face d'elle, parce que en fait c'est une rupture terrible avec un passé, avec une histoire qu'on a vécu à deux ou à plusieurs. Il faut se reconstruire sur une relation qui est différente, qui n'existe plus, c'est plus la même relation... Ça dépend aussi de l'histoire de vie, ça dépend aussi des relations qu'on a construites, ça dépend de leurs histoires d'amour* [...] *Enfin je pense que pour l'aidant ça devrait être un grand déchirement, c'est une rupture, c'est un autre personnage. Alors comment sublimer ce côté, c'est difficile. Je pense aussi que si l'aidant fait le soin lui-même ce n'est pas facile* (Marine, responsable des consultations en hôpital de jour, ancienne infirmière, entretien du 27 juillet 2017).

Il semble que Marine s'identifie aux familles et comprend mieux leurs difficultés. En revanche, Aminata, assistante sociale, adopte une position plus contestataire envers le ressentiment des familles face à l'oubli des malades : « *il m'a oublié, il a oublié notre relation, donc c'est une partie de moi qu'elle a oublié* ». Elle les juge par ailleurs trop centrées sur elles-mêmes et formule dès lors une critique de nos « *sociétés individualistes* » qui nous apprennent à ne plus combler le besoin relationnel de l'autre si la relation est dépourvue de réciprocité. Selon elle « *La personne existe maintenant dans le présent et peut continuer à apporter une bonne relation avec le proche malgré la maladie* ». Marguerite met en rapport cette angoisse d'être oublié avec le « *devoir de mémoire* » dont on parle au niveau social mais qui se reflète aussi dans la relation entre le malade Alzheimer et son aidant :

> *Alors, il y a peut-être quelque chose du côté de... je ne sais pas. C'est vrai que ce devoir de mémoire on en parle beaucoup dans la société, on en parle beaucoup dans l'actualité. Alors il y a un devoir de mémoire de celui qui est dans la relation affective. Mes proches je ne peux pas me permettre de les oublier, voilà. Donc d'oublier par exemple l'anniversaire de mariage ou l'anniversaire de mon fils. Quand j'ai été quelqu'un qui a toujours oublié ça n'a aucune importance, il a toujours été distrait, etc., quand c'est quelqu'un qui a toujours été très régulier, très attentif et qu'a cette attente-là, alors l'autre « comment ça ? tu as oublié, ce n'est pas possible »* (Marguerite, neurologue, entretien du 11 juillet 2017).

Avec la mémoire épisodique le risque est de perdre non pas seulement la mémoire de l'histoire commune qui a été vécue avec l'autre, mais aussi la mémoire de notre histoire personnelle, notre mémoire autobiographique. D'ailleurs, cette inquiétude est clairement explicitée par les experts de l'INSERM, selon lesquels « [la mémoire épisodique] joue un rôle majeur dans la construction de l'identité et dans la perception de soi, comme le démontre le sentiment de "vide", de perte d'identité ressenti par les amnésiques sévères » (Amieva *et al.*, 2007, p. 137), va constituer le cœur de notre problématique d'étude : pourquoi nous concevons une personne qui perd ses souvenirs biographiques comme un sujet en disparition ?

On se perd soi-même

La mémoire autobiographique est une composante de la mémoire épisodique. La différence repose sur l'approche temporelle de l'individu dans l'acte de se souvenir de son passé. La mémoire épisodique concerne des événements précis et isolés, alors que la mémoire autobiographique établit un lien entre ces épisodes et les considère comme faisant partie d'une même histoire, correspondant à l'histoire subjective. Pour Ahmed, il existe un « *lien très entretenu entre mémoire et identité* ». En effet, pour lui « *on s'inscrit dans une continuité et dans une temporalité qu'effectivement ces patients-là n'ont plus* ». Par conséquent, perdre la mémoire biographique signifie quelque part perdre soi-même. La neurologie, par le biais des nouvelles recherches en neurosciences, n'est pas totalement étrangère à cette vision. Pour les neurologues, la mémoire autobiographique se rattache plus spécifiquement à la conscience de soi que Tulving appelait « auto-noétique », comme l'explique de manière extrêmement claire Antoine.

> *La majorité des formes de la maladie d'Alzheimer sont des formes avec le syndrome amnésique typique et ce symptôme amnésique touche une partie de la mémoire qui s'appelle la mémoire épisodique et la mémoire épisodique et celle qui est la plus prégnante dans la mémoire autobiographique. Mais en fait cette mémoire autobiographique épisodique, qui est donc la mémoire de nos souvenirs, elle-même contribue à ce que Endel Tulving, un neuropsychologue canadien, a défini comme étant la conscience « auto-noétique », c'est-à-dire qu'on peut avoir conscience*

d'être soi-même seulement à travers nos souvenirs de l'expérience, nos souvenirs passés (Antoine, neurologue, entretien du 21 novembre 2017).

De ce point de vue, perdre le passé signifierait perdre aussi sa propre identité : « *quand on a plus la mémoire épisodique,* explique Victor, jeune neurologue, *on est plus soi-même en fait, on a plus des datas de sa personne* ». Cela fait dire à Philippe : « *ce diagnostic est une catastrophe* ». Selon ce gériatre expérimenté, la maladie d'Alzheimer ferait véritablement disparaître le sujet avant la mort :

> *Quand on perd la mémoire... on perd tout ce qu'on a bâti, on perd toutes les relations ou la mémoire des relations qu'on a pu avoir. Il y a des choses qu'on a vécues et qui sont ancrées dans la personne qu'on est en train de perdre. On est en train de perdre un petit peu tout ce qu'on a fait d'une vie, tant au niveau professionnel qu'au niveau plus intime* [...] *C'est ce jardin-là qui se perd et honnêtement ça doit être très complexe pour ces gens-là d'avoir emmagasiné tout ce qu'on pourrait appeler une histoire de vie, tout ce qu'on pourrait appeler bah sa propre histoire, voir se rompre complètement. C'est compliqué ça. C'est la perte de soi-même, de ces croyances, de tout ce qui a fait son éducation, de sa philosophie, de sa religion, de l'être intime qu'il a été, des relations qu'il a eues avec son entourage. Tout ça se détruit complètement* [...]*La démence c'est une mort et c'est la pire des morts* (Philippe, gériatre, entretien du 1er août 2017).

Les neuropsychologues partagent aussi cet avis. D'après la voix de Charles, « *la mémoire c'est son histoire* » ; perdre la mémoire « *affecte énormément la personne et c'est quelque chose qui devrait être terrible* ». On entend donc très clairement cette conception par laquelle l'identité intime est mise en rapport avec l'histoire autobiographique, alors que la perte de la mémoire récente n'affecterait pas autant la personne. Savoir encore « *qui je suis* » – dit Caroline en interprétant la voix de ses patients – dépend avant tout du maintien de la mémoire autobiographique, qui correspondrait véritablement à la mémoire de soi. Aminata est encore plus profondément touchée par cette atteinte à la mémoire de soi, qu'elle constate auprès de tous ces patients. Selon elle « *cette perte de soi, ce sentiment d'être perdu, d'être plus là, ça arrive bien avant* ».

> *Ce que la plupart du temps on entend des patients c'est la peur de perdre en fait ce qui fait leur vie, ce qu'ils ont pu vivre, leur vécu. Les*

> *choses qui se passent maintenant oui, elles les inquiètent mais surtout de ne plus se souvenir de ce qu'ils ont pu faire, des bons souvenirs qui pouvaient avoir d'avant, de leurs proches, voilà, tout ça c'est ceux qui... Ce qui n'a pas été construit reste à construire mais ce qui a déjà été fait, c'est ça qui est fondamental. C'est ce qui nous fait ce que nous sommes...* (Aminata, assistante sociale, 26 juillet 2017).

Le devoir de mémoire touche en particulier les souvenirs tragiques de sa propre histoire. Ces souvenirs sont investis du tabou de l'oubli. Les perdre signifie perdre soi-même.

> *Il y a des choses vraiment au niveau mémoire* [...] *Quelquefois, vous apprenez à quelqu'un un décès qui a eu lieu je ne sais pas depuis combien de temps et qu'il a oublié. Déjà ça vous touche, mais ça touche aussi la personne qui est impliquée* [...]. *C'est quelque chose de tellement important qu'on dit « c'est quelque chose dont je me souviendrai de toute ma vie », on le dit souvent ! Mais malheureusement on ne choisit pas. On peut oublier même des choses ultra-importantes, pour soi-même et les autres, pour la famille, pour l'histoire de vie, pour l'histoire du groupe. On peut malheureusement oublier des choses même monstrueuses. Il y a des gens qui ne se souviennent pas d'avoir fait certaines choses ou qui ne se souvient pas d'avoir vécu des choses qui ont été terribles, que ce soit la guerre, les camps de concentration, des choses vraiment très dures* (Éléonore, infirmière, entretien du 1er août 2017).

Le plus terrible c'est de perdre la mémoire des événements tragiques qui ont marqué à jamais la vie de l'individu. Cela n'est pas impossible, c'est « *inenvisageable* ». Ce sera un sujet que nous aborderons plus spécifiquement en analysant les récits des patients qui n'acceptent pas d'oublier les souvenirs de ce qu'ils perçoivent comme leur propre traumatisme. Nous pourrions alors mieux comprendre que la définition d'identité individuelle en lien avec la mémoire autobiographique conserve un rapport intrinsèque avec un devoir de mémoire propre à la société de la commémoration qui nous exhorte à définir nous-mêmes, en tant que personnes et en tant que groupe, comme étant une victime d'évènements tragiques qu'il ne faudra jamais oublier.

Qu'est-ce qui survit malgré tout ?

Face à l'impression de disparition du sujet, il reste probablement quelque chose au fond de l'individu lui permettant de rester non seulement humain, mais surtout le même être humain qu'il était auparavant. Malgré les nombreuses atteintes cognitives, linguistiques, communicatives, émotionnelles, relationnelles, et notamment la perte de la mémoire épisodique caractérisant le symptôme typique de la maladie d'Alzheimer, il y a quelque chose qui demeure permanent. Ainsi, après avoir analysé les facultés qui disparaissent, il nous reste à comprendre ce qui reste de ce sujet privé de mémoire. En effet, au-delà de la rhétorique dramatique de la perte d'identité, la personne n'a pas véritablement disparu : elle est toujours et malgré tout vivante. Ce constat nous oblige à reformuler notre définition d'humanité et de subjectivité.

La maladie d'Alzheimer est une condition humaine pathologique, dans tous les sens : « c*'est une condition humaine par définition,* affirme Paul, neurologue clinicien, *parce que c'est une condition qui touche à l'humain* ». C'est justement en cela que consiste la fonction sociale de la médicalisation du déclin cognitif et mnésique de la personne vieillissante, laquelle a fait surgir la catégorie diagnostic de maladie d'Alzheimer et apparaître l'urgence de la prise en charge. Le malade d'Alzheimer pose un défi étique : pour éviter de le réduire au statut de sous-humain auquel nous aurions tendance à l'assimiler, il faut retrouver au fond de lui les bases de ce « quelque chose qui reste ».

Qu'est-ce qui survit malgré tout ? Nous avons posé cette question aux professionnels rencontrés afin de comprendre la définition implicite de l'humanité et de la subjectivité sur laquelle reposent leurs représentations de la maladie d'Alzheimer. Les réponses ont été réparties en cinq catégories, chacune mettant l'accent sur 1) la survie du corps et des perceptions sensorielles ; 2) la survie des émotions ; 3) la survie des relations significatives ; 4) la survie de la mémoire ancienne ; 5) la survie des souvenirs les plus intimes. Les cinq catégories ne sont pas séparées en des classes distinctes ; au contraire, elles sont pensées comme des positions nuancées d'un continuum qui s'étend entre deux pôles extrêmes : d'une part la survie de l'humanité pure et simple, d'autre part la survie non pas de l'être humain un général mais d'une subjectivité particulière, le sujet lui-même, qui reste toujours tel qu'il est malgré les dysfonctionnements.

La survie du corps et des perceptions sensorielles

Si on demande aux neurologues d'imaginer les derniers moments de vie d'un malade d'Alzheimer, certains se lancent dans des descriptions qui ne s'écartent guère de l'image médiatisée du dément grabataire qu'ils avaient eux-mêmes qualifié d'alarmiste. La maladie d'Alzheimer retrouve ainsi sa signification première du terme « démence » : une condition où la personne serait privée de son esprit. C'est en ce sens que Victor trouve plus facile de se projeter dans la douleur des familles, plus que dans celle des malades. En effet, dit-il :

> *C'est vrai que ma façon de fonctionner pour le moment est plus dans l'empathie des proches parce que les malades finalement à chaque fois que je les vois, je ne les vois jamais ou très rarement dans un état où ils se rendent compte* [...]. *Alors que les proches ont à faire un deuil de la personne qui déambule encore, qui est vivante... C'est difficile. Je pense que ça s'apparente un peu à ces personnes qui ont quelqu'un dans un état peu relationnel, voire végétatif, et qui voient le corps se mouvoir mais qui ne voient pas l'esprit qu'il y a dedans en fait, parce qu'il n'existe plus* (Victor, neurologue, entretien du 20 octobre 2017).

Le malade Alzheimer ne serait plus qu'un légume, il devient comme un être vide, un corps qui bouge sans vie, démuni de l'essence même de l'humanité : l'âme, l'intelligence, la conscience. Cela semble correspondre au portrait monstrueux d'un mort vivant : le zombie. Certes, pour le gériatre Philippe, « *il y a certainement quelque chose qui reste de la personne malgré l'Alzheimer* ». Pourtant, ce « *quelque chose* » enferme le malade dans une expérience purement corporelle qui le rapproche d'un animal :

> *On voit bien qu'avec toutes ces attaques frontales on revient à des comportements archaïques qu'on retrouve chez les petits humains, le Néandertalien ou l'Homo Erectus. En fonction de ces réflexes archaïques, ils vont interpréter comme une attaque ou comme du bien être ce qu'ils*

reçoivent comme information de l'extérieur [...] *Parce que si vous regardez le comportement des personnes qui sont en face ça ressemble à un comportement très primaire et très primitif* (Philippe, gériatre, entretien du 1er août 2017).

Aux derniers stades, lorsque les atteintes hippocampiques et l'ensemble d'autres atteints cérébrales touchent les zones frontales, quand les troubles de la mémoire, de la cognition s'accompagnent des troubles du comportement, le malade d'Alzheimer devient l'expression d'une humanité dégradée, décrite comme étant une sorte de « *retour en arrière* » dans l'évolution de l'espèce :

Tout ce qu'on remarque quand on compare le crâne de l'Australopithèque et le crâne de l'Homme Erectus c'est que l'Australopithèque n'avait pas le lobe frontal, il était plat. Et toute notre civilité, notre pouvoir de rester en société pour pouvoir annihiler certains comportements hostiles, se crée du développement du lobe frontal ; c'est pour ça que quand on a un syndrome frontal très aigu et très évolué et qu'on perd la capacité à pouvoir ne pas massacrer tout ce qu'on considère comme externe et dangereux, c'est vrai qu'on redevient quelqu'un d'un petit peu plus agressif quand même (Philippe, gériatre, entretien du 1er août 2017).

C'est à ce moment-là, affirme-t-il très clairement, que « *s'il y a même quelque chose qui reste, ce quelque chose ne se transmet pas en termes de communication* ». Charles, neuropsychologue intéressé à la recherche biologique, exprime le même point de vue. Selon lui, tout ce qui restera préservé jusqu'à la fin de la maladie est en rapport avec les fonctions sous-corticales :

D'un point de vue purement biologique ou physiologique c'est une pathologie corticale. Mais le cerveau n'est pas fait que de cortex. Donc si la pathologie affecte le cortex, ça ne touche pas le sous-cortex. Le sous-cortex c'est ce qui vous permet de marcher, là, d'aller jusqu'à chez vous sans même pas regarder où vous êtes, en pensant à autres choses (Charles, neuropsychologue, entretien du 6 juillet 2017).

L'être humain ne disparaît pas, cela personne ne peut le dire. Et pourtant, pour ce point de vue extrême, ce qui reste nous rappelle l'expérience animale bien plus qu'une expérience humaine authentique. Mais cette façon de voir est plutôt rare. Nous allons nous en dégager pour tenter d'analyser les composantes affectives de la personne humaine.

La survie des émotions

Même un malade d'Alzheimer reste une personne à part entière. Ce qui définit la personne n'est pas l'expérience perceptive du corps mais l'expérience de l'émotion qui se situe au niveau affectif. Il peut s'agir d'une émotion complexe, caractérisant spécifiquement l'émotivité humaine par rapport à l'émotivité élémentaire des animaux plus simples. Ce sont les professionnels qui pratiquent cette prise en charge fortement axée sur la relation au corps, comme les infirmières et les aides-soignantes rencontrées, ou bien la dentiste spécialisée dans le traitement des patients dépendants, qui sont les plus sensibles aux émotions de l'être humain. Pour certains, la caractéristique constante des émotions déclenchées par les interactions corporelles est l'immédiateté et l'intensité.

Les émotions des malades d'Alzheimer sont donc immédiates et très intenses, voire beaucoup plus intenses que la normale : cette expérience émotionnelle se trouve exacerbée par l'anéantissement des fonctions intellectuelles. Ainsi, amorcées par le toucher du corps, les émotions de ces malades éclatent dans l'instant présent. Voici ce qu'en pense l'assistante dentaire :

> *Quel que soit le départ de la mémoire, l'humain reste toujours dans la personne. L'humain rentre en contact par le regard, par le toucher. Je pense que même ces personnes-là sur le plan du contact humain ils sont encore plus superbes. J'oserais dire que ce qu'ils perdent en mémoire ils le récupèrent en sentiment. Parfois même s'ils sont très agités il suffit d'une petite caresse, d'un regard, mais il faut qu'on ait un bon regard hein, un regard humain qu'on dégage, qui on peut dégager, nous. Ils le perçoivent.* […] *Avec une personne dégradée vraiment c'est une relation un peu plus physique, qui passe par le toucher, le regard, un regard doux, un regard apaisant* […] *Malgré le départ ou le quasi-départ de toute leur mémoire, l'humain reste* (Myriam, aide-soignante, assistante dentaire, entretien du 31 juillet 2017).

Cette professionnelle nous ramène à une vision « rousseaunienne » de l'identité. Selon elle, la vraie nature de l'individu s'exprime lorsqu'il arrive à se défaire de toutes les contraintes qui forment son enveloppe sociale. La maladie d'Alzheimer devient ainsi une libération et non pas une perte de soi. Ce qui en ressort, c'est l'image d'un humain fantoche, entièrement pris dans l'instant présent, hanté par le sentiment et l'émotion, mais dépourvu de mémoire et de raisonnement. À y regarder de près, l'humain est préservé au prix d'une dégradation quasi-totale de sa conscience intellectuelle et de sa nature sociale. La maladie d'Alzheimer est décrite comme étant une sorte de civilisation renversée qui transforme l'homme, animal social par excellence, en animal asocial. Dépourvu d'esprit, il reste leur corps par lequel passent les émotions, le contact, la chaleur.

En revanche, d'après ce qui émerge de ce récit passionnant de Nicole, infirmière en hôpital gériatrique, il y a toujours la possibilité de faire passer des sensations positives par la parole.

> *Je me rappelle une dame qui était venue voir l'endocrinologue et qui demande une prise de sang alors il me dit je la tiens et vous faites la prise de sang. J'ai dit non ça ne se fait pas comme ça, je vais le faire mais pas comme ça. Donc je me présente, elle était agitée, elle criait un peu, il y avait son mari à côté qui jouait l'interprète parce qu'ils étaient kabyles et la dame ne parlait presque plus du tout français, mais j'ai vu que quand il lui parlait, elle s'énervait. Du coup je lui avais dit : « On ne va pas avoir besoin de vous* [...] *Monsieur vous pouvez patienter à l'extérieur. » Et j'ai demandé à une étudiante qui parlait kabyle, donc c'était beaucoup plus facile. Et j'ai dit : « Voilà, je t'explique comment ça va se passer ». Le soin a duré quand même vingt minutes sur une prise de sang que normalement c'est cinq minutes et je lui ai décrit tout ce que je ferais en disant de tout traduire comme ça elle gardait le regard sur la fille sans regarder. En fait elle n'a pas bougé pendant la prise de sang et on l'a fait sans la tenir parce que c'est un truc que moi je ne peux pas faire* [...] *La deuxième fois qu'elle est venue, je ne sais pas si elle m'a reconnu, on ne peut pas savoir au niveau de cette maladie mais moi la prise de sang je l'ai faite toute seule et elle était toute tranquille* (Nicole, infirmière, entretien du 20 juillet 2017).

Et pourtant, il s'agit d'une parole étrangère à la patiente qui « *ne parlait plus du tout français* ». Cette relation qui s'installe n'est donc pas de l'ordre de la communication verbale ou de la compréhension linguistique. Elle est toujours décrite comme le passage d'un flux émotionnel. Pour d'autres, en revanche, ce n'est pas une question de simplicité de l'émotion. Qu'elle soit marquée par la douleur du corps ou par l'angoisse de l'esprit, la vie émotionnelle des malades d'Alzheimer est beaucoup plus complexe que nous ne l'imaginons et cette complexité caractérise leur existence en tant qu'humain. Ce qui les isole du reste du monde, c'est le manque de communication qui est non seulement dû à la maladie, mais aussi à l'autre, qui n'est pas ouvert à l'écoute ni à la compréhension :

> *Qu'est-ce qui survit ? L'émotion. Même si la personne change elle ressent toujours quelque chose. Elle ressent la douleur, elle peut ressentir le questionnement, l'angoisse… Il y a toujours une émotion. Même les patients totalement, totalement déments, complètement Alzheimer, qui ont oublié presque tout ce qu'ils faisaient, qui c'était eux, ils ressentent certainement quelque chose. Quoi ? Personne ne le sait. Les autres, déjà s'ils prennent le temps de l'entendre, ne le comprennent pas. Mais le minimum c'est de maintenir une présence et de l'entendre, de savoir qu'il y a quelque chose qui reste. Que nous n'oublions pas qu'il ressent quelque chose* (Éléonore, infirmière, entretien du 1er août 2017).

Ce sont les neurologues et les psychologues qui prennent davantage en compte la dimension complexe de l'émotivité humaine, même aux stades sévères de la maladie. En même temps, les psychologues cliniciens, plus souvent aux prises avec les sentiments de tristesse et désespoir des patients, considèrent cet état psychologique comme une chute progressive dans le vide. C'est l'image que Clotilde se construit de ses patients les plus atteints, en s'interrogeant en même temps sur leur statut d'humanité.

> *Je trouve que ça questionne quand même beaucoup notre être en tant qu'humains, la fragilité de ce qu'on est. Moi, je me pose souvient cette question, qu'est-ce qui reste de ce qui est humain quand ça t'arrive en fait. Au même temps tout l'aspect émotionnel et perceptif reste là très longtemps en fait, même s'il n'y a plus de mots pour l'exprimer. Mais après qu'est-ce qui reste de notre humanité quand on a plus l'aspect raisonnement, même si reste l'accent perceptif qui est quand même différent de l'animal* […] *Je me dis que ce n'est pas comme ça, qu'il y a encore d'autres choses qui restent entre l'aspect émotionnel animal et l'aspect raisonnement purement humain et qui relève quand même de l'humain, pas de l'animal* (Clotilde, psychologue clinicienne, entretien du 12 décembre 2017).

L'intérêt de cet extrait réside dans la réflexion sur la condition démentielle en dehors de l'activité professionnelle que la psychologue a réellement expérimentée. En effet, elle n'a jamais rencontré des patients en phase avancée. Cela ne l'empêche pas de s'appuyer sur son imaginaire de la maladie et d'émettre l'hypothèse selon laquelle il existerait un noyau intime qui résiste à la dégradation. Cette intimité est perçue comme l'essence même de l'humanité qui persiste au cœur de l'individu même s'il ne peut plus l'exprimer dans son rapport aux autres. Il reste dès lors enfermé sur lui-même, coupé de toute communication et de toute relation à autrui. Ce n'est que par un exercice de foi qu'elle croit en l'existence de cette identité permanente.

A contrario, d'autres professionnels de santé ont besoin de trouver une explication rationnelle. Pour eux, si le malade reste un être humain vivant en permanence, c'est grâce à la capacité de l'aidant de maintenir avec lui une relation significative.

La survie des relations significatives

Comme nous l'avons évoqué plus haut, entre la perspective de la permanence de l'humanité et celle de la permanence de la subjectivité on trouve tous les points de vue de ceux qui évoquent la préservation d'une spécificité humaine enracinée dans l'ensemble des relations significatives. Dans cette catégorie, nous retrouvons tous les professionnels qui adoptent une vision plus décalée par rapport à la condition de détresse vécue par les familles. Ce sont donc ces cliniciens qui s'écartent de l'idée de la mort précoce du malade d'Alzheimer et du deuil que les aidants seraient censés faire déjà à partir du moment où ils ne sont plus reconnus par le proche malade.

Antoine nous raconte qu'une expérience différente est possible par le biais d'un cas clinique. L'un de ses patients ne reconnaissait plus sa femme mais quand il la rencontrait il continuait de sentir une espèce d'affection. Ses mains se mettaient à trembler, c'était sa façon de transmettre une véritable joie à chaque fois qu'il la voyait. C'est ce que tentent de faire comprendre les psychologues aux patients, pour les aider à surmonter les moments difficiles : C'est par exemple le cas d'Éric :

> *C'est très important dans la prise en charge parce que dans la maladie d'Alzheimer, un certain moment, à un stade évolué, le malade peut ne*

plus reconnaître son petit-fils et le petit-fils ne va pas se sentir reconnu. Mais si la personne ne reconnaît plus son petit-fils de manière consciente, elle peut le reconnaître inconsciemment comme un aide-soignant particulier avec qui il y a déjà un lien d'intimité. C'est plutôt vers ça qu'on va avec l'entourage pour ne pas leur faire vivre les choses de manière trop dramatique. Il faut qu'ils comprennent que la personne, même si elle est rendue différente par ces troubles, reste une personne à part entière. Elle n'est toujours pas partie, elle est encore là, elle est encore présente (Éric, neuropsychologue, entretien du 10 août 2016).

Si la survie des émotions primaires mise en lumière par des professionnels chargés des soins corporels, rapproche la personne malade d'Alzheimer d'une condition quasi animale, la survie des émotions « *à caractère plus social* » (Éric), qui se nourrissent de l'affection suscitée par la rencontre avec les personnes aimées, nous projette immédiatement dans la dimension humaine. De ce point de vue, les défauts de reconnaissance n'altèrent pas la substance de la relation. Mais les neuropsychologues ne sont pas les seuls à avoir remarqué cette « partie qui reste » de l'identité. Au cours de sa longue expérience d'infirmière et d'aide-soignante, Marine a appris à saisir, dans l'affection portée à l'aidant, la permanence de la subjectivité du malade qui s'appuie sur la reconnaissance réciproque. Ce qui reste de l'humain ne passerait tout simplement pas par le canal corporel. C'est l'émotion suscitée par une relation spécifique qui fait de la personne un être humain.

J'ai connu des patients où le mari appelait toujours sa femme par son prénom et il fallait absolument que la femme revienne auprès de lui […] *Quand il y a eu quelque chose de fort il y a des moments comme ça* […] *Il y a des moments où le patient va pouvoir dire une vérité, un mot, une phrase qui peut avoir du sens. Ça aussi, ça existe. Un moment comme ça, éclair. Ce qui reste ? Bah le souvenir quand même, il peut rester un souvenir pour l'aidant de l'homme ou la femme que le patient a été* (Marine, responsable des consultations en hôpital de jour, ancienne infirmière, entretien du 27 juillet 2017).

De ce point de vue, s'il est vrai que le malade conserve notamment son aspect émotif, la perspective d'une conservation, quoique à moindre échelle et de manière inconsciente, de l'histoire passée est également envisageable.

La survie de la mémoire ancienne

Dans le cadre symptomatique de la maladie d'Alzheimer, la mémoire autobiographique peut être touchée, mais certains repères du passé persistent jusqu'aux stades les plus tardifs. Indépendamment de la loi de Ribot, selon Hélène, la mémoire ancienne est longtemps conservée, la mémoire autobiographique qui forge l'identité ne peut pas s'effacer complètement. Selon elle, la mémoire autobiographique s'enracine dans les trames plus profondes de l'individu, jusqu'à être incorporée dans ses aspects essentiels.

> *Les souvenirs du passé le plus lointain sont la dernière chose qui leur reste. Du coup, ils vivent beaucoup dans le passé parce que ce sont* [les souvenirs du passé] *les seuls souvenirs qu'ils ont, le seul ancrage pour reconstruire une sorte de contexte. En tout cas, je pense que l'identité de la personne ne peut pas être affectée parce qu'elle est tellement ancrée dans la personnalité, dans l'histoire de la personne en général... La biographie influence ce que nous sommes, elle nous forme fondamentalement. Pour autant que les faits puissent disparaître, le fond reste intact* (Hélène, neuropsychologue, entretien du 17 février 2017).

Pour Marianne la conservation des souvenirs anciens ne se fait pas sans effort. Ils représentent quelque chose de précieux du soi, dont le malade ne veut pas se départir. Elle utilise précisément l'expression « *se raccrocher au passé* » pour parler de la tendance que d'autres, comme Charles, qualifient de radotage.

> *Moi, j'ai tendance à dire que comme la mémoire immédiate est touchée et donc la personne a du mal à enregistrer les faits nouveaux, elle va se raccrocher à ce qu'elle a vécu dans le passé qui a été enregistré à un moment où le cerveau fonctionnait bien. Donc de revivre ces souvenirs-là c'est rassurant parce que tu te dis « ma mémoire elle fonctionne super bien » parce que je me rappelle trucs très très très lointains qui dans mon entourage ont été complètement oubliés. La place des souvenirs récents je pense qu'elle est vacante pour ceux-là et donc tu as une tendance à vivre dans le passé et c'est rassurant parce que du coup tu as des souvenirs du passé alors que le quotidien tu l'oublies. C'est hyper angoissant* (Marianne, neuropsychologue en libéral, entretien du 24 juillet 2017).

Caroline raconte à ce propos comment parfois cet effort d'ancrage en soi se traduit dans l'écriture de sa propre autobiographie :

« *ici j'ai des personnes qui viennent consulter et qui sentent que leur mémoire n'est plus du tout ce qu'elle était et qui se lancent dans l'écriture de leur mémoire...* ». « *Et tu sens qu'il y a là quelque chose d'extrêmement salutaire* » elle continue « *C'est vital pour eux de pouvoir inscrire sur le papier ce qui risque d'être déjà en partie oublié* ».

Nicole remarque que certains souvenirs perçus comme ayant particulièrement marqué l'individu et son identité sont particulièrement précieux, au point qu'ils résistent à la perte de la mémoire engendrée par la maladie d'Alzheimer.

> *C'est extraordinaire. Des patients qui ont connu la guerre, qui ont connu les camps de concentration. J'ai eu une dame qui a écrit un livre et qui a vécu le camp de concentration. C'est quand même la valeur du passé* [...] *La personne qui a été dans les camps de concentration elle m'a tout raconté, je la vois depuis un certain moment. Et pourtant dans le bilan il y a des choses qui ont été diagnostiquées comme étant pathologiques. Et pourtant cette dame-là sur ces choses-là elle peut te raconter plein de choses et c'est ça qui... Et pourtant effectivement elle a la maladie d'Alzheimer* (Nicole, infirmière, entretien du 20 juillet 2017).

Il s'agit des souvenirs d'histoires exceptionnelles, qui valent la peine d'être racontés justement en raison de leur caractère extraordinaire. Cette exemplarité relève surtout d'expériences tragiques, comme la guerre ou la déportation, qui sont précieuses non seulement pour l'individu, mais aussi pour la communauté. Mais la mémoire des tragédies que l'on a vécues ne touche pas seulement les évènements historiques. Il existe aussi que d'autres souvenirs, liés à la sphère privée, qui sont considérés comme étant encore plus profondément liés à l'identité plus intime de la personne.

La survie des souvenirs les plus intimes

L'atteinte de la mémoire autobiographique n'impacte pas l'identité profonde, qui fait partie de l'individu et qui devient donc inconsciente, implicite, inexprimable. Cette identité reste intacte : « *la personne reste elle-même* ». Éric, fait la distinction entre « *les phénomènes conscients et les phénomènes inconscients* ».

> *Les phénomènes conscients peuvent être modulés par la maladie mais tous les faits plus archaïques qu'on a au fond de nous, tout ce qui*

nous a bouleversés, amusés, touchés au cours de notre vie, tout ça c'est quelque chose qui reste. Tout ça, ça touche moins le conscient, parce que ça devient compliqué de verbaliser, de mettre les choses dans le bon ordre, parce qu'il y a des troubles du langage, des troubles exécutifs, des troubles de la mémoire qui font perdre des souvenirs, mais cet aspect inconscient à mon avis n'est pas touché par la maladie (Éric, neuropsychologue, entretien du 10 août 2016).

Selon sa collègue, Julie « *les troubles de la mémoire qui touchent la mémoire du passé sont encore plus perturbants pour la personne qui en souffre* ». Mais si « *la mémoire de tous les jours ça ne va pas* » – lui répète souvent son patient – « *la mémoire du passé va très bien* ». Or, du point de vue du fonctionnement de la mémoire, ce ressenti n'est pas trompeur. En effet « *dans le cadre de la MA, la mémoire sémantique n'est pas touchée tout de suite ce qui fait que restent des appuis pour la personne, pour savoir ce qu'elle a fait, ce qu'elle aime, ce qu'elle a partagé avec les autres* ». La mémoire du passé est ici décrite comme une mémoire de soi-même, ou, autrement dit, la mémoire qui désigne la personne dans son intégrité. Bien évidemment, ce n'est pas tout le passé qui revient sous la forme de cette mémoire de soi. Comme Julie l'explique : « *la mémoire du passé c'est où les souvenirs sont aussi sémantisés* ». Ce sont des souvenirs qui ont été chargés d'une signification particulière, qui sont mis en valeur par l'individu et encrés dans son identité ; « *et à partir du moment où on perd cet aspect-là, on perd sa dimension autobiographique et donc l'identité* ».

La sémantisation de la mémoire autobiographique devient mémoire émotionnelle : on conserve les souvenirs qui font référence à des événements biographiques bouleversants, qui se sont imprimés dans la personne, qui l'ont changée, des moments de passage, des tournants biographiques. On ne se souvient de ce qui a un sens pour nous et avoir du sens veut dire conférer une valeur à ce souvenir. Héloïse, psychologue dans le service SSR d'un hôpital gériatrique parisien, met l'accent sur la sémantisation de ces souvenirs que les patients ont tendance à évoquer et à raconter sans cesse.

Les souvenirs que le malade nous sort cinq fois par jour ne sont pas n'importe quel souvenir. Il ne va pas nous sortir, je ne sais pas quoi, le repas de Noël. En fin de compte on parle de mémoire ancienne, mais d'un point de vue technique ce serait la mémoire autobiographique, c'est la mémoire à très long terme. Ce que vous entendez ce sont des souvenirs sémantisés. C'est fou, on est vraiment dans la sémantisation de la mémoire autobiographique. Et ils finissent pour répéter toujours la même chose (Héloïse, psychologue HDJ en SSR, entretien du 27 octobre 2017).

Pour la plupart des psychologues et neuropsychologues, la mémoire autobiographique est une mémoire épisodique qui fait référence à des épisodes particuliers ayant été sémantisés : « *cette mémoire autobiographique épisodique est conservée pendant très longtemps* » explique Ahmed « *donc on va se rappeler des épisodes très anciens pendant très longtemps et on sait aussi que ce sont des souvenirs qui ont été sémantisés* ».

> *Effectivement, on sait qu'à force de les avoir sémantisés et d'en avoir parlé ils sont mieux conservés* [...] *Après on peut sémantiser aussi la mémoire épisodique des choses qui ne sont pas les plus anciennes mais les plus marquantes, des choses qui vont revenir parfois bizarrement d'ailleurs. On sait qu'il y a des patients qui parlent de la perte d'un enfant ou de la guerre qui pourtant était moins anciens d'autres souvenirs qu'ils avaient oubliés. Donc effectivement je pense que le facteur émotionnel est important et la prise en charge travaille beaucoup là-dessus.* [...] *Certainement il y a des choses dans la vie qui marquent et qui vont laisser des traces. Ce sont les souvenirs émotionnellement plus marquants qui vont rester malgré la maladie* (Ahmed, neuropsychologue, doctorant, entretien du 28 juillet 2017).

D'après cette lecture, ce n'est pas le gradient de Ribot qu'il convient de faire valoir, comme le soulignent nombre de cliniciens. Des événements de la vie peuvent être conservés indépendamment de leur ancienneté. Comme le dit si bien Charles, « *ce qui compte surtout c'est la charge émotionnelle* ». À partir du constat selon lequel les souvenirs les plus longtemps conservés sont les souvenirs chargés d'émotions, il distingue les types d'événements qui suscitent le plus d'émotion chez les patients. Il met ainsi en lumière un attachement aux souvenirs d'épisodes marquants et, tout particulièrement, aux souvenirs d'un passé tragique, potentiellement traumatisant. Il s'agit d'abord de fragments autobiographiques ayant croisé l'histoire collective. Cela rejoint le point de vue de sa collègue Danila :

> *Ce sont plus souvent ceux qui ont vécu la guerre qui souffrent de la perte d'un passé qui correspond à leur histoire personnelle. J'ai eu des patients qui écrivaient des livres sur la déportation pour ne pas perdre ce passé. Je pense que pour ces patients c'est dramatique de perdre cette histoire qu'ils ont besoin de transmettre. Ils en ont qui ont besoin de transmettre ça à leur famille et d'autres qui ont un sentiment de devoir plus social que si on parle plus de ça les gens oublieront* (Danila, neuropsychologue, entretien du, 29 novembre 2017).

Mais il s'agit aussi des tragédies tout à fait personnelles, qui deviennent les composantes plus intimes et précieuses de la personne : ce qui ne peut pas être perdu sans perdre en même temps soi-même ou, comme l'exprime Charles, ces souvenirs sans lesquels, si on les perd, « *j'aurais du mal à dire qu'il a une subjectivité qui s'exprime là-dedans* ». Éléonore parle en ces termes des témoignages de la guerre ou de la déportation racontés par certains patients atteints de la maladie d'Alzheimer :

> *Il y a des gens qui me racontent des histoires comme ça : « j'étais enfant et quand la sirène sonnait, le moment de quitter la maison en pyjama avec mon frère on allait dans le bunker », ils se souviennent des bombardiers, des bruits… Quand ils le racontent on a l'impression de voir les images, tellement c'est vivant dans leur souvenir. Et quand ils le disent il y en a qui ont les larmes aux yeux* […] *C'est quelque chose d'ancré en eux, profondément dans leur histoire, mais aussi dans leurs émotions* […] *C'est comme si la mémoire gardait l'émotion de cette chose-là…* (Éléonore, infirmière, entretien du 1er août 2017).

Les souvenirs de la guerre s'effacent rarement, que ce soit en raison du « devoir de mémoire », comme l'appelle Charles, ou en raison de la charge émotionnelle qu'ils véhiculent, comme le dit Éléonore. Dans ce dernier cas, même les souvenirs des événements personnels étant très chargés émotionnellement à cause de la douleur et la souffrance qu'ils évoquent résistent très longtemps à la dégradation : « *on a du mal à envisager qu'on peut un jour oublier la souffrance de tous les deuils de notre passé* », conclut Éléonore.

Un point de vue ambigu auprès des professionnels

Dans les paragraphes qui précèdent, nous avons d'abord analysé la question de la disparition du sujet à travers les symptômes de la maladie d'Alzheimer qui ont pour effet la détérioration d'humanité et de la subjectivité. Nous avons ensuite posé la question de la permanence des caractéristiques permettant de définir la personne malade comme étant toujours humaine et toujours elle-même. Les professionnels ont formulé des réponses très variées. Amenés à réfléchir sur ces questions, ils font part de leurs représentations implicites de l'humanité et de l'identité.

En général, personne n'a explicitement déclaré que le malade d'Alzheimer devient une non-personne, un non-humain ou un non-sujet. Pourtant, les plus pessimistes ont décrit l'état du malade d'Alzheimer comme celui qui se rapproche le plus de l'expérience corporelle des animaux. D'autres, qui sont les plus nombreux, réfutent l'idée selon laquelle la détérioration cognitive est un retour en arrière dans l'histoire évolutive de l'être humain. Pour eux la question n'est plus de savoir si le malade reste un être humain, ce qui n'est pas remis en question, mais s'il reste le même être humain qu'il était auparavant. La question se pose sur le plan de l'identité, tout comme le dit Louise : « *Ça touche le cerveau, ça touche la mémoire, ça touche l'identité,* [...]. *Ça touche aussi la définition de l'humanité, le sentiment de l'identité de toute la société* ».

D'après ce que nous avons constaté, les cliniciens définissent l'essence de la condition humaine par le biais de deux grandes visions de l'identité que nous avons repéré dans l'histoire de la pensée philosophique : le logocentrisme et le mnémocentrisme. Pour ceux qui optent pour le point de vue logocentrique, et tout particulièrement, les neurologues et les neuropsychologues qui s'intéressent à la recherche biologique ou psychopathologique, mais aussi comme c'est le cas, par exemple, de l'orthophoniste, l'intelligence est une caractéristique fondamentale de l'être humain et c'est justement la dégradation de cette intelligence qui est la plus terrifiante à supporter, bien plus que la perte de la mémoire ancienne qui reste intacte jusqu'aux stades les plus avancés de la maladie d'Alzheimer. La perte des facultés supérieures atteint surtout les fonctions exécutives, le langage, la mémoire récente, l'autonomie, le comportement et la personnalité, autant de caractéristiques qui définissent l'image sociale, soit le masque par lequel l'individu a toujours été identifié comme étant la même personne, reconnaissable par autrui et par lui-même. Ces professionnels réduisent donc l'identité individuelle au concept de personnalité ou de caractère qui pour Ricœur constituait l'identité *ipse* : une identité que l'on pourrait qualifier de superficielle.

Pour ceux qui adoptent le point de vue mnémocentrique, comme certains psychologues cliniciens (surtout lorsqu'ils s'occupent du suivi, plutôt que du diagnostic) et les neuropsychologues très attentifs à la dimension subjective et à l'histoire biographique, mais aussi pour la plupart des infirmières et des aides-soignantes, pour la psychométricienne et l'assistance sociale, l'identité ne correspond pas à la dimension sociale mais à une dimension plus intime, plus essentielle, qu'ils définissent par le terme d'identité subjective et qu'ils identifient avec la survie ou non de la mémoire autobiographique. L'on retrouve ici, encore une fois, le point de vue de Ricœur qui associe l'identité de la personne humaine à l'identité *idem*, celle-ci correspondant à la subjectivité de l'individu.

Selon cette perspective, la mémoire autobiographique devient la base du maintien de l'âme et sert à sauver le malade d'Alzheimer de l'image dégradée d'un dément sans esprit, quelqu'un qui serait déjà mort avant que le corps ne disparaisse. Pour Héloïse, psychologue clinicienne spécialisée en suivi thérapeutique, « *perdre la mémoire c'est comme perdre l'identité* ». C'est aussi ne plus reconnaître les autres qui nous ont fait exister. La personne est complètement isolée du monde et de soi-même. Elle donne l'exemple d'une dame qu'elle appelle « *Madame au chapeau* », une malade très dégradée qu'elle avait vu une fois s'attaquer à son propre reflet dans le miroir. Pour elle c'était intéressant de voir le phénomène d'apparition en surface des structures psychiques profondes (comme c'est le cas de l'inconscient). Effectivement, l'inconscience est le plus fréquemment associée à la condition du malade d'Alzheimer. Une vision qui se rapproche effectivement d'une anticipation de la mort. Au début, c'est l'image sociale, construite tout au long de l'existence, qui s'efface petit à petit. Il s'agit plutôt à ce stade d'une mort sociale, parce que « *la société* » comme l'affirme Marine « *rejette assez facilement le néant, le non performant, le non beau, le non jeune, le non mince, et tout ça* ». Mais ensuite, cette mort sociale fait totalement disparaître l'individu, face à ses proches et à soi-même.

L'image la plus dramatique de la maladie d'Alzheimer correspond à sa représentation en tant que mort anticipée affectant l'individu dans ses caractéristiques intellectuelles. « *C'est comme si en fait la personne elle est là, elle est dans son corps, mais elle ne va plus mettre du sens en ce qu'elle pourrait faire* », dit Aminata, l'assistante sociale « *en ce sens-là on dit bah c'est une autre personne…* ». Dans ce cas les termes sont rarement aléatoires : dire « *c'est une autre personne* » n'affecte pas le statut du sujet vivant, mais la personne telle qu'elle est. Il s'agit de ce que les psychologues cliniciens, à l'instar de Mary et de Clotilde, appellent le « *deuil blanc* », image poétique qui résume le fait dramatique de faire le deuil de la personne malade alors qu'elle est toujours vivante. Ce deuil blanc se distingue du deuil noir assimilé à la mort du corps, et marque le passage vers une mort avancée qui n'implique que l'esprit. « *Comment pleurer la perte de quelqu'un qu'on a en face ?* » se demande Mary. Le deuil blanc devient douloureux alors que la perte de la mémoire par le malade est synonyme de la non-reconnaissance du proche aidant. Mais dans ce cas la psychologue parle de la possibilité et de la nécessité d'accompagner le proche aidant à « *colorier le deuil blanc* » :

> *Ça doit être très douloureux de faire ce deuil de la personne alors que cette personne est toujours là dans le côté lourd quoi… Ils parlent de leur conjoint au passé même si effectivement il est toujours là, qu'il faut encore l'accompagner. C'est dur il n'y a pas de réponses […] C'est une maladie qui n'a pas de sens et l'être humain a besoin de mettre du sens. C'est parce qu'ils pensent que le patient ne s'intéresse plus à eux, ou pas suffisamment ? Or, ce sont des situations complexes qui arrivent souvent parce que si tu n'es plus dans la mémoire de la personne c'est comme si pour cette personne tu n'existes plus en fait* (Marie, nuropsychologue, entretien du 12 décembre 2017).

Nous avons exposé dans ce chapitre le point de vue professionnel de la pathologie clinique (*disease*). Celle-ci ne se limite pas à une vision homologuée que l'on supposerait uniforme. Cette notion d'une culture biomédicale, comme le dit l'anthropologue italien Giovanni Pizza, « est apparue inefficace pour comprendre les politiques et saisir les actions réelles mises en œuvre par les personnes en chair et os qui habitent le système » (Pizza, 2005, p. 130, traduction de l'auteure). Notre recherche a tenté d'aller au-delà du concept rigide de « culture biomédicale » qui s'est cristallisé dans une sorte de « mot passe-partout » valable dans tous les contextes cliniques. Comme l'a démontré Lara Keuck, la construction de la catégorie neuropathologique de maladie d'Alzheimer à partir du cadre psychiatrique de la démence, ne dépend pas seulement des modèles scientifiques qui se sont succédé, mais aussi des objectifs contingents (même politiques) et des conditions pratiques de leur application dans les différents contextes de la recherche et de la clinique (Keuck, 2017, p. 48).

De surcroît, les anthropologues qui se sont intéressés aux discours biomédicaux sur la maladie d'Alzheimer, en critiquant de manière virulente la médicalisation du vieillissement cognitif (Cohen, Leibing, 2006) ont soutenu que le discours biomédical sur la maladie d'Alzheimer a servi à discipliner la notion de sénilité entendue comme l'ensemble des changements physiques, psychologiques et comportementaux considérés comme dysfonctionnels et qui accompagnent l'avancée en âge (Cohen, 2006, p. 1). En particulier, en ce qui concerne la démence sénile, la production du savoir biomédical sur la sénilité a fini par définir des espaces de gestions du déclin cognitif de la personne âgée et les limites entre la dégénérescence normale et pathologique. À ce propos, Elisa Pasquarelli, remarque le caractère totalement arbitraire et normatif de cette démarcation.

Or, il est aussi vrai que la politique de normalisation opérée par la biomédecine nécessite toujours une demande d'approbation de la part des sujets médicalisés (Ranisio, 2012, p. 68). Cela se manifeste également en matière de vieillissement cognitif et de démence sénile. Dans notre société la médicalisation des catégories sociales considérées comme fragiles est une composante essentielle, voire indispensable, de leur droit à la santé. Par conséquent, nous ne nous pouvons pas nous contenter d'analyser *a priori* le point de vue biomédical sur la maladie d'Alzheimer dans les seuls termes d'une médicalisation du vieillissement cognitif : réduire la recherche anthropologique à une vision purement anti-normative trahit à notre avis une position rigide présupposée, qui ne tient pas compte de la complexité des facteurs en jeu et de la multiplicité des acteurs réels, actifs quotidiennement dans le champ de la clinique.

C'est grâce à une recherche de terrain élargie à différents milieux hospitaliers, acteurs et points de vue, que nous avons pris connaissance des différentes approches professionnelles lesquelles, à partir d'une même définition scientifique de la maladie, quoique nuancée, incomplète et imprécise, s'enrichissent des caractères particuliers relevant de la formation disciplinaire, de l'activité professionnelle, du rôle joué au sein de l'équipe médicale, du contexte spécifique de la clinique et de la prise en charge promue par la structure hospitalière où associative. Enfin, un dernier point mais pas des moindres, des valeurs personnelles et des approches psychologiques, morales et éthiques de chaque individu pèsent de manière considérable sur la décision de devenir clinicien. En définitive, la vision professionnelle de la maladie d'Alzheimer est fort hétérogène et dépend de plusieurs facteurs qui s'échappent à la seule définition diagnostique.

Or, toutes ces représentations professionnelles relèvent de significations sous-jacentes beaucoup plus complexes qui restent pour autant au fond de la négociation scientifique et de la réitération clinique du diagnostic de maladie d'Alzheimer. Cela relève aussi d'une véritable *épistémè* dont parfois les cliniciens et les scientifiques ne sont pas conscients. Dans le chapitre qui suit, nous allons analyser et retracer la généalogie de cette « Alzheimer ». Il s'agit d'un concept symbolique qui recouvre les différentes notions établies par des professionnels en matière de prise en charge des malades, en fonction des représentations culturelles de la pathologie et des atteintes sociales qui en sont le corollaire.

Chapitre 4

Vers une généalogie de l'« épistémè Alzheimer »

L'histoire de la nosologie : de la démence sénile à la maladie d'Alzheimer

Les tentatives qui consistent à tracer une frontière entre le vieillissement normal et pathologique ne datent pas d'hier. Au cours des siècles, l'hypothèse largement partagée consistait à dire que l'avancée en âge était la cause principale de la démence. Dès le XIXe siècle, le concept de démence sénile s'impose comme quintessence de la condition de vieillissement. Ainsi, la démence sera progressivement perçue comme une calamité naturelle spécifique à la vieillesse. Ensuite, entre les XXe et XXIe siècle, avec la création de la catégorie diagnostique de maladie d'Alzheimer, la médecine s'est emparée du concept de démence pour définir une forme purement pathologique qui ne puisse plus être confondue avec la sénilité (Cohen, 2006, p. 3-7). Mais l'ambiguïté autour de la nature pathologique du vieillissement cognitif est encore loin d'être définitivement résolue (Kaufman, Shim et Russ, 2004).

Les efforts pour la lever sens sont pourtant nombreux. La reconstruction historique de Jess Ballenger (2006) passe en revue les trois étapes du développement de la maladie : la création de l'éponyme, le débat scientifique autour de la pathologie, le renforcement de la nosologie.

1. Une forme de démence présénile marque la première phase de la maladie d'Alzheimer. La première patiente d'Aloïs Alzheimer, Auguste Deter, était relativement jeune lorsqu'elle commença à manifester les symptômes typiques de la démence sénile. Par conséquent, dans son cas, la question de la distinction entre le vieillissement normal et pathologique ne se posait pas : la nature pathologique de la maladie d'Alzheimer a été expliquée par la précocité du

vieillissement. Le 26 novembre 1901, dans la clinique pour déments et épileptiques de Francfort, Alzheimer rend visite pour la première fois à August D. La femme est arrivée à la clinique quelques mois auparavant, amenée par son mari qui avait remarqué des troubles de la mémoire récente et lointaine, la diminution progressive de l'attention, un état de distanciation par rapport à la réalité, l'agitation déambulatoire et une tendance à négliger les tâches ménagères (Maurer et Maurer, 1999, p. 30). Pendant huit mois, la dégradation cognitive et une perte progressive de la mémoire entraînent des troubles du langage et des fonctions instrumentales, et ensuite des délires paranoïaques et des états hallucinatoires plus fréquents[1].

Ce cadre clinique complexe interpelle Alzheimer, qui établit un lien entre ces multiples dysfonctionnements et les symptômes de la démence sénile. Il est tout d'abord persuadé d'avoir découvert une forme de démence présénile et, donc, pathologique (Maurer et Maurer, 1999, p. 198). Toutefois, l'approche purement clinique basée sur l'observation phénoménologique de la détérioration n'était pas suffisante pour donner lieu à la création d'une nouvelle catégorie pathologique. Pour créer la nosologie et convaincre la commune scientifique à prendre en charge médicalement des malades comme Auguste, il fallait trouver les causes de cette démence présénile.

Comme le souligne Margaret Lock (2013, p. 70), la question qui se pose à ce moment est de définir la nosologie médicale sur la base d'une étiologie neuropathologique en faisant correspondre les symptômes démentiels et les lésions cérébrales de nature organique. Pour ce faire, après le décès de la patiente, le médecin observe grâce à l'examen autoptique la présence dans le cerveau de matériels histologiques pathogènes ; ce sont des plaques et des amas de nature protéique. Ensuite, d'autres autopsies effectuées sur le cerveau de ses patients confirment l'hypothèse d'Alzheimer, lui permettant d'identifier des plaques séniles qui, selon lui, sont à l'origine des symptômes démentiels. Il découvre ainsi une forme de dégénérescence

1. Toutes ces informations sont bien documentées dans le dossier clinique retrouvé par Konrad Maurer, psychiatre de Francfort en 1995 (Maurer, Volk et Gerbaldo 1997 ; Maurer, Volk et Gerbaldo, 1997 ; 2000).

présénile d'origine neurologique qui dorénavant portera le nom de maladie d'Alzheimer (Graeber et Mehraein, 1999).

Aloïs Alzheimer adopte la vision somatique d'Émile Kraepelin, neuropsychiatre allemand, fondateur de l'approche taxinomique en psychiatrie. Ce dernier salue avec enthousiasme la création de l'éponyme : il inclut la maladie d'Alzheimer dans son *Traité des maladies mentales* selon la définition qu'Alzheimer lui avait réservée (Maurer et Maurer, 1997, p. 221).

2. La seconde phase est marquée par le débat autour du statut physiologique ou pathologique de la démence sénile. L'âge était en effet un critère de classement des pathologies reconnu à l'époque qui empêchait de compter parmi les démences séniles les cas de jeunes patients. Ainsi, Alzheimer et Kraepelin ont pu affirmer que la démence sénile était la conséquence du vieillissement cérébral et que la dégradation cognitive touchant les patients plus jeunes devait être expliquée comme étant une maladie organique. D'après leur point de vue, la précocité des symptômes du déclin cognitif suffisait pour considérer la maladie d'Alzheimer comme une forme pathologique de démence présénile. Ainsi, l'acte de naissance de la nosologie médicale de maladie d'Alzheimer correspond à un processus de « Alzheimerisation du vieillissement cognitif ».

On en conclut dès lors que l'« Alzheimerisation du vieillissement cognitif » a été l'élément fondamental, voire le seul élément significatif, qui rend légitime la naissance de la maladie d'Alzheimer.

Cependant, selon le neuropsychiatre Oskar Fischer, collaborateur d'Arnold Pick au laboratoire de recherche neuropathologique à Prague, qui avait effectué les mêmes autopsies cérébrales et observé les mêmes agrégations histologiques que celles découvertes par Aloïs Alzheimer, ces dommages cérébraux n'étaient pas la cause d'une condition pathologique mais la conséquence du vieillissement naturel. Ainsi il récuse la création d'une nouvelle catégorie médicale à base neurologique (Goedert, 2009). Il devient évident que la catégorie diagnostique de la maladie d'Alzheimer, telle que définie par Kraepelin, ne se distingue pas nettement de la sénilité ni d'un point de vue neuropathologique, ni d'un point de vue clinique (Dillman, 2000, p. 143).

Ce constat marque la période que Ballenger qualifie de « *Dark Age* » (Ballenger, 2000, p. 83 ; Ngatcha-Ribert, 2012, p. 109), où la reconnaissance de la maladie d'Alzheimer comme entité pathologique est momentanément écartée, au profit de la conceptualisation d'un syndrome psychiatrique à étiologie multiple, appelé jusqu'aux années cinquante « syndrome cérébral organique » (Derouesné, 1994, p. 49).

C'est à ce sujet qu'Elfriede Albert prononce en 1962 une conférence intitulée significativement *Démence sénile et Alzheimer – la même maladie ?* La question continue d'être posée dans les années successives : y a-t-il une distinction quantitative ou qualitative entre les changements cliniques et neuropathologiques des personnes âgées et des maladies Alzheimer ? (Blessed, Tomlinson et Roth, 1966 ; 1968). Encore aujourd'hui, certains experts expriment des précautions à accepter la conclusion qu'il s'agit bien de deux entités différentes, dont l'une pathologique et l'autre physiologique (Whitehouse, 2007).

3. Enfin, au cours de la troisième phase, on observe un intérêt croissant, sur le plan scientifique, social et politique, pour la pathologie. À partir des années 1960, les efforts en matière de recherche visent à retracer les causes de la maladie. Ensuite, durant les années 1970, le nombre statistique des personnes âgées ayant reçu un diagnostic de maladie d'Alzheimer devient tellement élevé, que l'attention de la société se concentre sur la recherche biomédicale et pharmaceutique.

Les années 1970 voient aussi la création de deux organismes, le National Institute on Aging (NIA) et l'Alzheimer Disease and Related Disorders Association (ADRDA). Mais c'est surtout dans les années 1980 que la vision somatique de la maladie d'Alzheimer est définitivement réaffirmée grâce au paradigme des biomarqueurs (chimiques et génétiques) considérés comme les précurseurs des lésions cérébrales. La notion de maladie d'Alzheimer s'impose définitivement comme terme médical, largement employé dans le contexte du vieillissement des sociétés occidentales. Ici, l'association entre la démence et l'âge sénile est renouvelée sous la forme d'un diagnostic médical qui sera de plus en plus considéré, de manière paradoxale, comme une condition, à la fois normale et pathologique, de la vieillesse (Ngatcha Ribert, 2012, p. 135).

À ce propos, le neuroscientifique Rober Katzman (1976) distingue la maladie d'Alzheimer sous une forme précoce (avant 60 ans) et classique (chez les personnes âgées de 60 ans ou plus). Devenue la quatrième cause de mortalité aux États-Unis, cette pathologie terrifiante est qualifiée par le neuroscientifique de terrible *killer*.

Dans les années 1990, le gérontologue et psychiatre Robert Butler, dans un ouvrage au titre évocateur *The Longevity Revolution* (1998), accuse la société contemporaine américaine d'« âgisme ». Il tient également à cette occasion à préciser que la décadence cognitive ne fait pas partie du vieillissement naturel : elle serait plutôt la conséquence des pathologies spécifiques (Pasquarelli, 2018, p. 39). En même temps, il alerte la société en des termes catastrophistes quant à l'imminence d'une épidémie de maladie d'Alzheimer qui affecterait la population nord-américaine comme une bombe à retardement (« *a ticking time bomb* ») (Lock, 2013, p. 40).

À partir de ce moment-là, nous assistons à un processus diamétralement opposé au précédent : à l'« Alzheimerisation du vieillissement cognitif » a fait suite le « vieillissement de la maladie d'Alzheimer ». Mais les deux mouvements s'intègrent sans cesse jusqu'à nos jours.

Interrogée à ce sujet, Marguerite explique très bien l'évolution dans la définition médicale de la maladie d'Alzheimer qui s'est produite au cours de l'histoire, en ce qui concerne l'âge des malades :

> *Aloïs Alzheimer a découvert la maladie chez une patiente jeune, il a décrit un cas de démence précoce hein ! C'est après les années 70 qu'on a dit qu'un dément âgé c'était aussi un malade d'Alzheimer, c'est en continuité, c'est la même maladie. Et là maintenant on est en train de revenir sur les modèles en disant finalement que la forme jeune et la forme tardive ne sont pas tout à fait les mêmes maladies. On est en train de les redissocier un peu sur le plan physiopathologique. Donc il y a une sorte d'aller-retour par rapport à ça qui probablement est dû au fait qu'on est allé trop loin dans le diagnostic de maladie d'Alzheimer dès que la personne âgée perdait un peu les ressources cognitives* (Marguerite, neurologue, entretien du 11 juillet 2017).

Cet « *aller-retour* », comme l'appelle Marguerite, marque depuis lors le rapport entre l'« Alzheimerisation » du déclin cognitif et le « vieillissement de la maladie d'Alzheimer », à savoir l'association de la pathologie avec l'avancée en âge.

Si Aloïs Alzheimer avait défini la maladie d'Alzheimer comme une démence sénile apparue trop précocement, en dissociant très clairement le vieillissement normal du vieillissement pathologique, aujourd'hui les personnes âgées sont considérées les plus vulnérables face à cette pathologie. Les frontières entre la démence sénile et la maladie d'Alzheimer sont ainsi devenues vagues et imprécises. Par conséquent, la formulation du diagnostic de maladie dont la vocation était de libérer les vieillards du stigmate de la démence, a eu pour seul effet de considérer le vieillissement comme synonyme de dégénérescence cognitive.

C'est dans ce contexte que prend naissance la catégorie diagnostique de la maladie d'Alzheimer. Dès le début de sa recherche sur la démence présénile, l'objectif d'Aloïs Alzheimer était de soustraire à la psychiatrie l'autorité et la compétence nécessaires pour traiter la démence sénile, afin de pouvoir compter cette pathologie parmi les maladies neurologiques. Le but était de mettre à l'écart, d'une part, la tendance à confondre la démence avec la folie et, d'autre part, le lien implicite entre démence et personnes âgées.

Fidèle au principe gériatrique qui consiste à distinguer radicalement la démence et la sénilité, il pointe plus ouvertement vers la création d'une « vraie maladie » d'origine neurologique et pas psychiatrique. En définitive, la libération de la démence du stigmate de la folie s'accompagne à la libération des personnes âgées du stigmate de la démence. Dans ce double processus, la neurologie s'est imposée, en dehors de la psychiatrie et de la gériatrie, comme la seule discipline à même de traiter la maladie d'Alzheimer qui faisait désormais partie des troubles neurologiques. Par rapport à l'approche gériatrique, l'approche neurologique de la maladie d'Alzheimer a ainsi été un moyen plus efficace pour mettre fin à l'assimilation de ce trouble au vieillissement normal (Lock, 2013, p. 29).

La recherche incessante des bases organiques de la démence, débutée à l'époque d'Aloïs Alzheimer, avance ultérieurement à partir des années 1980. En 1984 Glenner et Wong parviennent à isoler un peptide qui représente la composante chimique principale des plaques séniles, alors que Brion procède à l'analyse des filaments et des amas (Ngatcha-Ribert, 2012, p. 116). Ensuite, ont été réalisées des études génétiques du précurseur du peptide Aβ (βAPP) cloné en laboratoire (Goldgaber *et al.*, 1987 ; Kang *et al.*, 1987 ; Tanzi *et al.*, 1987). Cela a permis de démontrer que des mutations génétiques de cette molécule sont à l'origine des agrégations amyloïdales et neurofibrillaires pathogènes. Dans le prolongement de ces découvertes, d'autres études se sont succédé pendant vingt ans, qui ont mis en lumière le rôle de différents locus génétiques, dits « gènes de la préséniline-1 » et « gène de la préséniline-2 » (Lock, 2013, p. 133).

Or, malgré l'enthousiasme du début (Levy *et al.*, 1990 ; Hardy et Allsop, 1991), dans les années 2000 l'hypothèse de la valeur prédictive de ces mutations génétiques dans la survenance de la maladie d'Alzheimer, qu'elle soit précoce ou tardive, n'a plus cours (Lock, 2013, p. 132). La question porte désormais davantage sur le rapport entre les facteurs génétiques et épigénétiques (Pasquarelli, 2018 p. 63). On considère désormais que le phénotype individuel est le résultat de l'interaction entre facteurs génétiques et environnementaux, d'une part, et les conditions et les parcours de vie, d'autre part. Par ailleurs, la plupart des maladies génétiques avérées, ont été provoquées non pas par un gène unique mais par un ensemble des gènes pathogéniques en interaction avec des facteurs épigénétiques (Lock, 2013, p. 156).

Philippe, gériatre rencontré dans le cadre de notre recherche, exprime son point de vue sur la question :

> *Ça va être compliqué parce que c'est une maladie qui intéresse le génome et sur plusieurs types de gènes différents. Alors ce n'est pas un gène, une maladie, mais ce sont plusieurs gènes qui provoquent des facteurs qui exercent une influence les uns sur les autres pour qu'il y ait la production de protéine anormale. Intervenir auprès de plusieurs gènes et auprès de parties de gènes différentes là on est même plus dans la thérapie moléculaire on est dans la micro-génétique d'Alzheimer* [...]

C'est pour ça qu'il faut bien analyser les choses et c'est encore trop complexe de comprendre le fonctionnement de ces maladies et donc de les soigner (Philippe, gériatre, entretien du 1er août 2017).

Dans ce contexte, la recherche d'un ensemble limité et discret de causes neuropathologiques perd le sens qu'elle avait auparavant. Même dans la recherche génétique, le principe de la certitude est remplacé par le principe statistique de probabilité et de prédisposition au risque. Ce principe fait partie d'un modèle épistémologique que l'on retrouve, selon Ian Hacking (1990) dans les sociétés modernes, identifiées par Ulrich Beck comme étant des « sociétés à risque » (Lock, 2012, p. 12). Incapables de distinguer entre connu et inconnu, ces sociétés sont en proie à une anxiété sociale diffuse face aux dangers les plus variés (Beck, 2007, p. 5). De même, le sociologue français Robert Castel (1981), met l'accent sur le sentiment d'insécurité permanente qui hante l'individu et qui fait de la « gestion des risques » une nouvelle forme de contrôle étatique.

C'est à l'appui de toutes les références précitées que Margaret Lock se demande comment la recherche des origines génétiques de la maladie d'Alzheimer a abouti à la production d'un « risque incorporé » (Lock, 2013, p. 77). Certes, la recherche sur les biomarqueurs devait servir à faire de la maladie d'Alzheimer un phénomène naturel et ainsi déresponsabiliser les personnes atteintes des dysfonctionnements cognitifs associés. Mais, comme nous le verrons dans le prochain paragraphe, dans le cas d'une maladie incurable telle qu'Alzheimer, la question ne se pose plus au niveau thérapeutique mais plutôt au niveau préventif. C'est dans le cadre des sociétés occidentales que la question de la prévention des maladies neurodégénératives peut être posée en termes de responsabilité individuelle en matière de contrôle et de gestion de sa propre santé.

La maladie d'Alzheimer à l'horizon de la médecine préventive

À partir des années 1970, les premiers efforts dans le domaine du traitement des maladies neurodégénératives se concentrent sur la recherche de thérapies pharmaceutiques. Dans un contexte où la prise en charge des maladies neurodégénératives relevait encore largement de la compétence des gériatres et des psychiatres, la première préoccupation fut de combattre les effets de la détérioration mentale sur l'intégration des malades dans la société. Pour ce faire, il semblait nécessaire de présenter la maladie d'Alzheimer en tant que maladie curable ou, tout au moins, traitable cliniquement. Comme l'avait souligné Robert Butler (2008), la démence n'est pas une fatalité du vieillissement physiologique et nécessite donc une prise en charge. Cet appel de nature éthique a été fondamental pour sensibiliser la société et les politiques quant à la nécessité d'un investissement public majeur dans la recherche scientifique sur les thérapies médicamenteuses contre la maladie d'Alzheimer.

Les premiers pays à adopter des politiques d'investissement public en ce sens sont les États-Unis et le Royaume Uni (Lock, 2013, p. 13). Pour l'historien Jesse Ballenger (2000), cette occurrence est d'importance cruciale dans la transformation des représentations de la maladie d'Alzheimer dans le monde industrialisé et, de plus en plus, dans toutes les sociétés qui enregistrent une importante progression du vieillissement de la population. Pour le sociologue Tiago Moreira (2009), c'est parce que d'importantes ressources économiques ont été allouées au développement des thérapies pharmaceutiques que le diagnostic de la maladie d'Alzheimer s'est standardisé. La pathologie a enfin été reconnue comme étant une « vraie maladie », malgré les incertitudes persistantes dans le monde médical autour de son étiologie et des mécanismes neuropathologiques sous-jacents (Ngatcha-Ribert, 2012, p. 158).

Parmi les gériatres que nous avons interviewés, Samuel nous expose le point de vue le plus précis sur la question :

> *On a trop le modèle des maladies aiguës dans le modèle médical. C'est le modèle qu'on applique par exemple à l'angine, où on a la cause, on découvre des antibiotiques, on soigne le malade, tout le monde est content. Ça ne marche pas avec les maladies chroniques. On ne trouvera pas un traitement pour la maladie d'Alzheimer. Il y aura seulement des substances chimiques pouvant jouer sur tel ou tel facteur de la maladie mais il n'aura pas un traitement. L'étiologie de la maladie d'Alzheimer est multifactorielle et on ne trouvera pas le moyen d'agir sur l'ensemble*

de ces facteurs. Je peux complètement me tromper [...] *Peut-être demain on trouvera les gènes, on saura les manipuler et les transformer ; alors ma vision sera complètement fausse mais je ne crois pas que le capital génétique explique tout* (Samuel, gériatre, entretien du 19 juillet 2017).

En définitive, l'efficacité de ces médicaments a désormais déçu les attentes (Ngatcha-Ribert, 2012, p. 163) et le rapport entre les coûts et les bénéfices de leur usage reste insuffisant (Gauthier, 1999 ; Pryse-Phillips, 1999). En France, par exemple, le rapport HAS 2008 recommande de s'abstenir de proposer la thérapie médicamenteuse comme étant le seul traitement possible. Dès lors, l'enthousiasme autour de la recherche pharmaceutique a laissé place à une nouvelle prise de conscience. La requalification de la maladie d'Alzheimer au rang de pathologie médicale traitable sur le plan clinique, a contribué à la dédramatisation de la démence sénile et à revaloriser le malade, dont le droit aux soins est désormais socialement reconnu.

En même temps, le traitement thérapeutique des symptômes soulage surtout l'entourage en favorisant une meilleure gestion de la relation malade-aidant. En outre, il permet de nourrir l'espoir de garantir le plus longtemps possible une condition de vie acceptable. Toutes ces avancées ont poussé le public et les professionnels à focaliser leur attention sur l'accompagnement intégré du malade et de tout son entourage, ainsi que l'exprime le slogan de France Alzheimer : « un malade, c'est toute une famille qui a besoin d'aide »[2].

Enfin, en ce qui concerne les patients, face aux nombreux échecs thérapeutiques, la prévention a été de plus en plus valorisée comme nouvelle piste d'intervention pour la clinique biomédicale. C'est quelque chose qui revient souvent chez les interlocuteurs qui demeurent vagues ou pétris de contradictions sur l'usage du médicament et sur l'espoir de trouver un traitement pharmaceutique. Certains, comme Victor, expliquent que c'est justement parce qu'il n'y a pas de médicament, qu'il faut traiter la maladie avant que les symptômes apparaissent :

2. Site internet de France Alzheimer. [En ligne] : www.francealzheimer.org/ (Date de consultation : 7 décembre 2021).

Vous le savez, il n'y a pas de médicaments et donc plus on détecte précocement la maladie plus les patients peuvent bénéficier d'un traitement. Quand on est à la phase de démence ou d'état de la maladie c'est déjà trop tard. Donc la maladie d'Alzheimer c'est une maladie qu'on ne pourra traiter que si on le fait avant que les symptômes soient trop établis (Victor, neurologue, entretien du 20 octobre 2017).

La plupart des professionnels sont unanimes quant à deux types de remèdes relatifs au premier stade de la maladie : dans les phases précoces ou même présystématiques, « *pour éviter le pire* » ils visent la prévention pré-diagnostic ou post-diagnostic ; dans les phases plus avancées, « *si le pire s'installe* » c'est plutôt l'accompagnement post-diagnostic qui est préconisé sous la forme d'une prise en charge globale qui inclut la relation avec les aidants familiaux.

Cet élan partagé vers la prévention remonte à une histoire de longue date. En 1987 les gériatres américains Rowe et Kahn définissent le *succesful aging,* un concept qui constitue le principe fondamental de la gérontologie. À la croisée entre une notion médicale et un idéal éthique, le terme désigne l'objectif souhaitable et fortement valorisé d'accepter de vieillir tout en restant en bonne santé. Cet objectif s'oppose tout d'abord au vieillissement pathologique, c'est-à-dire à un processus dans lequel l'avancée en âge s'accompagne d'un certain nombre de maladies chroniques, retentissant négativement sur la qualité de vie et déterminant une perte progressive de l'autonomie. Mais cet objectif s'oppose aussi au vieillissement normal, qui pour les gériatres correspond à un déclin physiologique de la vitalité physique et des capacités intellectuelles auquel fait suite la tendance à l'isolement et à l'abandon des anciens centres d'intérêt. Bien évidemment, cette définition présuppose que le vieillissement est une condition potentiellement pathogène et un facteur de risque de fragilisation et de vulnérabilité. L'individu est donc invité à adopter un certain nombre de mesures pour se défendre contre les conséquences négatives de la vieillesse. Ce discours porte en soi un certain nombre de contradictions implicites : pour réussir son propre vieillissement il faut faire tout le possible pour éviter le vieillissement.

Cet idéal de *succesful aging* est au cœur de la politique du « bien vieillir ». Traduit en France sous le titre de « vieillissement réussi », dans le Plan National Bien vieillir 2007-2009, il est défini comme un état qui « concerne les individus qui gardent des fonctions physiologiques très satisfaisantes jusqu'à un âge avancé malgré l'existence de pathologies, ou bien les personnes qui disposent de fonctions physiologiques moins bonnes mais qui vont les améliorer au cours de l'avancée en âge, ou bien encore les personnes chez lesquelles, on remarque une bonne adaptation à ce qu'elles peuvent faire physiologiquement et à ce qu'elles ont envie de faire » (Bas, 2011, p. 5)[3]. Dans cette définition le vieillissement est conçu comme un facteur de risque. Le plan propose également des stratégies à mettre en place pour atteindre l'objectif qui consiste à prolonger l'espérance de vie sans incapacité, tout en maintenant des bonnes performances psychophysiques et une vie sociale active. Ce faisant, il invite la population vieillissante[4] à une action de prévention qu'il faut intégrer dans la vie de tous les jours.

Ce programme d'éducation sanitaire visant le « bien vieillir » recommande de : « continuer à entretenir, voire améliorer son capital intellectuel, physique, social et psychique (promotion de la santé) » ; « prévenir les maladies survenant avec l'âge en adoptant un mode de vie adapté » ; « prendre en charge précocement les maladies ou les troubles qui sont susceptibles d'entraîner une incapacité » ; « avoir une activité physique ou sportive régulière » ; « adapter son alimentation selon les principes du Programme National Nutrition Santé (PNNS) » ; « adapter son environnement physique et social » ; « conserver une vie sociale riche et les liens intergénérationnels » ; « lutter contre l'isolement » ; « valoriser les notions de projet de vie, d'estime de soi, d'adaptation au changement ». L'on recommande

---

3. « Plan National "Bien Vieillir" 2007-2009 », Bas P. (signataire), Ministère de la Santé et des Solidarités – Ministère de la Jeunesse – Ministère délégué à la Sécurité Sociale, des Sports et de la Vie associative aux Personnes âgées, aux Personnes handicapées et à la Famille. [En ligne] : https://travail-emploi.gouv.fr/IMG/pdf/presentation_plan-3.pdf (Date de publication : 28 février 2011 ; date de consultation : 7 décembre 2021).

4. L'âge de la population considérée comme vieillissante est compris entre 50 et 70 ans, ce qui correspond au moment du passage à la retraite. Cette définition relève donc de la situation sociale, politique et économique des sociétés industrialisées et non pas d'une condition naturelle comme le discours biomédical le laisse penser (Bessin, 1996).

donc au sujet âgé de se laisser discipliner à la prévention, par un processus d'apprentissage qui demande un effort considérable de transformation personnelle.

Cela dit, la responsabilité individuelle face à la prévention du vieillissement et au maintien d'une bonne qualité de vie s'accompagne des indications concernant le contexte social dans lequel la personne âgée évolue. Ainsi l'on doit soutenir le programme individuel visant le « bien vieillir » en favorisant la mise en place d'un environnement urbain et domestique adapté, la participation à la vie sociale et la solidarité intergénérationnelle.

En définitive, la prévention de la dépendance des personnes âgées et l'amélioration de leur condition de vie doivent devenir des objectifs majeurs pour l'individu, la société et la politique gérontologique (Aquino, 2008, p. 40).

Dans l'objectif de prévenir les maladies chroniques considérées comme entretenant un lien avec l'avancée en âge, la recherche épidémiologique se penche sur l'évaluation des facteurs de risque et de protection en analysant les différents contextes sanitaires et environnementaux prédisposant ou non au développement de ces pathologies qui entraînent une perte progressive de l'autonomie et une diminution importante de la qualité de vie. Dans cette optique se place surtout la mission de prévention de la maladie d'Alzheimer. Étant considérée comme l'une des causes majeures de la dépendance des personnes âgées, l'intérêt de la clinique consiste aujourd'hui à prévenir l'avancement des symptômes pour anticiper la prise en charge. Ainsi la recherche des déclencheurs du déclin cognitif s'élargit à tout le parcours biographique, et notamment à partir de 40 à 50 ans (Fratiglioni, Paillard-Borg et Winblad, 2004), et à toutes les dimensions de la vie personnelle : facteurs génétiques (susceptibilité ou prédisposition génétique), facteurs sanitaires (hypertension artérielle, glycémie, cholestérol, indice de masse corporelle, apport des vitamines) et médicaux (pathologies vasculaires, pathologies cardiaques, diabète, obésité, dépression, anémie, traumatisme crânien, infections), facteurs sociodémographiques (sexe, niveau d'éducation, secteur socioprofessionnel, réseau social), et, enfin, les modes de vie (alimentation, exercice physique, modération ou abus de substance comme l'alcool et le tabac) (Amieva *et al.*, 2007, p. 380-403).

Plus en général, le Plan Alzheimer s'insère dès lors dans un programme de prévention. Dès sa première publication en 2001, ce programme politique vise à améliorer la prise en charge de la maladie d'Alzheimer grâce à un diagnostic de plus en plus précoce et précis, permettant de mettre en place une série de dispositifs d'accompagnement des malades et de leurs familles, même avant l'apparition des symptômes.

En vue de cette mission, la France, lance le premier « Plan Alzheimer 2001-2004 » (Plan Kouchner[5]) à l'issue du rapport Girard publié en septembre 2000[6] dénonçant l'insuffisance des dispositifs de soins contre les maladies neurodégénératives, dans un contexte fort préoccupant à l'égard du vieillissement démographique. Ce plan aborde surtout la création des consultations mémoire, des services d'accueils de jour et de l'allocation personnalisée d'autonomie (APA) (Lavallart, 2008, p. 25).

Le plan est le fruit d'une collaboration entre les gériatres et les neurologues, les premiers se penchant davantage sur la maladie d'Alzheimer en tant que pathologie médicale et sur l'anticipation du diagnostic dans l'exigence d'anticipation du traitement, les seconds tenant davantage compte de la dimension multifactorielle de la maladie dans l'optique d'une prise charge globale. L'association de ces deux perspectives, apparemment contradictoires, se développe au sein des dispositifs de dépistage et de diagnostic de la maladie (consultation mémoire), de recherche neurologique (Centre mémoire de ressource et recherche, CMRS), et de prise en charge gériatrique (APA et CLICS) (Ngatcha-Ribert, 2012, p. 377).

5. Le premier Plan Alzheimer était aussi appelé Plan Kouchner, par le nom de Bertrand Kouchner, signataire du plan. Médecin reconnu et en première ligne sur la scène politique française, à l'époque de la rédaction du Plan, il était ministre délégué auprès du ministre de l'Emploi et de la Solidarité, chargé de la Santé du 6 février 2001 au 7 mai 2002 durant le gouvernement de Lionel Jospin.

6. J.-F. Girard, A. Canestri (2000), « La maladie d'Alzheimer. Rapport de mission septembre 2000 ». [En ligne] : www.ladocumentationfrancaise.fr/rapports-publics/004001840/index.shtml (Date de consultation 7 décembre 2021).

Le deuxième plan 2004-2007 (Plan Douste-Blazy[7]) s'inscrit dans l'action de reconnaissance de la maladie d'Alzheimer en tant que pathologie organique, traitable et figurant désormais parmi les nouvelles affections de longue durée (ALD). Il renforce aussi les dispositifs de médicalisation et d'hébergement.

En 2004, à la demande de la Commission des affaires culturelles, familiales et sociales de l'Assemblée nationale, l'Office parlementaire d'évaluation des politiques publiques (Opeps) présidé par la députée UMP Cécile Gallez, lance un programme d'étude et observation sur l'état de la prise en charge médicamenteuse et non médicamenteuse de la maladie d'Alzheimer en France. Le résultat est la publication du rapport Gallez 2005[8]. D'après ce rapport, la prise en charge de la maladie d'Alzheimer n'est pas suffisamment développée en France, alors que les traitements non médicamenteux ne sont pas encore suffisamment développés.

Le rapport dénonce également l'insuffisance des dispositifs de prévention des facteurs de risques, la permanence de disparités géographiques de l'offre de soins, le manque de coordination entre le secteur sanitaire et le secteur médico-social, ainsi qu'une inorganisation générale des services actifs sur le territoire. La pression des associations et surtout de l'association France Alzheimer fait accélérer la publication d'un nouveau plan Alzheimer à la suite de la publication en 2006 d'un livre vert sur l'état de la recherche en matière d'Alzheimer et de maladies apparentées. Cette publication profite de la contribution de Bruno Dubois, lequel réclame une « base nationale des données » pour mieux connaître la maladie, et la création d'une Banque National Alzheimer contenant les données issues de la recherche dans les CMRR.

---

7. « Plan Alzheimer et maladies apparentées 2004-2007 », Ministère des Solidarités de la Santé et de la Famille, septembre 2004. [En ligne] : https://solidarites-sante.gouv.fr/IMG/pdf/1synthese.pdf (Date de consultation : 7 décembre 2021).

8. Cécile Gallez (2005), « Rapport pour l'Office parlementaire d'évaluation des politiques de santé sur la maladie d'Alzheimer et les maladies apparentées », n° 2454, douzième législature enregistrée à la présidence de l'Assemblée nationale le 6 juillet 2005. [En ligne] : www.assemblee-nationale.fr/12/rap-off/i2454.asp (Date de consultation : le 7 décembre 2021).

En 2007, le Président de la République Nicolas Sarkozy qui venait de s'installer à l'Élysée, lance un programme de lutte contre la maladie d'Alzheimer qu'il déclare « grande cause nationale » après le cancer et le SIDA (Ngatcha-Ribert, 2012, p. 283). En août, Joël Menard, ancien directeur général de la Santé, est chargé par le président de la République de présider une commission préparatoire pour le nouveau plan Alzheimer. La commission explore le point de vue des malades, des familles, des chercheurs, des praticiens et des acteurs médico-sociaux, afin de proposer des améliorations dans les politiques de recherche et de santé sur la base des besoins ressentis (Lavallart, 2008, p. 27). Les travaux se déroulent rapidement de septembre à novembre et le nouveau plan est mis sur pied en février 2008. Présenté directement par Nicolas Sarkozy, le plan Alzheimer 2008-2012 pointe toujours vers la prise en charge conjointe des malades et des aidants avec trois focus privilégiés : recherche, qualité de vie, solidarité.

Enfin, le dernier Plan Maladies Neurodégénératives 2014-2019[9] a pris en compte l'ensemble des pathologies en s'opposant ainsi à l'idée selon laquelle la maladie d'Alzheimer se résume à une démence réduisant l'autonomie de la personne et affectant son équilibre psychosocial et la relation intrafamiliale. La prévention et l'anticipation du diagnostic sont mises au premier plan, au même titre que la recherche de traitements efficaces contre la maladie, sans oublier l'accompagnement psychologique. Ainsi, la prise en charge s'étale tout au long de la vie et devient plus globale et individualisée, dans le cadre des dispositifs mieux distribués sur le territoire.

En même temps, on dispose d'une approche plus sophistiquée du soutien aux proches aidants, axée sur l'éthique professionnelle, la lutte contre l'isolement et la stigmatisation et la solidarité sociétale

9. « Plan Maladies Neurodégénératives 2014-2019 ». Clanet M., Ankri J. Hirsch E. (comité de suivi), ministère des Solidarités et de la Santé, Ministère, Paris, Édition Dicom, octobre 2014. Il est gratuitement consultable sur le site de la Caisse nationale de solidarité pour l'autonomie. [En ligne] : www.cnsa.fr/documentation/plan_maladies_neuro_degeneratives2014.pdf (Date de publication : 22 mai 2019 ; date de consultation : 7 décembre 2021).

vis-à-vis des malades et des leurs porches : des programmes d'éducation thérapeutique, des centres d'experts et des réseaux territoriaux pour améliorer le suivi thérapeutique intégré, répondre aux besoins ressentis, apaiser les situations complexes au quotidien et gérer la fin de vie.

Enfin, la formation des professionnels, ainsi que la sensibilisation de la société et des responsables publics face au défi d'une participation active des personnes en difficulté dans la cité, sont particulièrement valorisées. Dans cet objectif le nouveau PMND se présente comme un outil innovant de pilotage des politiques publiques et de démocratie dans le domaine de la santé.

Comme il ressort de l'ensemble de ces mesures sanitaires, la logique de la prévention est doublée d'une logique d'accompagnement. La précocité du diagnostic est l'élément central depuis le Plan Alzheimer 2001 et est, à ce titre, de plus en plus mise en valeur. Face à cette maladie irréversible, incurable et largement méconnue, selon les médecins, anticiper le diagnostic permet de « *mettre en place des stratégies très précoces* [...] *pour ralentir le déclin et anticiper des complications de la dépendance* » (Barbara). À ce sujet, selon Marguerite, l'accompagnement des malades et des familles sert à gérer la relation au quotidien et à améliorer la qualité de vie.

> *Si c'est important de faire le diagnostic le plus tôt possible c'est probablement, si vous voulez, pour savoir accompagner la personne dans ce qui lui arrive et qu'elle puisse aussi donner un sens à ce qui lui arrive* [...] *On voit que les personnes qui arrivent très tard dans le circuit ont pris des habitudes dans la famille qui ne sont pas forcément des bonnes habitudes de communication. Il y a des replis sur soi, il y a des... voilà et donc l'intervention une fois que la maladie est avancée c'est plus difficile. On se dit que c'est quand même dommage qu'on n'ait pas été dans un accompagnement dès le départ* (Marguerite, neurologue, entretien du 11 juillet 2017).

Si dans l'état actuel de la médecine nous ne pouvons pas guérir la maladie, nous sommes dans une optique de « *ralentissement des effets négatifs* » de ses symptômes. Pour ce faire, l'on peut d'ores et déjà « *essayer de canaliser la personne à apprendre à vivre avec* », disposer des « *médicaments peut aider sur les effets comportementaux* » et, surtout, « *commencer à prévenir la famille* » (Louise). L'idée serait donc d'accompagner le traitement pharmacologique d'une éducation thérapeutique permettant par exemple aux proches « *d'adapter leur domicile à la pathologie* », parce que « *si les choses ne sont pas prises à temps il peut y avoir un remaniement complet de la situation de vie, sociale et personnelle* ». Anticiper l'accompagnement apparaît comme la seule réponse pour essayer de « *changer au niveau sociétal et individuel l'image négative de la maladie d'Alzheimer* » (Ahmed).

C'est dans cet objectif qu'en 2005 a eu lieu à Florence la réunion de quinze expertes dans le domaine de la maladie d'Alzheimer, dont l'objectif était la révision des critères diagnostiques (Lock, 2013, p. 74). Cette rencontre a abouti à la publication en 2007 d'un article dans la revue scientifique *The Lancet Neurology*, l'une des plus prestigieuses dans le domaine de la recherche biomédicale. Saluée comme un véritable changement de paradigme, cette publication a été dirigée par le neurologue français Bruno Dubois, chef de clinique à l'Institut de la Mémoire et de la Maladie d'Alzheimer (IM2A) de l'hôpital Pitié Salpêtrière à Paris. Préoccupé par le retard de la recherche biogénétique sur les biomarqueurs et son impact négatif sur la pratique diagnostique, il attire l'attention sur les manifestations phénotypiques de ces mécanismes.

Selon Dubois, des anomalies moléculaires interviennent déjà à un stade présymptomatique, en entamant le processus pathologique qui aboutira probablement au développement de la maladie d'Alzheimer. Par conséquent, il est important de diagnostiquer l'état prodromique de la pathologie. Toutefois, les causes et les mécanismes biologiques de ce phénomène restent encore largement inconnus. Il devient donc nécessaire d'établir des critères fiables pour détecter les premiers symptômes du déclin cognitif « anormal », c'est-à-dire non imputable au vieillissement physiologique. Ces critères se fondent sur l'évaluation des premiers dysfonctionnements cognitifs, sur la base de la plainte subjective des patients et de leurs familles. Ceux-ci doivent témoigner d'une détérioration progressive de la mémoire ou d'autres fonctions cognitives, ainsi que d'un affaiblissement général du fonctionnement intellectuel, qui s'est produit au cours des derniers six mois. Ensuite, la plainte devra être confirmée par la constatation de la présence effective de caractéristiques biologiques à l'appui du diagnostic. Pour cela, des analyses médicales servent à détecter la présence des biomarqueurs tels que les amyloïdes (et les protéines tau) dans le liquide cérébrospinal, tandis que les examens d'imagerie aident à observer les atrophies éventuellement présentes dans le cerveau du patient.

À partir de cette « révolution scientifique », selon la version donnée par ses protagonistes, des nouvelles catégories diagnostiques sont nées (Dubois *et al.*, 2010). C'est ainsi que, au cours de la même période, Roland C. Petersen est en mesure de solliciter ses collègues à insérer dans le DSM-5 les trois étapes de ce qu'il appelle « trouble cognitif léger » (TCN), plus connu sous le nom américain « *mind cognitif impairement* » (MCI) : présystématique, symptomatique pré démentiel et démence sévère. Il s'agit d'une tentative innovante d'harmoniser les deux approches clinique et biologique, fondées sur la prévention.

Néanmoins, comme l'affirme Margaret Lock, ce tournant ne marque pas une véritable révolution scientifique (dans le sens de Thomas Kuhn). Il représente, en revanche, une tentative extrême de sauver l'hypothèse fluctuante de la « cascade amyloïde », la seule pouvant encore étayer l'existence d'une entité naturelle qu'on peut appeler maladie d'Alzheimer. En demeurant, « *the amyloid cascade hypothesis continues to be the center of attention* », affirme Margaret Lock (2013, p. 74). Cela témoigne de la difficulté persistante à distinguer le vieillissement normal du pathologique.

À ce sujet, la récente étude ethnographique sur la maladie d'Alzheimer menée par l'anthropologue italienne Elisa Pasquarelli (2018), a fait apparaître plusieurs problématiques.

En premier lieu, la définition du MCI est très ambiguë et trahit la contingence historique et culturelle de nos notions de vieillissement et de normalité : le trouble cognitif léger est défini par Ronald Petersen comme un état de transition entre les changements cognitifs du vieillissement normal et la « maladie d'Alzheimer » (Petersen *et al.*, 2001, p. 1985).

En second lieu, l'annonce du diagnostic de MCI peut être problématique sur le plan déontologique, en l'absence de certitude quant au caractère progressif, stable ou régressif des déficits cognitifs évalués. Autrement dit, il n'y a aucune relation mécanique entre le MCI et la maladie d'Alzheimer (Lopez, 2013) et le diagnostic précoce ne sert pas toujours l'objectif qu'il vise : celui de prédire une démence plus tardive (Graham, 2008, p. 243). Certains auteurs voient en cela une tentative de légitimer une surmédicalisation illégitime d'états pourtant sains(Clarke *et al.*, 2003) et une pathologisation de la normalité (Moreira et Bond, 2008).

En troisième lieu, le diagnostic de MCI peut être problématique sur le plan de l'utilité clinique et thérapeutique, du moment qu'il n'existe pas un traitement pharmacologique efficace.

Enfin, selon l'auteure, l'« invention » de cette étiquette diagnostique ne sert qu'à alimenter les intérêts économiques et les mécanismes politiques à la base de la recherche et de l'industrie pharmaceutique. D'ailleurs ce sont notamment les sujets qui se prêtent volontairement à entreprendre un chemin de dépistage diagnostique qui vont intégrer les protocoles de recherche sur le traitement biomédical (Pasquarelli, 2018, p. 85). L'auteure en conclut que le MCI n'est qu'une étiquette diagnostique susceptible de transformer toutes personnes saines en sujets malades (*ibid.*, p. 93).

Dans les faits, le neurologue Peter Whitehouse (2001) avait déjà attiré l'attention sur l'inconsistance et la dangerosité du diagnostic de MCI au tout début de son invention. Plus tard, il va même s'attaquer à la recherche scientifique dans le champ pharmaceutique comme responsable de la médicalisation du vieillissement visant à faire de toute personne âgée un potentiel consommateur de médicaments (Whitehouse et George, 2008, p. 624). De même, il s'attaque à la fiabilité des critères du diagnostic, en affirmant qu'ils sont totalement arbitraires (Whitehouse et Moody, 2006 ; Beard et Neary, 2013).

Or, en faisant abstraction de toute présomption de mauvaise foi, il reste indéniable que le MCI ne pourra jamais désigner un « fait de nature », car cette catégorie diagnostique s'appuie sur un concept de normalité, toujours changeant selon les époques, les cultures et les individus (Pasquarelli, 2018, p. 87). Elle marque une frontière en se posant en position liminale dans le continuum insaisissable entre la normalité et la pathologie. « Une zone grise entre normalité et maladie » comme la définit Ngatcha-Riber (2012, p. 118).

En définitive, l'invention de cette nosologie, basculant entre les causes et les symptômes, la plainte subjective et l'investigation clinique, le normal et le pathologique, ne fait qu'augmenter les difficultés logiques à considérer la démence et la maladie d'Alzheimer comme deux phénomènes qualitativement distincts et non superposables[10].

En effet, le cadre diagnostic serait plutôt fluctuant : le MCI se positionne sur un continuum être la démence et le vieillissement normal. La différence entre le vieillissement et le MCI semble se résumer à la vitesse de progression du déclin cognitif qui caractériserait la deuxième condition. Il s'agit donc d'une différence de degré et non de nature. Cette description laisse deviner une représentation du MCI qui serait une sorte d'étape intermédiaire entre le vieillissement normal et la maladie de type Alzheimer.

Quant à l'annonce diagnostique « *les patients l'acceptent très bien* » – affirme Julie, neuropsychologue en hôpital de jour – « *ils te répondent "vu que je n'ai pas la maladie d'Alzheimer, ça va en fait"* ». Mais ils ne sont pas tous du même avis. Le jeune Ahmed, doctorant en neuropsychologie, définit le MCI comme étant une « *zone grise* » pour exprimer ses réticences quant à la validité scientifique et l'utilité clinique du diagnostic.

> *Ce qu'on appelle le MCI, à savoir cette zone grise... bah, certains sont d'accord parce qu'effectivement il y a des gens qui ont des petits troubles mais ce n'est pas trop, il n'y a pas trop de retentissements sur la vie quotidienne, selon les critères qui ont été repérés en tout cas. Cela dit, c'est très compliqué de voir des retentissements sur la vie quotidienne* [...] *Enfin, il y a des MCI qui n'évoluent jamais et d'autres qui vont évoluer. Et puis certains MCI plus amnésiques vont évoluer dans une autre forme de démence qui n'est pas la maladie*

10. Cela dénote l'exigence d'adopter une approche socioanthropologique de la maladie pour mettre en lumière les différentes conceptions de normalité dans le vieillissement, identifier les représentations que les personnes se font de la maladie d'Alzheimer, et évaluer la perception subjective de la perte de la mémoire (Pasqarelli, 2018, p. 90).

> *d'Alzheimer. Enfin, tout diagnostic est très complexe mais le MCI est complexe parce que c'est un diagnostic de probabilité. Mais même l'MA [la maladie d'Alzheimer] est un diagnostic probable. On sait que le diagnostic de certitude il est post mortem. Et puis… il y a des chercheurs qui disent que la MA c'est un peu "partout" et que le MCI c'est un peu "partout" aussi… qu'on ne sait pas trop ce qu'on met dedans…* (Ahmed, neuropsychologue, doctorant, entretien du 28 juillet 2017).

Ainsi, les controverses et les ambiguïtés diagnostiques de l'Alzheimer ont migré vers le MCI, en libérant le premier du stigmate d'une « fausse maladie » ou au mois d'un syndrome diffus, plus proche des maladies psychiatriques ne pouvant être appréhendées que par des indices incertains. Par conséquent, le verdict sera prononcé *a posteriori*, en suivant le patient sur la longue durée.

En définitive, le MCI est conçu d'un point de vue neuropsychologique comme une « non-maladie » qui désigne une condition potentiellement pathologique. En revanche, les neurologues ont plutôt tendance à parler d'un « vrai diagnostic ». Gabrielle s'exprime clairement sur le sujet : « *C'est un véritable diagnostic. Ce n'est pas une non-maladie* ». Elle nous met également en garde contre la confusion entre le vieillissement normal et un état MCI :

> *Ce sont des troubles cognitifs qui affectent des gens qui ne sont pas encore au stade de la démence et donc qui ne sont pas dépendants mais que sont significativement différents des autres gens dans la même classe d'âge. Ce sont des troubles cognitifs, ce n'est pas de la démence mais ce n'est pas du vieillissement normal parce que ce n'est pas lié à l'âge* (Marguerite, neurologue, praticien hospitalier, chef de clinique, entretien du 8 août 2016).

En revanche, sa collègue Louise n'est pas certaine qu'il existe une distinction nette entre le vieillissement cognitif et le trouble cognitif léger :

> *Le MCI c'est juste le début. Il y a quelque chose qui est un peu pathologique sur les échelles qu'on a, donc il y a certaines choses qui ne sont pas tout à fait normales sur les tests qu'on a, les symptômes sont légers et ils peuvent rester comme ça, ou évoluer très lentement ou très rapidement vers l'Alzheimer. Alors là on peut discuter sur la question que ce soit du vieillissement normal un peu aggravé* […] *C'est un*

diagnostic clinique, asymptomatique (Louise, neurologue, entretien du 8 août 2016).

Dans la même logique, d'autres médecins craignent l'annonce diagnostique des prodromes de la maladie. Victor, neurologue chargé du suivi diagnostique de ces patients, nous parle du MCI, en insistant sur la manière d'annoncer le diagnostic qui peut être ressenti par le patient comme une sorte de condamnation :

> *Le MCI c'est une entité plutôt controversée* [...] *Il y a un tiers qui va rester tel qu'il est sur un an, un tiers qui va évoluer vers une... une... qui va s'aggraver, et un tiers qui va régresser, sur un an entre trois et cinq ans. On dit aux patients qui on leur donne le diagnostic de MCI qui c'est un trouble cognitif léger, on ne leur dit pas qu'il y a une maladie d'Alzheimer prodrome* [...] *On leur donne de conseils de prévention pour éviter que d'autres choses aillent fragiliser leur cerveau dans la vie de tous les jours et puis chez les patients très inquiets qui veulent savoir, on va jusqu'à à la fin du processus* [...] *Donc, on va leur proposer des suivis spécialisés, où des protocoles thérapeutiques s'ils le souhaitent, même si on n'est pas sûrs des résultats* (Victor, neurologue, entretien du 20 octobre 2017).

Face à cette préconisation exacerbée des diagnostics des maladies liées au vieillissement, y compris la maladie d'Alzheimer, le sociologue britannique Nikolas Rose (2006) mène une réflexion sur l'influence de la neurologie moléculaire sur la transformation du concept d'identité individuelle. L'idée selon laquelle l'esprit est un épiphénomène du cerveau a contribué à réduire les personnes à l'état de « *neurochemical selves* » : le sujet est devenu un soi neurochimique.

C'est sur la base de cette conception que la maladie mentale a pu être décrite de la même façon que la maladie physique, selon un programme de somatisation qui veut que l'anomalie ou la lésion cérébrale soit à l'origine des symptômes. Ce fut le cas de la construction de la catégorie diagnostique de la maladie d'Alzheimer au XIXe siècle. À cette époque l'accent a été mis sur la localisation neuropathologique du dysfonctionnement, ce qui a permis la médicalisation et la déstigmatisation de la démence.

Néanmoins, par le truchement de la production d'un *neurochemical self* pathologique, l'on considère que le malade d'Alzheimer n'est plus conscient de soi. Par conséquent, il n'a pas perdu le statut d'humain, il a perdu le « soi-même » : son identité s'est donc irrémédiablement et radicalement dissoute par un processus progressif et irréversible de perte de soi (Lock, 2012, p. 127). Selon l'auteur, cette idéologie n'aurait pas pu être imposée en dehors d'une biopolitique de soi qui est typique des démocraties libérales. Dans ce contexte, la vie est construite à partir d'un projet individuel selon les principes d'autonomie, de gestion de soi, de responsabilité et d'intégrité morale (Rose, 2006, p. 125). Cela demande un travail sur soi-même, un « *work on the self* » que l'individu est censé entreprendre tout au long de la vie.

Ainsi a pu s'imposer une forme toute particulière de technologie politique de l'individu et des populations (biopouvoir) qui se concrétise à travers l'urgence de « bien vieillir » et, tout particulièrement, à travers la prévention des maladies chroniques.

En ce qui concerne la maladie d'Alzheimer, ce processus a été favorisé par la recherche sur les déclencheurs, sur le plan génétique et épigénétique du processus pathologique, et sur les diagnostics prodromiques. Autrement dit, le programme de prévention, en responsabilisant l'individu, s'insère dans un programme individualisé de prise en charge que Foucault appelle « souci de soi ».

Or, il est à présent avéré, que le souci de soi passe par la connaissance de soi qui elle, passe par l'analyse et la surveillance que l'individu exerce sur soi-même[11]. C'est en cela que réside pour Rose le conditionnement biopolitique exercé par la neuroscience sur nos modes de connaissance de nous-mêmes en tant qu'êtres humains. Cette prédisposition à « surveiller ses propres performances » afin de percevoir les symptômes naissants et d'adopter une conduite permettant de les anticiper en vue d'une protection efficace, est fortement valorisée par les professionnels.

Dans la rhétorique disciplinaire des indications gériatriques, le caractère des patients est déterminant pour la bonne compréhension du message de prévention. L'idée de bien vieillir arrive à impacter l'individu, à le rendre responsable de sa santé. Il s'agit en même

11. Voir chap. 5.

temps d'un enjeu de santé publique : plus l'individu applique les conseils en matière de prévention, moins de maladies pèsent sur le système public, notamment dans les sociétés vieillissantes.

En conclusion, l'incitation à la prévention marque le passage du droit individuel à être soigné au devoir du « souci de soi », auquel le sujet est soumis pendant des années, voire, potentiellement, pendant le cycle entier de vie.

Et si « le pire » s'installe ? Les nouvelles frontières d'une prise en charge « globale » et « relationnelle »

À côté des efforts sociétaux voués à la prévention des maladies neurodégénératives et d'autres pathologies chroniques, des nouveaux dispositifs de prise en charge ont été mis en place avec le plan Alzheimer 2008-2012 au sein des services de dépistage précoce des maladies neurodégénératives, traduisant la volonté des politiques d'assister la population âgée déjà atteinte, jusqu'aux stades les plus sévères de la maladie. Parmi les priorités figure le maintien à domicile, afin de garantir le plus longtemps possible la préservation de l'autonomie de la personne et une bonne qualité de vie chez soi.

Les systèmes disponibles sont multiples et diversifiés : les équipes spécialisées à domicile, offrant un service polyvalent d'assistance, une infirmière ou une aide ménagère, ou encore le service de gestion administrative, le Service de soins infirmiers (SSIAD), et, au cours des six mois suivant l'annonce du diagnostic, l'accueil de jours thérapeutique avec accès aux Services de soins et de réadaptation (SSR), proposant des ateliers de réhabilitation ou de stimulation sensorielle et une activité artistique et physique.

Tous ces dispositifs de soins et d'accompagnement sont gérés au niveau local ou régional, et coordonnés par les Réseaux gérontologiques actifs sur le territoire (CLICS) et par le service MAIA (Méthode d'action pour l'intégration des services d'aide et de soins dans le champ de l'autonomie)[12], qui a pour rôle d'identifier

12. Aujourd'hui le service MAIA est en cours de réaménagement territorial et requalification politique. Il a également pris la nouvelle appellation de « Maillage ».

les personnes qui ont besoin de soins à domicile et les mettre en contact avec les personnes ayant des compétences médicales et médico-sociales.

En ce qui concerne l'assistance aux personnes hébergées en institution, des unités spécialisées dans les maisons de retraites ont été créées pour intégrer les équipes professionnelles *en loco*, à savoir : les Pôles d'activité et de soins adaptés (PASA) et les Unités d'hébergement renforcées (UHS), une garde de nuit, et des structures d'hébergement temporaire (Ngatcha-Ribert, 2012, p. 396).

Du côté de l'accompagnement des aidants familiaux, de plus en plus perçu comme important au niveau sociétal, des plateformes de répit offrent un soutien psychologique individuel au conjoint ou au proche assistant une personne malade d'Alzheimer ou souffrant d'autres maladies affectant l'autonomie. En même temps, dans les services d'accueil et les services hospitaliers, de nouvelles figures professionnelles ont fait leur apparition : les assistants de soins en gérontologie, chargés de l'éducation thérapeutique qui est également accessible aux aides-soignantes.

Enfin, le volet recherche s'est également enrichi grâce à la coopération scientifique (FCS) et l'introduction d'une Banque Nationale Alzheimer (BNA) pour le recueil des données cliniques extraites des consultations mémoire en CMRR et en libéral.

Toutes ces avancées ont pour l'unique objectif la mise en place des services intégrés visant la prise en charge globale de la personne âgée dans son contexte environnemental, social, et familial. Les professionnels rencontrés sont la plupart parfaitement intégrés dans l'approche de la thérapie globale, qu'ils considèrent comme incontournable pour la recherche thérapeutique et la clinique. Selon Éric, l'aspect le plus intéressant de ces dernières découvertes, repose sur l'association entre le traitement médicamenteux et non médicamenteux, « *toujours dans l'idée de prendre à l'amont pour ralentir les choses* ». Comme le reconnaît aussi Caroline « *On est dans une période où on cherche de plus en plus à connaître les bénéfices de toutes ces thérapies non médicamenteuses et ça c'est très important, c'est essentiel* ». Même Héloïse, psychologue qui s'occupe de l'accompagnement thérapeutique, trouve intéressant que chez la personne âgée tout est très lié. Ce propos revient souvent chez tous les professionnelles, y compris les infirmiers : « *la richesse de la gérontologie c'est qu'on est obligé de considérer la personne dans sa globalité* » (Nicole). D'après Chantal, chargée de gérer les ateliers de psychomotricité au sein de l'hôpital de jour SSR, son activité consiste à « *travailler sur la personne dans sa globalité, la prise de conscience de soi et en relation avec l'autre* ». Selon cette professionnelle, il reste important de favoriser le bien-être des malades et cela, à son avis, ne peut que passer par une conception holistique de la personne, qui tienne compte aussi bien de sa présence physique que psychique.

L'idéologie de la prise en charge globale se fonde ainsi sur une nouvelle posture clinique qui met l'accent sur le malade en tant que personne, en tenant compte de toutes ses dimensions : physique, psychologique, émotionnelle, cognitive, relationnelle et sociale. Or, pour tous les médecins, cette valorisation de la personne humaine ne devrait pas s'appliquer qu'au patient âgé « *Un vrai médecin est toujours face à une personne avant qu'un patient* » – déclare franchement Gabrielle. Toutefois, cette rhétorique médicale concerne notamment une branche scientifique, la gériatrie, qui ne s'intéresse pas à une dimension spécifique du malade, mais plutôt à la personne âgée dans sa globalité. Comme l'explicite l'infirmière Éléonore :

> *Généralement les médecins traitent des dossiers, traitent des papiers, au mieux ils traitent des symptômes et ils oublient de traiter la personne. En gériatrie on est obligé à prendre en compte tous une présentation globale du patient, son vécu, ses antécédents, son entourage, parce que les troubles sont variés, les symptômes sont variés et tout est plus compliqué. Mais ça permet de mettre l'accent sur la personne et ça permet aussi de restituer les choses dans le contexte* (Éléonore, infirmière, entretien du 1er août 2017).

Cela dit, en dépit du principe clinique de la prise en charge « globale », c'est plutôt la dimension neurologique qui demeure centrale. La preuve en est la conception toute particulière du principe de pluridisciplinarité qui, comme nous l'avons vu, est à la base de la composition des équipes dans les hôpitaux de jour gériatriques. Les initiatives politiques qui se sont succédé depuis les années 2000 en matière de gestion de la demande médicale face au vieillissement et au déclin cognitif ont donné naissance à la nouvelle figure qui est celle de neuropsychologue. Cette profession ne correspond pas encore à un profil professionnel et le parcours d'un neuropsychologue est différent de celui de tout autre psychologue.

Ainsi, le neurologue reste perçu comme un médecin classique jouissant d'un statut traditionnellement bien établi ce qui n'est pas le cas d'un neuropsychologue qui a suivi une formation en psychologie, soit une discipline bien moins réputée sur le plan de la validité scientifique. C'est plutôt à travers la pratique clinique que cette profession s'est construite.

Cette valorisation professionnelle dont les neuropsychologues ont bénéficié est liée au dépistage des maladies de type Alzheimer. La figure professionnelle de neuropsychologue et le profil de compétence correspondant naissent de l'exigence d'évaluer les troubles cognitifs pour dépister les maladies neurodégénératives auprès d'une population qui vieillit de plus en plus. C'est ainsi que leur rôle a pu être socialement reconnu dans le cadre de la politique des Plans Alzheimer.

Cependant, aucune coopération interdisciplinaire au sens strict n'existe entre la neurologie et la psychologie, comme le prouve le fait que la neuropsychologie s'est rapprochée de la neurologie en ce qui concerne l'approche scientifique nettement quantitative et les méthodes cliniques standardisées : si elle ne peut pas fonder sa validité scientifique sur des bases biologiques, elle peut faire usage de l'approche statistique. Le bilan s'appuie dès lors sur des scores par rapport à une norme fixée sur la base d'enquêtes statistiques réalisées auprès de la population saine dans différents contextes internationaux. Selon Caroline, les suivis psychologiques « *ne sont pas tellement préconisés* » car les neuropsychologues ont pour fonction de faire passer les tests et d'évaluer le bilan cognitif du patient ; officiellement, ils n'ont pas une fonction clinique mais seulement diagnostique.

Quant aux psychologues cliniciens qui intègrent l'équipe hospitalière allant en soutien du travail diagnostique, ils n'ont pas le même statut hiérarchique que les neuropsychologues. Dans le processus de construction du diagnostic ils se situent en position inférieure par rapport aux neuropsychologues, leur rôle est d'aider ces derniers à faire la part des choses entre le plan cognitif et le plan psychologique, toujours dans un objectif diagnostique. Le recueil d'informations sur l'état émotionnel et sur l'état cognitif a pour objectif d'identifier de manière globale et approfondie la complexité des profils psychologiques des patients et, notamment, d'établir au cas par cas le rapport de causalité entre le niveau psycho-émotionnel et psycho-cognitif sur le plan des symptômes mnésiques. Mais, d'un point de vue strictement biomédical, on insiste toujours sur l'origine neurocérébrale des atteintes cognitives. Par-delà le travail diagnostic, les psychologues cliniciens s'occupent en même temps de suivre les patients aux stades plus avancés, voire sévères, de la maladie.

Or, dans les représentations des cliniciens, la maladie d'Alzheimer n'est pas qu'une maladie de la personne, c'est aussi une maladie de la relation. Cela est étayé par le fait que la prise en charge des malades tient de plus en plus compte de l'impact psychologique sur les aidants familiaux.

Dans le cadre d'une recherche sur une association d'anciens alcooliques Sylvie Fainzang avait remarqué que la souffrance du buveur pouvait se propager de l'individu à l'entourage et au milieu le plus proche, en transformant la maladie individuelle en maladie sociale. Comme l'explique l'anthropologue française, cela comporte « la traduction d'une conception de l'alcoolisme comme affectant physiologiquement et sociologiquement les individus qui s'inscrivent dans un lien social étroit avec le malade » (Fainzang, 1998, p. 117). Ces observations lui permettent d'avancer une théorie plus générale de la maladie selon laquelle les symptômes de la maladie peuvent se transmettre, par contagion[13], du malade au conjoint, au point

13. Pour être plus précis, Sylvie Fainzang parle deux types de transmission qui concerne plus particulièrement son sujet. La souffrance de l'alcoolique, autant physique que psychique, peut se transmettre aussi par certaines substances organiques comme l'haleine et surtout par son odeur. Quant à la souffrance psychologique, elle est provoquée par une

que ce dernier serait considéré (par les professionnels et lui-même) comme porteur d'un besoin de soutien et, du même coup, d'un droit au soin. Cela se manifeste de manière exacerbée dans le cas de la maladie d'Alzheimer qui devient, elle aussi, une maladie sociale partagée par le malade et l'aidant au sein de la relation familiale.

Les attitudes des familles face à l'aggravation de l'état de leur proche malade sont fort variées. Elles peuvent osciller entre le déni de l'acceptation, la bienveillance et l'intolérance. « *Ça c'est très hétérogène* » – remarque Victor. Il apprécie ces aidants qui parlent à leur conjoint ou à leur parent « *comme s'il y avait une discussion à plusieurs, sur le même état d'esprit, sur le même pied d'égalité avec le malade* ». C'est cela que selon lui permet une certaine « *préservation de la dignité* ». Toutefois, il interprète cette attitude relationnelle comme un jeu de fiction, une sorte de « *mascarade* », dit-il, face à la condition bien plus dramatique de leur proche malade qui a désormais perdu « *la perception de notre réalité* ». À, son avis « *c'est dur de faire semblant que la personne garde le même état d'esprit et voir qu'elle change d'un moment à l'autre* ». C'est pour cela qu'avec la plupart des familles, un programme d'accompagnement psychologique de l'aidant devient indispensable pour éviter de culpabiliser le patient en raison de ses troubles et pour apaiser les conflits pouvant s'installer dans la relation familiale. « *On leur a expliqué mille fois qu'il ne faut pas qu'ils disent au patient "mais arrête de dire ça" ; "ce n'est pas possible que tu ne te souviens pas"* ». Ceux qui prennent très mal la relation, explique toujours Victor, adoptent en permanence un « *registre éducatif* » ou « *pédagogique* » qui finit par infantiliser leur proche malade.

Selon Éric, neuropsychologue exercé, le rôle des professionnels est d'aider les familles à « *remettre du positif dans le drame* » dans le but de « *d'améliorer la fin de vie* ». Cela passe de « *la reconnaissance des moments positifs de la journée* », mais aussi « *du fait que si papi et mamie s'énervent, ou s'ils oublient quelque chose, ce n'est pas contre nous, ce n'est pas qu'ils nous aiment plus, c'est qu'ils y ont des*

affection des nerfs due à la maladie du conjoint (Fainzang, 1998, p. 112), ainsi que par la stigmatisation sociale qui concerne le malade et qui peut même impliquer le conjoint, du fait de leur proximité domestique et sociale (*ibid.*, p. 114).

symptômes qui vont toucher la mémoire, qui vont toucher la régulation émotionnelle ». S'intéresser à la relation aidant-malade, en tant que thérapeute, poursuit Éric, « *nous sert aussi à faire comprendre à la famille que ça ne sert plus à rien de le stimuler à outrance, ça ne sert plus à rien de remarquer systématiquement qu'ils ont un biais, parce que c'est plutôt ça qui va générer tout un tas de troubles du comportement* ».

Selon cette conception, la montée en agressivité que l'on remarque souvent auprès des malades Alzheimer, dépendrait en moindre partie de la maladie mais surtout des mauvaises réactions de l'entourage. Pour Marianne, le moment le plus délicat, c'est le « *début de la maladie* ». À ce moment, en effet, « *il y a déjà des conflits* » pouvant nuire à la relation familiale et conditionner l'avenir. « *"Quand je lui parle il ne retient pas", "oui il fait exprès", "c'est énervant de répéter"* », ce sont les reproches les plus fréquents que l'accompagnant adresse au malade. Dans cette situation il devient important « *d'expliquer aux gens que quand on lui explique pour la vingtième fois qu'en fait pour lui ou pour elle c'est la première fois et que la personne qui perd la mémoire ne comprend pas qu'il énerve l'entourage parce que pour lui c'est la première fois qu'il pose la question* ».

Dans la même logique, d'après le discours d'Ahmed, la phase qui suit l'annonce du diagnostic nécessite un suivi psychologique particulier, devant s'étendre au milieu familial. Il remarque à ce propos une différence entre les familles qui sont « *au début du parcours de soins* » et les « *familles qui connaissent la maladie* ». Les premières peuvent avoir « *du mal à accepter le diagnostic et à accepter ce qu'on appelle les troubles du comportement* » ; dans ce cas « *il y a toute une partie d'explication où on se préoccupe de les accompagner à accepter une agressivité que parfois leur proche leur a manifestée* ». Mais les secondes, en revanche, « *ont vu leur proche vivre avec la maladie pendant plusieurs années, malheureusement à avoir de plus en plus de difficultés et des troubles du comportement* » ; la question la plus urgente qui se pose dans ces cas est plutôt d'accompagner à faire « *le deuil de certaines pertes* » et non pas « *le deuil de la personne* ».

Cette considération ouvre la réflexion sur ce que les psychologues cliniciens au contact de ce type d'accompagnement, appellent le « *deuil blanc* ». Parmi ces derniers, Emma raconte un épisode significatif pour expliquer comme l'aidant peut passer de l'incompréhension de la maladie au sentiment que la personne malade est déjà disparue.

> *La semaine dernière j'ai rencontré un patient jeune qui avait la maladie d'Alzheimer dont sa femme disait « j'ai plus mon mari, j'ai perdu mon mari » et en fait le mari il comprenait très bien ce qui se passait, il avait tout à fait conscience de ses troubles et disait que son fils le rejetait parce qu'il devait répéter les choses, son fils n'était pas préparé à accepter qu'il était démuni sur le plan cognitif ; il m'a dit que son fils s'énervait contre lui quand il lui posait une question et qu'il ne voulait plus lui parler. Enfin, il ne comprenait pas les troubles de son père* (Emma, psychologue, entretien du 5 décembre 2017).

La maladie d'Alzheimer touche la relation familiale. Celle-ci nécessite donc une adaptation, voire une « correction disciplinaire », que les cliniciens ont le pouvoir de préconiser en raison de leur compétence professionnelle. Ce n'est pas anodin si Mary, psychologue clinicienne elle aussi, appelle le dispositif de suivi thérapeutique, une « psychoéducation ». Elle explique de manière extrêmement détaillée en quoi ce dispositif consiste :

> *Une partie importante de la prise en charge de la famille c'est d'expliquer que le malade ne fait pas exprès d'opter des comportements bizarres ou gênants, qu'il ne fait pas exprès s'il repose toujours la même question, qu'il ne fait pas exprès d'oublier son portefeuille. Beaucoup des symptômes par manque d'informations sont interprétés comme intentionnels et ça rajoute une détresse et un mal-être à une situation qui est déjà très compliquée. Donc le rôle de la psychoéducation est important, pour bien expliquer ce qui est en train de se passer ; mieux les aidants comprennent les symptômes, mieux ils s'y adaptent et le malade réagit mieux. C'est un binôme comme tout couple mais là on a aussi des symptômes qui vont perturber les deux* [...] (Mary, psychologue clinicienne, entretien du 30 novembre 2017).

Cette reconnaissance des besoins de l'aidant dépend du degré de prise de conscience de la difficulté que les tâches de soin leur posent au quotidien. Le rapport dans le cadre des soins peut éveiller des sentiments d'agressivité vers le malade qui se transforment ensuite en culpabilité. « *Ça dépend* » observe toutefois Clotilde : « *il y a des gens qui sont plus dans la négation, d'autres qui exagèrent. Ce que l'on voit c'est plus pour le conjoint, qui accompagne quand même le plus souvent… il y a des couples où ça va les souder et d'autres que la maladie va complètement séparer* ». Enfin, « *la manière de vivre la maladie* » dépend de la « *trajectoire de vie* » (Clotilde).

Tout dépend donc de la qualité de la relation familiale qui existait bien avant la maladie. Dans ces cas, rajoute Héloïse, elle aussi en première ligne du soutien psychologique au malade et à l'aidant, « *on peut travailler à la manière dont se construit l'attachement quand ils étaient petits avec leurs parents parce que là ils vont tout de suite comprendre qu'ils doivent prendre en charge leurs parents comme les parents les ont pris en charge bébés* ».

Les professionnels contre la société : la critique de l'isolement des vieux et le mythe de la jeunesse éternelle

Comme nous l'avons vu dans ce chapitre, l'histoire de la maladie d'Alzheimer est marquée par la tentative de médicaliser la démence pour la dissocier de la folie et la distinguer du vieillissement physiologique. Autrement dit, c'est par un processus de médicalisation que l'on a pu réaliser un double objectif : libérer les déments du stigmate de la folie et libérer les vieux du stigmate de la démence. Or, si la première urgence a été d'abord ressentie par la psychiatrie, la gériatrie est née en tant que science pour pouvoir dire que non, tous les vieux ne sont pas des malades.

Toutefois, la maladie d'Alzheimer n'a focalisé l'attention du public qu'avec l'avènement du vieillissement démographique des pays développés, et notamment entre 1960 et 1980. La maladie a fait grand bruit surtout auprès de la population vieillissante, au point que le neuropsychiatre Robert Katzman (1976) a lancé l'alarme face à la montée flagrante et fatale de l'« épidémie d'Alzheimer ».

Ainsi, le vieillissement de la population a fait remonter en surface l'occurrence de la maladie d'Alzheimer associée au vieillissement, et les deux phénomènes ont été classés dans la catégorie de problème public. La naissance d'une nouvelle science médicale spécialisée en santé de la population âgée, la gériatrie, a joué un rôle fondamental dans le basculement du paradigme de l'« Alzheimerisation du déclin cognitif » à celui du « vieillissement de la maladie d'Alzheimer ».

Les gériatres américains s'efforcent en effet de préciser que les vieux ne sont pas tous des déments et que la démence relève d'un état pathologique nécessitant un diagnostic et un traitement. Ainsi, les gériatres ont pris le relais des psychiatres pour faire un *distinguo* entre la sénilité et la démence et libérer les personnes âgées de l'image négative qui leur colle à la peau.

Dans cette logique, Robert Butler a accusé d'« âgisme » la société occidentale, qui ne serait pas capable d'intégrer les vieillards dans un système capitaliste trop centré sur l'individualisme performatif. Les attaques des professionnels rencontrés rejoignent souvent ces discours antisociaux. « *On est dans une société qui n'accepte pas de vieillir* » – dit Marguerite – « *alors que la vieillesse est un stade de vie intéressant* », lui emboîte le pas Cécile, dentiste spécialisée dans la prise en charge des malades Alzheimer.

À cause du processus de « vieillissement de la maladie d'Alzheimer », la reconnaissance de la pathologie n'a pas réussi à libérer les personnes âgées du stigmate de la démence sénile : elle l'a tout simplement remplacé par le stigmate de la maladie d'Alzheimer. Mais pour les professionnels, l'angoisse des patients est toujours imputable à une anxiété générale qui vient d'une vision sociale déformée, aussi bien du vieillissement cognitif, que du fonctionnement de la mémoire et, *a fortiori*, de la maladie d'Alzheimer.

D'abord, comme l'affirme Danila, autour de la maladie d'Alzheimer « *il y a un enjeu de santé publique* », pour des raisons purement statistiques. « *Le nombre des patients Alzheimer en France c'est énorme* » – elle affirme – « *deux mille cent cinquante par an je pense* [...] *et c'est la maladie neurodégénérative la plus représentée* ». La première explication posée par les professionnels fait donc appel à la fréquence de la maladie. « *C'est juste la plus fréquente* » (Barbara) – dit la neurologue en libéral – tout en considérant en même temps le fait qu'« *elle n'est même pas toujours diagnostiquée* » (Barbara).

Cette présence exponentielle de la maladie d'Alzheimer se produit surtout dans le contexte de la population âgée : « *elle est la plus fréquente parce que la société vieillit* » – explique Alice – interne en neurologie dans une équipe spécialisée dans le diagnostic précoce des maladies neurodégénératives. Néanmoins, selon Marianne, quant aux chiffres et à la sévérité des symptômes, ce n'est pas la seule maladie neurodégénérative qui affecte profondément la population vieillissante.

> *C'est la maladie neurologique qui fait plus de « victimes » entre guillemets donc on va parler que d'elle mais finalement il y en a d'autres qui sont certes en dessous mais qui font des ravages voire plus importants et dont la prise en charge et plus difficile et pour lesquelles on n'a pas de traitement finalement* (Marianne, neuropsychologue en libéral, entretien du 24 juillet 2017).

Selon des neurologues comme Paul, la question ne se pose pas uniquement en termes de la fréquence statistique de la maladie mais relèverait surtout d'*« un biais médiatique »*. En somme, ce n'est pas seulement le nombre de malades qui inspire autant d'inquiétude auprès de la population âgée, mais les représentations négatives et erronées.

Selon Françoise, neurologue et praticienne hospitalière bien réputée dans son domaine, la maladie d'Alzheimer est conçue à tort comme « *la quintessence du vieillissement* », voire un « *le vieillissement au cube* » ou bien un « *sur-sur-vieillissement qui ressemble tous les stigmates de la vieillesse en pire* ».

Cette perspective va de pair avec ce qui Marguerite appelle le « *culte de la jeunesse* » qui correspondrait d'après ses dires à une phobie du vieillissement faisant disparaître les vieux de l'espace public. Autrement dit, tout comme Elias avait dénoncé la solitude du mourant, les cliniciens dénoncent à leur tour la solitude des vieux.

> *On s'est tous posé la question à un certain moment de se dire quel sens attribuer à cette vieillesse, au fait de terminer sa vie dans un état avec autant de choses difficiles à supporter. Donc cette espèce de pulsion de mort qu'on peut avoir vis-à-vis de ces gens par une vision aussi pénible ça va même plus loin que simplement dire ce sont des personnes qui n'existent plus. Moi je dirais que souvent chez les proches il y a même*

un rejet de ce qu'est devenu l'autre. De ça on n'en parle pas beaucoup parce que c'est un sujet tabou, mais c'est le dégoût qu'on peut ressentir et qui est honteux de celui qui devient malade dans cette image de la détérioration : incontinent, perdu, bavant, ne sachant plus parler, etc. Et à quel point on peut le supporter (Marguerite, neurologue, entretien du 11 juillet 2017).

Selon Céline, dentiste gérontologique, « *si on place les malades d'Alzheimer à un endroit séparé* », c'est, d'une part, pour les protéger du « *regard pitoyable de la société* » mais c'est aussi, d'autre part, parce qu'ils sont des vieux « *qui se rapprochent de la mort* ». De fait, dit-elle, « *même les aidants peuvent maintenir ce regard de dégoût et de pitié* ». Parallèlement, l'infirmière Marine comprend sans légitimer les actes de maltraitance commis par des proches assistant des personnes extrêmement dégradées. Cette approche met à mal le principe de préservation de la dignité humaine. Comme l'affirme Cécile « *intellectuellement* [...] *on dit qu'il faut respecter leur dignité humaine mais dans le fond de la relation ce n'est pas simple de voir cette dignité* ».

Tout compte fait, les sujets atteints de ces pathologies neurodégénératives voient se détériorer les caractères que nous considérons inhérents à la personne humaine. L'humanité du malade risque dès lors d'être remise en question à tout moment. Mais aujourd'hui, l'approche somatique de la neuropsychologie semble avoir gagné sa place face à l'approche phénoménologique de la psychiatrie humaniste. Cette démarche participe à redonner aux malades d'Alzheimer la dimension humaine : au moins d'un point de vue intellectuel : comme le dit bien Cécile, le statut d'humanité est assuré *a priori*, sa remise en cause n'étant plus concevable sur le plan éthique.

Le diagnostic d'Alzheimer déresponsabilise, déculpabilise et déstigmatise les malades. Le problème n'est plus de savoir comment conserver le statut de l'humain mais celui de cet humain particulier. La question qui se pose aujourd'hui n'est donc pas celle de l'humanisation mais celle de l'identité. Le malade Alzheimer est-il toujours la même personne ?

Pour répondre à cette question, nous avons passé en revue dans le chapitre précédent les différentes réponses des professionnels concernant les composantes de la personne qui sont conservées malgré la détérioration cognitive, et notamment la perte de la mémoire. À partir de cet ensemble de réponses nous avons distingué les positions logocentriques et les positions mnémocentriques. Cela nous a permis de mettre en lumière la manière dont le logocentrisme, centré sur la perte des facultés intellectuelles, de la mémoire récente, de l'autonomie et de la personnalité, réduit le sujet à son caractère ou identité sociale, alors que le mnémocentrisme envisage la subjectivité en termes d'identité individuelle, tout en considérant la perte de la mémoire autobiographique comme une véritable perte de soi.

Dans cette dichotomie, l'approche humaniste, à la fois plus individualisée et globale que l'approche somatique, se présente dans sa version renouvelée qui met l'accent sur l'importance de la mémoire autobiographique dans la construction et le maintien de soi-même. En clinique, ces deux modèles cohabitent par le biais d'une collaboration scientifique, interdisciplinaire et professionnelle entre les gériatres, les neurologues et, enfin, les neuropsychologues jouant le rôle d'intermédiaires.

En concevant l'identité de la personne comme un reflet de son esprit et l'esprit comme un épiphénomène directement déterminé par le cerveau, le logocentrisme de matrice somatique établit un rapport de *synecdoque* entre le cerveau et l'esprit et un rapport de *métonymie* entre cette dernière et l'identité. Dans le cadre de cette approche le déclin cognitif signifie la perte de l'identité sociale. Ici, la mémoire est considérée comme l'une des facultés supérieures parmi d'autres qui vont se détériorer de manière importante avec la progression de la maladie. L'accent est surtout mis sur la perte de la mémoire récente considérée comme cruciale dans le maintien de l'identité. De plus, le changement de la personnalité contribue à faire régresser l'enveloppe sociale, caractérisant l'individu face aux autres individus.

En revanche, l'approche mnémocentrique de matrice humaniste, établit un rapport de *consubstantialité métaphorique* entre la mémoire autobiographique et l'identité du sujet. La perte de la mémoire engendrerait la perte du noyau le plus profond de soi-même. Cette approche rejoint le point de vue social de la maladie en mettant en lumière comment l'épistémè d'Alzheimer s'est transformée en réalité par reflet de l'idéo-logique identitaire. Autrement dit, le modèle épistémologique supportant les représentations et les significations de la maladie d'Alzheimer qui sont sous-jacentes à la définition de la pathologie clinique et à la pratique médicale, vient renforcer le modèle idéologique, propre à la société de la commémoration. Ce dernier amène les individus à se concevoir eux-mêmes, en tant que sujets, comme le produit d'une historie de vie emmagasinée dans la mémoire autobiographique et venant graver profondément l'identité individuelle.

Pour résumer, malgré le fait que les médecins se heurtent à la société qui isole les vieux, et notamment les malades d'Alzheimer, leurs représentations découlent également du même modèle idéologique, selon lequel la perte de la mémoire autobiographique comporterait la perte de sa propre histoire de vie et, par reflet, la perte de l'identité du sujet.

TROISIÈME PARTIE

Chapitre 5

Le malaise intersubjectif (*illness*)

La narration de la maladie d'Alzheimer

Les narrations de la maladie d'Alzheimer expriment très rarement le point de vue purement subjectif du malade, et relèvent plutôt d'un processus de co-interprétation des symptômes et de négociation de leurs significations. La perspective *illness* de cette pathologie, qui selon l'anthropologie médicale nord-américaine rend compte de l'expérience réellement vécue par le malade, ne se réduit donc jamais à des récits subjectifs, mais exprime plusieurs points de vue qui s'intègrent dans une co-narration intersubjective. De surcroît, lorsque le malade est accompagné, l'aidant devient implicitement le co-auteur ou le co-narrateur de l'histoire de la maladie.

Le cas de Monsieur Leroy, un homme de 85 ans qui a été hospitalisé dans le service de gérontopsychiatrie, illustre ce processus. Il souffre d'épisodes dépressifs faisant suite à un AVC qui remonte à deux ans. Dernièrement, il aurait aussi développé des véritables crises d'angoisse, rendant nécessaire un recours aux soins. Les inquiétudes du patient portent plus particulièrement sur la dégradation de sa mémoire qu'il constate progressivement depuis l'accident. Monsieur Leroy a tendance à ranger tout type de difficulté dans la catégorie des troubles de la mémoire. En décrivant ses troubles, il fait souvent référence aux impressions de sa femme. Cette intrusion de la voix des proches rejoint la perspective de la grande majorité des patients. L'entretien ethnographique aura lieu le lendemain de la consultation, dans la chambre du patient. Même en l'absence d'Hélène, il se montre très inquiet quant aux tests : « *Les questions auxquelles j'ai bien répondu ne devaient pas être nombreuses hier* », dit-il avant de commencer. Au tout début de l'entretien, Monsieur Leroy revient sur ses incertitudes par rapport au bon fonctionnement de sa mémoire. Il essaye ainsi d'anticiper un éventuel résultat négatif des tests. Cela est symptomatique, à notre avis, d'une inquiétude majeure vis-à-vis de la maladie d'Alzheimer assimilée à une maladie de la mémoire concernant la vieillesse.

Comme nous l'avons vu dans les chapitres précédents, si d'une part, cette conception est le résultat d'une simplification médiatique et de la vulgarisation, d'autre part, les professionnels eux-mêmes reconnaissent que les troubles de la mémoire sont caractéristiques des phases précoces de la maladie d'Alzheimer. Ainsi, face à la fréquence accrue du diagnostic, les personnes âgées, comme Monsieur Leroy, développent facilement une anxiété majeure à l'égard de leur faiblesse mnésique, qui est donc soumise à une sorte d'autosurveillance. « *Vu les temps qui courent* , explicite le patient, *on a tendance à penser à l'Alzheimer.* »

La maladie d'Alzheimer est la démence la plus crainte par les patients et leurs proches, même si d'autres types de maladies apparentées sont au moins aussi pénibles. C'est pourquoi, dès l'apparition des premiers symptômes, Monsieur Leroy cherche à interpréter les défauts de la mémoire en comparant son état de dégradation actuel avec les aptitudes mnésiques plutôt faibles qu'il a toujours manifesté. « *Mais c'est vrai aussi que je n'ai jamais eu une excellente mémoire, depuis que j'étais gamin* » – raconte-t-il. L'intégration de l'histoire de la maladie dans l'histoire de vie du patient est une stratégie narrative très diffuse dans les récits de la maladie d'Alzheimer. Ce faisant, la narration se construit autour d'une séquence dualiste qui se sépare entre « un *avant* » et « *un après* » par rapport à un événement déclencheur inaugurant les premières préoccupations autour de la perte de la mémoire : « *Moi par exemple j'ai eu un AVC et par la suite j'ai développé une dépression* ». Aujourd'hui, il a l'impression que la mémoire se dégrade de plus en plus : « *je ne retiens même plus tous les prénoms de mes petits-enfants* » admet-il. On voit très clairement que la première difficulté qu'il évoque est en relation avec sa famille. La crainte majeure chez les patients âgés atteints de troubles mnésiques est de perdre le lien avec les proches et de les faire souffrir.

Cette préoccupation est d'autant plus manifeste lorsque les personnes ont déjà vécu une expérience comparable avec un proche malade d'Alzheimer qu'ils ont dû assister, comme c'est le cas pour

Monsieur Leroy : « *D'autant plus que mon père est décédé de la maladie d'Alzheimer* ». Certes, « *à l'époque on ne parlait pas d'Alzheimer* », précise-t-il ; mais « *après j'ai réalisé que c'était Alzheimer : d'après tout ce que j'ai entendu sur cette maladie j'ai pu faire le lien* ». Bien que très répandue, la peur de devenir totalement dépendant des autres se manifeste davantage chez des patients ayant une familiarité génétique avec les maladies neurodégénératives. En premier lieu, d'un point de vue médical, ceux-ci seraient plus exposés au risque de développer une forme particulièrement précoce et aiguë de la pathologie, même s'« *il paraît qu'elle ne se transmet pas* », se rassure Monsieur Leroy ; en deuxième lieu, ils ont déjà connu cette condition qu'ils décrivent comme un état épouvantable d'isolement et d'aliénation – « *une vie suspendue* », affirme le patient ; en troisième lieu, ils ont vécu l'expérience de l'accompagnement de leur proche malade. Comprenant les difficultés de cet accompagnement, ils se culpabilisent eux-mêmes de leur situation et ils ont tendance à s'identifier à leurs propres aidants : « *le plus grave dans l'Alzheimer c'est que ça touche énormément l'entourage* », conclut Monsieur Leroy. Enfin, ils sont aussi bien conscients que le sentiment d'être un fardeau peut se traduire soit en un sentiment de culpabilité à l'égard de l'autre, soit provoquer un rejet du rapport de dépendance s'exprimant par des réactions d'agressivité : « *Envers moi je n'ai jamais su comment il me considérait, mais avec ma mère il était même violent.* »

Toutes ces considérations risquent d'amener les aidants à infantiliser les malades en aggravant l'état de la relation. « *Mais elle le considérait comme un enfant qui n'avait que des besoins* » – raconte-il à propos de sa mère. La relation avec les proches se charge des nouvelles significations apportées à la notion de la mémoire, telle qu'elle est conçue par Monsieur Leroy : « *Il y a quelques secondes de lucidité. Et pendant ces quelques secondes c'est l'horreur où le malade réalise ce qu'il fait à sa famille et c'est dur* ». Ainsi, perdre la mémoire entraîne une difficulté importante à partager des choses avec l'entourage, ce qui enferme le malade dans une dimension de marginalité radicale, condamné à l'aliénation et au solipsisme inconscient. Selon Monsieur Leroy : « *le malade vit une vie à lui, il est dans sa coque* ».

Cela ouvre la piste à la définition de la mémoire comme le fondement de la création et du maintien d'un lien social significatif.

L'éventualité qu'un jour le malade ne reconnaîtra plus son proche peut être fort inquiétante pour les uns comme pour les autres, les membres de la famille, et notamment la personne qui est au premier plan de la prise en charge. Mais une perspective encore plus inacceptable aux yeux de l'aidant est la perte des souvenirs de leurs histoires communes. Ainsi, un cercle vicieux de culpabilisations réciproques et d'autoaccusations inavouables s'installe dans le quotidien et détruit la relation. Les deux craignent de ne plus se reconnaître et de n'être plus reconnus : la reconnaissance de la part de l'autre n'est pas considérée comme une composante de l'identité du sujet, mais comme la preuve que la personne existe toujours comme étant elle-même. Ne plus être reconnu dans le regard de l'autre serait un peu comme mourir à ses yeux. Cela explique la peur du malade de ne plus reconnaître la personne aimée et, réciproquement, la peur de la personne aimée de n'être plus reconnue par le malade.

Toutefois, cette difficulté à maintenir la reconnaissance de l'autre fonctionne aussi dans le sens inverse. « *On le reconnaissait toujours en tant que lui physiquement mais moralement non* » – admet le patient en parlant de son père – « *Il était là physiquement mais il n'était plus là vraiment* ». Cette conviction, fort répandue, amène l'aidant à concevoir la personne malade comme un être n'étant plus là ou comme un sujet qui n'est plus le même : dans tous les cas, il devient un vivant qui a déjà disparu. C'est pour ces raisons qu'un sentiment du deuil anticipé gagne souvent les accompagnants ou les patients ayant préalablement assisté un proche pendant la progression de la maladie d'Alzheimer.

Dans ce contexte, la mémoire qui caractérise le symptôme prototype de la définition socialement partagée d'Alzheimer déclenche une terreur extrême, allant au-delà de la peur de mourir. Cette inquiétude apparaît révélatrice d'une conception bien précise de la mémoire en tant que composante vitale de la personne. Le fait que le symptôme sur lequel des patients comme Monsieur Leroy concentrent le plus souvent leur attention soit justement la perte de la mémoire, fait penser que celle-ci est considérée comme fondamentale dans la définition de la personne humaine et de l'identité de chacun :

> *C'est primordial. Il n'y a rien sans mémoire. Si l'on n'a pas complètement de souvenirs on serait même plus nous-mêmes. Mais là heureusement, je ne suis pas encore aussi idiot. J'ai gardé très lucidement les souvenirs du passé ancien. C'est quelque chose que ma femme n'a pas su m'expliquer. Plus je vais vers le passé, plus ma mémoire est vive. Plus l'on s'approche du présent, plus elle dégringole. Là c'est flagrant. La différence est énorme* (Monsieur Leroy, patient, entretien du 31 janvier 2017).

Le patient a conscience de la perte imminente de la « *mémoire récente* » ; à l'inverse, il décrit la « *mémoire ancienne* » comme une espèce de « *havre de paix* ». Le constat d'une perte majeure de la « mémoire ancienne » par rapport à la « mémoire récente » est un point focal répandu dans les récits des malades et de leurs accompagnants, qu'ils soient conjoints, enfants, beaux-enfants ou simplement amis.

Or, la définition profane de la mémoire est fort différente de la définition professionnelle que nous avons vue précédemment. Si les professionnels font la distinction entre les différentes fonctions mnésiques, les patients se concentrent davantage sur le rapport entre mémoire et temps : ils distinguent donc une « mémoire récente », concernant le présent et faisant plutôt référence aux incapacités cognitives entravant l'autonomie, de la « mémoire ancienne », qui coïncide plutôt avec ce que les professionnels appellent la « mémoire épisodique » et, plus particulièrement, « la mémoire autobiographique ».

Comme dira effectivement Monsieur Leroy : « *Il y a des choses que j'ai vécues qui m'ont fait devenir tel que je suis* ». À la base il y a l'idée, très proche de la théorie ricœurienne de l'identité narrative, que les événements biographiques ont marqué notre identité et influencé en profondeur le sentiment de soi-même. Ne plus être capable de se repérer dans sa propre histoire biographique signifierait donc, selon cet horizon de significations, perdre l'identité pour se retrouver finalement dans un espace d'oubli et d'aliénation : « *Oui, j'ai cette tendance à me plonger dans le passé* » raconte le patient

« *mais c'est aussi que les choses nouvelles m'intéressent moins* ». Cette sorte de repli dans le passé semble être une tentative de recouper ce qui reste du sentiment de soi-même, comme pour s'accrocher à tous les souvenirs biographiques, les bons comme les mauvais, pour résister à la dissolution de son identité : « *Ça on ne peut pas l'oublier*, affirme Leroy, *si j'arrive à oublier ça je serais mort.* »

Face à un tel repli autocentré, le conjoint souffre du fait que le malade a perdu les souvenirs de leur histoire commune : « *Ma femme se contrarie que j'aie oublié les bons moments qu'on a vécus ensemble, mais elle aussi commence à avoir des trous de mémoire* ». Souvent les narrations de la maladie d'Alzheimer sont sujettes à des conflits d'interprétation générant des versions contradictoires de la mémoire de soi et de la mémoire de l'autre : celles-ci peuvent se différencier aussi bien par rapport à l'histoire de la maladie que par rapport à l'histoire biographique.

Ainsi, si pour le malade perdre ses souvenirs serait comme perdre quelque chose de lui-même, la perspective la plus dramatique pour les aidants familiaux est l'éventualité de disparaître complètement de la mémoire de leur proche malade : c'est un peu comme mourir dans son regard.

Perte de la mémoire, perte de la relation

Du point de vue du malade : la crainte d'être un fardeau

Dès que la personne perçoit des défaillances mnésiques dans le quotidien, l'habitude la plus répandue consiste à se projeter immédiatement vers un avenir tragique, marqué par la maladie d'Alzheimer et la dépendance. La première réaction du patient est de s'angoisser face à la perspective de devenir un fardeau pour l'entourage, et surtout pour les membres les plus proches de la famille.

« *Je ne veux pas être un poids*, nous dit Monsieur Belkachemi. *Je demande à Dieu qu'il m'amène si un jour je n'arrive même plus à faire ma toilette tout seul parce que je ne me souviens plus comment ça se fait.* » Monsieur Belkachemi est d'origine kabyle, illettré, il présente des troubles de l'orientation depuis dix ans, qui s'accompagnent de déficits visuels et spatiaux. Comme l'explique le neuropsychologue, pour surveiller l'avancement de sa démence et éventuellement poser un diagnostic, il faut évaluer la dégradation dans le temps. Il a été envoyé en consultation mémoire par les responsables d'un atelier socio-esthétique qui opère à Pantin. Bien encadré pour sa famille, y compris par ses enfants et ses cinq petits-enfants, il vit avec sa femme « *dans une maison très grande à Drancy* ». Son apparence robuste et imposante contraste avec son air perdu. Lorsqu'on lui parle, il réagit vite, est très agréable et se montre disponible à la relation. Il dit avoir souffert de tuberculeuse pulmonaire dans le cadre de son activité professionnelle. « *J'ai les poumons pourris* » – dit-il avec ironie.

Arrivé en France en 1960 pour travailler comme ouvrier dans l'industrie métallurgique, Monsieur Belkachemi travaillait en fonderie, un lieu particulièrement malsain : « O*n était la classe ouvrière exploitée* » affirme-t-il avec une certaine dose d'orgueil. Obligé de respirer des gaz toxiques, il a ensuite développé une maladie professionnelle : « *J'ai travaillé trente ans dans une fonderie et puis j'aurais dû arrêter à cause d'une maladie professionnelle, parce qu'on respirait la poussière toxique* ». Toutefois, les patrons ne lui ont pas accordé l'indemnisation à laquelle il avait droit : *« Même si le médecin avait dit que j'étais malade et que je ne pouvais plus travailler où il n'y avait pas d'air, ils m'ont envoyé faire le travail le plus dur en fonderie. »* Cela l'a beaucoup affaibli et perturbé, il s'est senti victime d'une injustice et est devenu angoissé et déprimé. Par ailleurs, il souffre depuis quelques années d'obésité, de tension et de diabète. Il est donc obligé de prendre beaucoup de médicaments, tels que des injections journalières d'insuline. Il admet que ce n'est pas lui mais sa femme qui s'occupe de leur prise. Et pourtant il déclare que sa famille ignore ses problèmes de mémoire : « *Ils ne savent rien ! Je fais tout pour leur éviter des angoisses.* » Il reconnaît que ses problèmes d'orientation sont ceux qui menacent le plus sa vie au quotidien.

En revanche, il se refuse de décrire ses troubles de la mémoire en termes pathologiques : « *si j'ai quelques oublis* » dit-il, « *vu mon âge ce n'est rien d'inquiétant* ». En entretien, il admet pourtant que la mémoire a une valeur fondamentale ; ce n'est pas un symptôme comme les autres : « *C'est l'essentiel de la vie humaine. Qu'est-ce qu'on devient si on a plus de mémoire ?* ». Mal à l'aise face à son besoin d'assistance, il dit ne pas vouloir peser sur ses proches et rogner sur la liberté de toute la famille :

> *Je suis très fier et sévère avec moi. Si je dois faire quelque chose je la fais de moi-même. Je crains de ne plus arriver à faire les choses sans demander de l'aide. Je veux que les enfants se sentent libres, je ne veux pas qu'ils se forcent. Je suis venu seul ici ce matin. Ma femme elle était fâchée mais moi je ne voulais pas qu'elle m'accompagne. Elle avait des choses à faire* (Monsieur Belkachemi, patient, entretien du 28 juin 2016).

Ce que Monsieur Belkachemi craint le plus c'est de devenir complètement dépendant, une éventualité qu'il met toujours sur le compte de la mémoire, indispensable, selon lui, au maintien de l'autonomie. Une autre patiente, Madame Angely exprime le même ressenti :

> *Je ne veux pas être un poids pour ma famille mais je ne veux pas non plus qu'ils me voient comme une vieille démente et dépendante de tout genre de soins, qui ne peux plus faire rien toute seule. Ce ne serait pas ma vie ça. C'est pour ça que* [...] *je ne veux pas qu'ils me retiennent folle. Quand on n'est pas bien c'est toujours mieux de partir que de rester à embêter les personnes* (Madame Angely, patiente, entretien du 1er août 2016).

Madame Dosson est une jeune béninoise de 41 ans, très raffinée. Suivie en hôpital de jour par le neuropsychologue Éric, elle est déjà inquiète à cause de ses difficultés cognitives qui selon elle toucheraient particulièrement la mémoire : « *Je voulais savoir si mon problème de mémoire était lié à une pathologie ou pas* ». Souriante, elle raconte avoir toujours eu une mémoire déficiente, mais que cela lui semble s'aggraver avec le temps. L'histoire de son père qui avait développé une démence post-parkinsonienne connue sous le nom de « paralysie supranucléaire progressive » (PSP) a inévitablement influencé la construction de cette crainte précoce.

> *En fait, je ne savais pas ce que c'était et comme j'ai mon papa qui est décédé d'une maladie dégénérative il y a un peu plus d'un an et que certains médecins me disaient que probablement ça pouvait être héréditaire...* [...] *Quand j'ai découvert des antécédents dans ma famille*

> *je me suis dit de ne pas attendre le dernier moment pour aller voir un médecin. Et puis je pense qu'avec le vieillissement tout ça accentue* (Madame Dosson, patiente, entretien du 24 juin 2016).

Pendant les tests neuropsychologues, elle se tient la tête entre les mains, les yeux fermés, pour mieux se concentrer. « *Je suis perdue* », dit-elle, résignée. Comme dira Éric, ce sont surtout des défauts attentionnels qui provoquent ses problèmes de mémoire. Cette circonstance semble apaiser son angoisse : « *ça me rassure surtout que comme le médecin me l'a dit, il suffit de trouver des stratégies de compensation pour la concentration, la concentration ce n'est pas une pathologie* [...]*, lorsque la mémoire elle est touchée c'est à cause soit du vieillissement, soit d'une pathologie liée au vieillissement* ».

Cette représentation relève évidemment de l'expérience vécue aux côtés de son père. Selon elle, la maladie d'Alzheimer est terrible à vivre, non pas tant pour la personne qui en souffre mais à cause des conséquences sur la toute la famille. Tout particulièrement, elle décrit la perte de la mémoire comme « *un symptôme de la maladie qui peut amener à une incapacité réelle à vivre avec son entourage* » :

> *Moi, ma préoccupation c'était d'avoir une pathologie qui peut un jour engendrer l'impossibilité soit de se rappeler les choses, soit de marcher, de se laver, etc., etc. Et le fait de savoir que ce n'est pas une pathologie, bah ça me soulage* [...] *Quand on a plus ses capacités, on est obligé d'être assisté, et si on ne peut pas compter sur la famille ou les amis après il faut compter sur des aides extérieurs. Je pense que pour la personne qui se trouve dans l'incapacité c'est aussi très difficile. Si elle est consciente en tout cas de ce qu'il se passe* (Madame Dosson, patiente, entretien du 24 juin 2016).

Comme elle le reconnaît avec beaucoup de lucidité, elle voudrait éviter que ses proches revivent la même expérience dramatique qu'elle a eue avec son père : « *Je pense qu'il a senti être un poids et qu'il a essayé de ne pas l'être, et en essayant de ne pas l'être, bah il l'était encore plus.* »

Cette posture face à la maladie d'Alzheimer se rapproche de celle des patients moins jeunes, comme pour Madame Merlier. Préoccupée surtout par les troubles de la mémoire, elle ne fait pas mention d'autres problèmes de santé. Très autonome, elle a remarqué toute seule ses trous de mémoire, et notamment l'oubli des mots et des choses du quotidien. Les proches, dit-elle, « *ils ne l'ont pas remarqué et puis je ne leur ai rien dit* ». Ainsi, elle espère éviter à la famille de souffrir inutilement : « *Je ne veux pas que pour une seconde ils puissent penser à ça. Et si j'ai ça je leur dirai plus tard aussi. Ce serait un choc.* » Elle n'accepte pas de devenir dépendante des autres : « *Je suis venue toute seule, parce que mes deux fils je n'ai pas besoin de les avoir là. J'ai pris un taxi et je vais prendre un taxi pour rentrer chez moi après.* »

Caroline, la neuropsychologue qui s'est occupée de faire son bilan cognitif, m'a parlé de la question de la voiture : elle lui a conseillé de ne plus la conduire mais cela pose un problème à cette dame qui tient beaucoup à son autonomie. Cependant, il est évident que la question de l'image de soi et le sentiment de devenir un poids pour les autres jouent aussi un rôle fondamental dans la décision de rester « *discrète* ». Persuadée fermement d'avoir la maladie d'Alzheimer parce que « *mon mari est mort d'Alzheimer et ma mère aussi et moi j'ai très peur d'Alzheimer* », elle définit cette pathologie comme la maladie de la vieillesse même si elle pense que ce n'est pas normal :

> *Je me suis aperçue que malgré tout j'allais bien mais de temps en temps j'avais quand même des trous de mémoire. Et… je suis allée chez le médecin généraliste et je lui ai dit que je n'ai plus vingt ans. Je lui ai dit : « je ne sais pas qui je suis, je suis fatiguée, et ça m'a déprimé d'avoir… j'ai des trous dans la tête. De temps en temps, je ne sais plus qui je suis, où je suis* » (Madame Merlier, patiente, entretien du 18 juillet 2017).

Son espoir n'est pas de guérir mais d'« *arrêter l'évolution de la maladie* ». En effet, elle avoue : « *maintenant j'attends le médecin quand même, seulement qu'il me donne un médicament, parce que j'ai certainement un début de problèmes dans le cerveau* ». Elle voudrait « *ralentir les choses et éviter d'arriver à développer une maladie qui est terrible* ». En évoquant la maladie de son mari et surtout de sa mère qu'elle a soignée toute petite, elle dit préférer mourir qu'arriver aux derniers stades de la maladie. Elle s'imagine ce qu'elle pourrait représenter pour les autres en devenant elle aussi grabataire. Elle craint de se retrouver dans un état de confusion totale dans lequel elle ne serait ni elle-même ni vraiment une personne :

> *Je pense que si un jour je vais tomber malade ma personnalité va forcément changer. Je vais changer de goûts, des choses que j'aime, oui la mémoire a certainement un gros impact. J'ai vu ma maman et mon mari, c'était plus les mêmes. Oui, c'est sûr, ça atteint beaucoup la mémoire de la vie, ça atteint beaucoup la tête, tout change. La personne change forcément quand on a ça, le cerveau, même tout, vous êtes affaibli, vous ne savez plus où aller* (Madame Merlier, patiente, entretien du 18 juillet 2017).

Face à cette possibilité de changement d'identité, elle craint le regard extérieur. C'est la raison pour laquelle elle a pris la décision de ne pas parler de ses troubles à ses enfants : « *Ils ont vu leur père et ils ne supporteraient pas de me voir comme ça* ». Elle tient donc absolument à écarter la moindre possibilité que ses enfants la regardent comme elle regardait son mari malade, sans plus le reconnaître.

Cette volonté qu'elle exprime rejoint le point de vue de Monsieur Lefèvre, un patient de 91 ans dont nous avons entièrement suivi l'hospitalisation de jour. Désormais malade, l'homme fait part à l'infirmière d'une plainte diffuse : « *Je perds la mémoire, j'oublie tout, je perds mes lunettes, je ne trouve pas les mots* ». Il se plaint de son incapacité à gérer le quotidien : « *Je ne sais pas si j'ai déjà fait les choses, ce qui n'est pas grave comme je suis à la retraite mais je ne veux pas que je me dégrade.* » En se souvenant de la maladie de son frère, lui aussi évoque l'inquiétude profonde de devenir grabataire, de perdre sa liberté et de devoir un jour dépendre totalement des autres :

> *Je ne veux pas dépendre de quelqu'un tout le temps et alors quand vous ne pouvez pas bouger, que vous avez toujours besoin de quelqu'un qui veut bien vous amener… je vois mon frère qui a ce genre d'atteintes et il est complètement dépendant de ses enfants* […]. *Si je devais vivre longtemps mais dans un état de dépendance totale ça m'intéresse pas, moi je m'en rendrais compte et j'irais me suicider parce que c'est plus une vie, quand tu ne peux plus bouger, tu ne peux plus rien faire, qu'il faut appeler quelqu'un pour faire quoi que ce soit… Ça m'inquiète beaucoup, là si je vois mon frère, il n'a que quatre ans plus que moi mais si dans quatre ans je vais être comme ça…* […] *Il est là dans un fauteuil et c'est triste, sa vie actuelle c'est lamentable et c'est pour ça que je surveille mon état, soit pour ralentir soit pour prendre une pilule une fois que j'arriverai là* (Monsieur Lefèvre, patient, entretien du 25 juillet 2017).

Il fait évidemment illusion à l'intention de disparaître s'il arrive, comme son frère aux derniers moments de sa vie, dans un état qui se rapproche, voire dépasse, la tragédie de la mort. Surtout, il ne voudrait pas que ses enfants le voient dans cet état de « *légume* », voire de « mort vivant », qui d'après lui serait « *pire que la mort* ».

Dans le même ordre d'idées, un patient suivi par Caroline depuis des années, Monsieur Degroute, est en phase débutante de la maladie d'Alzheimer, comme l'atteste son dernier bilan réalisé en septembre. En 2015, un MCI amnésique lui avait été diagnostiqué : dans la mesure où il était sous antidépresseurs, les médecins n'avaient pas osé poser le diagnostic de MA. Mais la dégradation cognitive progresse rapidement : le MMS est passé de 26/30 à 23/30 dans l'espace d'un seul mois, ce qui est le signe d'une aggravation importante. Venu à l'hôpital pour un contrôle supplémentaire, il remarque une évolution des problèmes de mémoire et d'orientation. En consultation mémoire, qui a lieu dans la salle de réunion, il se plaint d'une aggravation importante des symptômes amnésiques dont il est conscient. D'après lui, le déclin cognitif et la perte de la mémoire auraient engendré un état dépressif. À cause de ses oublis, il a dû abandonner son activité professionnelle. Rencontré après les tests en vue de l'entretien ethnographique, il nous fait part de ses observations :

> *Ça s'est arrivé comme ça, brutalement et ça m'a bouleversé* [...] *Je me suis rendu compte qu'il y avait peut-être des difficultés à poursuivre certains aspects de ma profession et donc j'ai fait faire des examens. C'est par là qu'on a décelé... comment ça s'appelle ? Alzheimer. J'ai décidé immédiatement d'arrêter parce que je ne voulais pas me prendre la responsabilité de mal m'occuper des clients parce que je n'étais plus en état de le faire. Plus que de savoir avoir ça, ce qui m'a perturbé le plus si vous voulez, c'est que brutalement, lorsque j'avais un peu plus que 50 ans, brutalement, du jour au lendemain, je ne dispose plus des qualités nécessaires pour m'empêcher de faire des bêtises* (Monsieur Degroute, patient, entretien du 9 octobre 2017).

Le diagnostic sert après coup au patient pour expliquer ses troubles. Toutefois, ce monsieur refuse de devenir dépendant : « *Ce qui est pire, c'est que la maladie d'Alzheimer*, réfléchit-il, *elle progresse et elle nous rend petit à petit totalement dépendants.* » Ainsi, il voit d'un très mauvais œil le fait que sa femme prenne le relais de la gestion administrative. Pour les déplacements il se sert encore de sa petite Smart en ville et d'une voiture plus confortable pour des longs trajets. Quant aux tâches du quotidien, il a toujours besoin d'être aidé par sa femme. Ce rapport de dépendance est défini par cet homme comme une condition pénible, qui touche avant tout la relation à l'autre. Comme il l'explique : « *Si un jour vous allez perdre la conscience même sur vous ce n'est pas vous que ça gênera c'est plutôt les autres* ». Cependant, cette perte d'autonomie diminue l'estime de soi-même : « *Le pire c'est d'avoir à se rendre compte, c'est ça qui est pénible.* » « *C'est une leçon d'humilité* » qui va jusqu'à miner l'envie de vivre : « *Si les personnes qui vous ont connu ne vous reconnaissent plus tant vous avez changé, il vaut mieux disparaître. Bien sûr je sollicite leur indulgence mais après c'est moi qui ne suis pas indulgent avec moi-même.* »

La situation de Monsieur Degroute se rapproche de nombre de cas, y compris celui de Monsieur Baud. Il revient au cabinet de Marianne, neurologue libérale, pour un deuxième bilan car, comme il explique en s'installant, il avait bien aimé sa façon gentille de diriger la séance. La dernière fois rien d'inquiétant n'en est ressorti. Toutefois, il constate depuis un an et demi une diminution importante de ses capacités mnésiques concernant surtout les mots et les noms des personnes. C'est lui qui a remarqué ses troubles alors que, d'après lui, l'entourage ne s'en est pas rendu compte. En effet le patient arrive seul en consultation et il se dit très inquiet. Très cultivé, ayant fait des études supérieures, Monsieur Baud essaye d'entraîner sa mémoire en pratiquant des activités psychiques et intellectuelles. Les tests se passent plutôt bien même si le patient se décourage souvent, ce qui ne lui rend pas service et l'empêche d'aller jusqu'au bout. Il nous parle vaguement de ses inquiétudes vis-à-vis de la maladie d'Alzheimer, considérée comme une maladie de la vieillesse : le patient se sent particulièrement concerné. Mais on comprend très vite que son inquiétude par rapport aux oublis récents n'est que le reflet de ce qu'il pense endurer en cas de dégradation ultérieure.

C'est parce qu'on arrive plus à se souvenir des choses qu'on connaissait très bien, on arrive plus à se souvenir du nom des gens, on arrive pas à se souvenir de ce qu'ils vous ont dit il y a un quart d'heure. Parce que vous voyez partir une partie de votre personnalité. Vous êtes diminué. [...] J'en ai vus autour des moi des gens qui ont fait comme ça et c'étaient des gens que j'aimais beaucoup et quand vous voyez une personne comme ça qui est intelligente, gentille qui s'occupe de tout le monde et qui tombe dans cette maladie... mais c'est épouvantable de voir ça. On devient un légume, voilà, un légume... On perd son humanité, il n'y a plus rien qui reste [...] *Pour moi, ce serait pire que la mort* (Monsieur Baud, patient, entretien du 11 décembre 2017).

Une condition « *épouvantable* », c'est ainsi que la plupart des patients envisagent la maladie d'Alzheimer, craignant surtout que la perte de la mémoire puisse engendrer la perte d'autonomie. À cet égard il se focalise sur la mémoire récente : au moindre oubli, il se projette dans un avenir marqué par la dégradation.

Pour certains, comme Madame Angely ou Monsieur Baud, ce scénario inquiétant engendre un refus de la dépendance qui les amène à s'isoler de leurs proches, pour d'autres cet imaginaire terrifiant peut même amener à une forme de dépression aiguë reconnue cliniquement et nécessitant un traitement pharmaceutique.

C'est le cas de Monsieur Legros, hospitalisé dans un service de gérontopsychiatrie et surveillé par les médecins après avoir fait plusieurs tentatives de suicide : « *Je préfère mourir que rester ici à déranger ma famille. Je ne suis plus utile à personne* » déclare-t-il aux médecins du service.

En général, les personnes qui ont eu une carrière épanouissante et socialement valorisée, comme les professeurs, les journalistes ou les chefs d'entreprise, ont beaucoup de mal à accepter la dégradation de leur état intellectuel et à renoncer à leur autonomie pour s'en remettre totalement à l'autre.

En revanche, pour ceux qui viennent d'un milieu plus modeste, la peur de dépendre des proches, et surtout des enfants, est moins liée à l'image d'eux-mêmes. Ils se préoccupent davantage de déranger l'entourage et de le soumettre aux obligations du soin, surtout si un jour ils n'arrivent plus à reconnaître leurs proches. Mais pour tous les patients, la crainte concernant la mémoire récente s'explique par la peur de perdre l'autonomie. De l'autre côté, les aidants manifestent des sentiments complexes qui, comme nous allons le voir, se répercutent sur la relation familiale et menacent son équilibre au quotidien.

Du point de vue de l'aidant : culpabilité et ressentiment

Si le malade craint de devenir un fardeau pour ses proches, ce qui peut engendrer culpabilité colère, l'aidant peut à son tour se sentir coincé par l'obligation de soin envers quelqu'un qui est non seulement totalement dépendant mais qui parfois ne reconnaît même pas ses besoins et n'accepte pas de bon gré d'être aidé.

Comme nous l'avons déjà remarqué, des sentiments négatifs vis-à-vis de l'autre et de soi-même vont amorcer un cercle vicieux dont il est difficile de sortir dans le rapport aidant/malade. Le cas de Monsieur Lieve, vieil homme âgé de 78 ans accompagné de sa femme beaucoup plus jeune le montre. Entre les deux, l'amour et l'agressivité se mélangent dans un rapport d'incompréhension et de ressentiment réciproques, où le rôle ambigu de la victime méchante est joué par l'ensemble des personnes impliquées.

Les symptômes principaux concernent la mémoire immédiate qui selon la femme de Monsieur Lieve « *ne marche plus comme avant* ». Elle parle aussi d'une perte totale de l'intérêt pour des activités qu'il aimait beaucoup auparavant : « *les choses du quotidien ne l'intéressent pas* » dit-elle. Selon elle, le lien de causalité entre l'intérêt et la mémoire va de soi : s'il ne se souvient pas de quelque chose, c'est parce qu'il n'a pas d'intérêt à s'en souvenir. Ainsi, le nombre et le degré d'oublis sont à la mesure du désintérêt et du détachement. Elle adopte une certaine logique préconçue pour expliquer ces défaillances : le manque d'intérêt serait la cause d'un manque d'attention qui, à son tour, nous amènerait à sélectionner ce que nous voulons retenir dans notre mémoire et ce que nous n'avons pas intérêt à retenir.

De ce point de vue, la perte de la mémoire est lue comme le signe de l'intérêt déficitaire que le mari lui manifesterait. Le conflit conjugal se déclenche donc de manière éclatante, voire théâtralisée, par l'épouse. Ancien journaliste, il était un homme brillant et cultivé, avait beaucoup de centres d'intérêts et de passions. Mais, depuis la maladie, ses difficultés ne lui permettent plus d'avoir une vie intellectuelle aussi riche. La femme, probablement fascinée par l'homme de culture qu'il était avant, ne supporte pas de le voir aussi changé et ne peut pas s'empêcher, d'une certaine façon, de l'accuser.

Et pourtant, en l'absence du patient qui s'est rendu à la visite neurologique, la femme souhaite révéler ses sentiments ambivalents à l'égard du conjoint : le ressentiment évident se mélange à une profonde préoccupation vis-à-vis de sa condition psychologique : « *Je pense que la perte de la mémoire le préoccupe. Parfois il est perdu* [...] *C'est ça qui m'angoisse parce que si je ne suis pas là qu'est-ce qui va lui arriver ? J'ai toujours peur que je rentre le soir et...* » Elle craint qu'il se suicide, vu son état de déprise et de retrait du monde.

Comme on l'avait remarqué, ce qui inquiète avant tout la femme c'est le manque d'intérêt qu'elle constate depuis le début des symptômes. Elle a du mal à supporter ce changement. La personnalité ambitieuse, l'aisance intellectuelle et son immense savoir n'étaient pas des qualités comme les autres : aux yeux de Madame Lieve elles sont inhérentes à la personne qu'elle a tant aimée. Maintenant cette personne semble avoir disparu.

Elle se plaint par ailleurs d'avoir épousé un homme plus âgé qui à présent demande son soutien. Elle doit tellement s'occuper de lui qu'elle n'a plus le temps de se soucier d'elle-même : « *C'est ce que la société demande, c'est éthique, c'est ce qu'il faut faire. Mais je vous le dis, je n'ai pas beaucoup de temps pour moi et je le regrette* ». Elle rend son époux responsable du fait qu'elle se néglige elle-même : « *Il s'appuie trop sur moi* ». Elle sait que ce n'est pas par manque de volonté, mais elle se sent coincée par cette injonction de son conjoint, qui a besoin d'une aide constante et gratuite. C'est l'image en miroir de la peur du malade de devenir un fardeau. Le pire c'est qu'elle ne peut pas s'autoriser à être en colère contre lui : « *Ce n'est pas complètement sa faute mais ça me gêne parce que je suis obligée de répéter* ». Monsieur Lieve rentre de sa visite médicale. Il n'a rien entendu. Et pourtant, il semble dire à sa femme qu'il est malade, qu'il y a quelque chose de neurologique, qu'il est légitimé par sa pathologie à oublier des choses, à avoir perdu les intérêts d'antan, à lui demander du soutien.

> *C'est troublant... : il y en a qui sont là mais il y en a d'autres qui ont disparu complètement. Il arrive à ma femme de parler d'un voyage que nous avons fait à telle date, vers telle région, et je n'en ai aucun souvenir. Et ce n'est pas parce que ça ne m'a pas plu, ce n'est pas parce que, c'est... je ne sais pas. Vous savez ? La myéline qui entoure les petites cellules qui forment la mémoire elle peut ne pas se fixer pour une raison ou l'autre. Pourquoi est-ce que les gens qui ont un accident de bicyclette par exemple ils ne se souviennent plus des circonstances de l'accident ? C'est parce que la myéline a cessé de se déposer autour des... je ne sais pas exactement comment ça marche, mais je sais que sans doute chez moi c'est ça* (Monsieur Lieve, patient, entretien du 30 octobre 2017, 14 heures).

Monsieur Sanchez présente le syndrome de Benson, une maladie neurodégénérative, appelée aussi « atrophie corticale postérieure » et considérée comme apparentée à la maladie d'Alzheimer dans sa forme précoce. Il est fréquent que les deux maladies soient diagnostiquées en comorbidité, comme c'est le cas pour Monsieur Sanchez. En effet, à la suite d'un premier bilan à Tours en 2015, le patient a également reçu le diagnostic de la maladie d'Alzheimer fronto-postérieure. La femme du patient a beaucoup de difficultés à gérer la relation avec son mari et sa pathologie. Son malaise ne touche pas seulement le rapport de soin mais tous les aspects du quotidien. La femme commence à parler d'elle et à retracer le cadre de leur vie en commun :

> *Je m'appelle* [Bernadette][1], *j'ai 50 ans, mariée depuis des nombreuses années. On a deux enfants qui commencent à être grands, un garçon de 25 ans et une fille de 18 ans, on vit dans le centre de la France, dans un tout petit village en pleine campagne. Moi, je suis toujours en activité, je suis technicienne de méthodes de qualité, je travaille dans une entreprise de sous-traitance de pièces automobiles, voilà. J'aime beaucoup la lecture, la musique, j'organise des soirées karaokés* (Madame Sanchez, femme du patient, entretien du 20 octobre 2017).

1. Pour garantir son anonymat, son prénom a été remplacé.

À la question concernant leur rencontre et de leur mariage, la femme, un peu mal à l'aise, passe la parole à son mari. C'est par un moment de détente que commence ainsi un échange entre les deux conjoints, qui témoigne d'une relation de grande qualité. Monsieur Sanchez commence à raconter mais il doit s'arrêter très vite : « *On s'est connus dans… comment on dit ça…* » À la moindre hésitation Madame Sanchez souligne ses défaillances comme s'il s'agissait de défauts intentionnels. Mais l'homme arrive enfin à trouver le mot perdu : « *un bal des pompiers, voilà !* ». Les deux sont embarrassés par l'évocation de ce souvenir romantique, quoique agréable : « *On fête nos trente ans de mariage l'année prochaine* » explique Madame Sanchez gaiement. Ainsi, la femme masque son affection par une posture rigide et accusatrice dont elle n'arrive pas à se débarrasser. Elle se sent trop mal à l'aise face aux séquelles de la maladie et à leur impact sur la personnalité de son mari. En relatant les symptômes, elle se limite à son propre point de vue :

> *Ça a commencé au travail. Parce qu'ils s'étaient aperçus qu'il était beaucoup plus lent qu'avant. Il avait un certain nombre de dossiers qu'il arrivait à faire avant et il faisait de moins en moins de dossier et moi je le trouvais déprimé, lent et déprimé. Je parle du tout début hein, 2013, 2014. Et donc on est allé voir le médecin et il avait dit, bon c'est une dépression ; donc… il a pris un antidépresseur. Et puis j'ai trouvé que ça ne passait pas, au travail c'était encore pire, il y a eu presque une procédure de licenciement contre lui parce qu'il n'arrivait pas à faire quoi que ce soit et moi à la maison je me suis aperçue des choses et au niveau de l'écriture aussi. Une fois il m'avait fait une liste des courses, il y avait la première lettre et la deuxième lettre de chaque mot mais à l'intérieur c'était du grand n'importe quoi, tout était à l'envers, tout était…* (Madame Sanchez, entretien du 20 octobre 2017).

Le syndrome de Benson est provoqué par une atrophie du cortex postérieur affectant le contrôle moteur des muscles oculaires ; ce que la femme perçoit comme un changement des yeux : « *Ce sont les yeux, enfin les yeux, ce n'est pas la vue, c'est ce changement des yeux* » raconte-t-elle avec beaucoup d'angoisse. Quant aux troubles de la mémoire, elle ne les considère pas comme des véritables symptômes ; elle a plutôt tendance à les traiter comme des réactions intentionnelles. « *Les troubles de la mémoire c'est surtout la mémoire récente, ce sont des choses que pour lui ça n'a pas d'importance en fait* […], *des choses pour lui que… pffff… qui peuvent s'oublier, voilà…* » Monsieur Sanchez intervient pour interrompre ce compte rendu. Enrichissant le récit de Madame Sanchez, il décrit son ressenti par rapport à la perte de la mémoire : ce n'est pas un manque d'intérêt, semble-t-il vouloir dire, mais un véritable symptôme qu'il n'arrive pas à contrôler.

> *Oui, ça arrive, moi j'ai des pertes de mémoire quand tu me dis « fais ci, fais ça » au bout d'un moment ça s'envole donc je ne sais plus si… voilà. Je perds beaucoup la mémoire et maintenant même quand ils me demandent qu'est-ce que vous avez fait dans la vie bah… j'ai du mal à expliquer ce que j'ai fait déjà, pour commencer et ce n'est pas, ce n'est pas, ce n'est pas évident de se rappeler ce qu'on a perdu, voilà, c'est ça que… C'est embêtant parce que pour moi il y a quelquefois où je suis un peu perdu. C'est comme si je ne suis plus là et je me délaisse comme ça, je ne travaille plus, petit à petit je… je perds tout, je perds moi-même* (Monsieur Sanchez, patient, entretien du 20 octobre 2017).

Sa femme réplique que le sentiment d'être perdu est dû à l'impossibilité de se reconnaître soi-même : « *Il dit souvent "ce n'est pas moi". Combien de fois il dit "ce n'est pas moi". C'est une phrase qu'il va ressortir presque tous les jours.* » Elle ne fait que ramener les sentiments de Monsieur Sanchez à ses propres ressentis, cherchant enfin son approbation : « *C'est vrai ?* », demande-t-elle au mari. « *Oui c'est vrai* », répond-il timidement. Mais en réalité c'est elle-même qui a du mal à reconnaître son mari tel qu'il était auparavant.

> *Physiquement c'est le même* […] *mais à l'intérieur il y a des moments où son comportement n'est plus du tout le même, ce n'est pas mon mari, ce n'est pas l'homme que j'ai épousé et même vis-à-vis de ses yeux quand il y a des moments d'agressivité ses yeux sont plus les mêmes* […] *C'est ça qui me gêne, ce n'est pas le fait qu'il sache plus faire quelque chose. S'il sait plus, il sait plus. Ce n'est pas ça qui me gêne, c'est ce côté que parfois il change de personnalité et ça c'est plus son identité, c'est plus le même que j'ai épousé. C'est la même personne physique mais ce n'est pas lui. Et là j'ai peur, j'ai peur parce que ce n'est pas compréhensible de le voir, parce que je le vois, mais ce n'est*

plus lui que je vois (Madame Sanchez, femme du patient, entretien du 20 octobre 2017).

Monsieur Sanchez écoute en regardant le vide. Il a les larmes aux yeux. Il confirme la version de sa femme mais il explique ce que ça veut dire pour lui de vivre ces moments « de l'intérieur » de la maladie. « *C'est terrible pour moi* » – avoue-t-il avec émotion – « *ce n'est pas moi ! Parfois j'ai l'impression qu'il y a quelqu'un qui me pousse derrière* ». Madame Sanchez ne reste pas insensible à cet appel et, pour la première fois depuis le début de l'entretien, elle sort de sa forteresse et se laisse aller à la compréhension : « *Il est plein de colère ce qui est normal. Il ne comprend pas la maladie et il ne comprend pas la raison.* » C'est l'occasion de décrire ce rapport aussi intense et compliqué, rendu invivable par une maladie que, finalement, elle non plus n'arrive pas à comprendre.

> *C'est très difficile à vivre. On s'éloigne. Même si ça n'apparaît pas hein, on sait très bien cacher mais on s'éloigne, on s'éloigne énormément. Moi j'ai un grand sentiment de solitude même s'il est à côté de moi. Moi aussi je deviens agressive envers lui et c'est logique. C'est un cercle vicieux. Je ne le reconnais pas, il me reconnaît pas donc forcément* [...] *On a essayé des petites astuces. Ça fait deux ans qu'on voit le psychologue, qu'on fait ça, on fait ça. Les petites astuces ça marche une fois, deux fois, à la troisième ça ne marche plus. Et puis on est fatigué, lui par sa maladie, moi...* (Madame Sanchez, femme du patient, entretien du 20 octobre 2017).

Elle avoue enfin être en colère, mais pas contre son mari : « *C'est contre moi que je suis en colère. Parce que je n'arrive pas à gérer* ». Monsieur Sanchez, lui aussi s'en veut : « *Je me fâche contre moi* » – murmure-t-il tout doucement – « *et à un moment donné ça va exploser* ». À la fin de cette discussion qui avait quasiment pris les airs d'une crise conjugale ils reconnaissent tous deux que chacun n'est fâché qu'avec soi-même.

Comme le montrent les histoires de la maladie d'Alzheimer que nous avons écoutées mais aussi l'observation des relations, les symptômes de la dégénérescence cognitive créent un climat familial extrêmement tendu et toujours susceptible de se transformer en agressivité réciproque. Des deux côtés, les sentiments sont forts, ambivalents et oscillent entre la compassion et l'accusation. De surcroît, la culpabilisation est souvent le reflet de la culpabilité que l'on ressent soi-même. Nous allons voir comment la perte de la mémoire peut affecter la relation, comme une sorte d'oubli ou de perte de l'autre.

Perte de la mémoire, perte de l'autre

Du point de vue du malade : ne plus reconnaître la personne aimée

Les troubles de la reconnaissance ou d'autres démences du même type sont très redoutés par les malades d'Alzheimer. La non-reconnaissance des proches est vécue comme une sorte d'anéantissement d'autrui. De surcroît, lorsque le malade est un parent qui craint de ne plus reconnaître ses enfants, un sentiment d'injustice s'ajoute à la culpabilité.

Nous rencontrons Madame Berger, une patiente d'origine basque de 81 ans, à l'apparence bien soignée et élégante. En suivi médical pour un diagnostic de la maladie d'Alzheimer reçu en 2015, elle souffre à présent d'une aphasie progressive qui a entraîné des troubles du langage, du comportement, des délires et des hallucinations. Mais ce qui l'angoisse particulièrement c'est l'éventualité de perdre la mémoire de ses proches : « *J'ai peur de ne plus reconnaître mon fils et mes petits enfants.* » À cela s'ajoute un sentiment de culpabilité de ne plus pouvoir s'en occuper comme une mère, selon elle, devrait le faire : « *Déjà j'ai du mal à m'occuper d'eux* » ; « *c'est plutôt eux qui s'occupent de moi* ».

Cette inversion des rôles est vécue comme une inversion de la course du temps : un véritable bouleversement de l'ordre naturel des choses. Madame Benaissa est une dame algérienne de 65 ans, accueillie en consultation mémoire par Julie, jeune neuropsychologue chargée de la consultation mémoire. Elle est arrivée en France à l'âge de 30 ans pour suivre son mari, venu avant elle. La mort de son conjoint en 2009 a entraîné une longue période de dépression. Femme au foyer pendant toute sa vie, elle est gênée par son incapacité à gérer les tâches ménagères. Elle suit un traitement médical pour la maladie de Parkinson pour laquelle elle a été aussi hospitalisée dans un autre hôpital de la banlieue parisienne.

La patiente est reçue pour un bilan des troubles de la mémoire signalés par la famille, et notamment par la fille qui s'occupe d'elle et qui l'accompagne aussi en consultation. La jeune femme semble très attachée à sa mère et a tendance à la surprotéger. Il arrive souvent qu'elle réponde aux questions à la place de sa mère. Ainsi, elle décrit un état de dégradation plutôt sévère, avec des oublis qui affectent profondément la vie quotidienne. Interrogée sur sa vie et sa personnalité, elle raconte des épisodes de la vie familiale, et notamment de la relation avec ses enfants : « *Je suis femme au foyer. Ma vie est toute centrée sur la famille et sur la maison* ». Elle ne se dit pas généreuse mais raconte sa générosité en parlant des nombreux cadeaux qu'elle a achetés à la naissance de son petit-fils, enfant de son aîné. C'est à travers ce récit que le souvenir de sa mère prend toute sa force : elle se souvient d'un collier en argent que la mère lui avait rendu et elle commence à pleurer. Le souvenir de sa mère lui a fait repenser à son propre rôle.

> *J'ai très peur d'oublier les visages de mes enfants. Parfois ça m'arrive de ne plus les reconnaître. Si je n'arrive pas à lire ou à écrire comme avant, ce n'est pas grave. Si je ne veux pas cuisiner, ce n'est pas grave. Mais si je ne sais pas qui sont mes enfants, ça c'est une honte. Maintenant ça m'arrive parfois et c'est très perturbant. Quand ils sont face à moi, il n'y a pas de problèmes, mais quand ils partent je commence à penser à leurs visages et j'ai l'impression de ne pas les retenir comme avant* (Madame Benaissa, patiente, entretien du 13 juillet 2016).

La patiente éclate en sanglots et sa fille intervient pour la rassurer. Mais l'angoisse de la vielle dame ne s'apaise pas. La perspective de perdre le souvenir de ses enfants, de leurs visages, voire de leur existence, n'est pas acceptable pour cette vieille dame qui a vécu pour sa famille et qui s'identifie au rôle de mère. C'est « *une honte* » dit-elle.

Parfois, les enfants ou les conjoints eux-mêmes le vivent de la sorte, refusant l'idée de n'être plus reconnus par leurs proches malades. Souvent, du point de vue de l'aidant, la mémoire défaillante du malade entretient une relation métonymique avec toutes les dimensions de la relation, y compris la dimension affective, émotionnelle et relationnelle. À leurs yeux, c'est toute la personne qui est en train de disparaître avec la dégradation de sa mémoire.

Ne plus être reconnu signifie-t-il ne plus être aimé ou, encore pire, ne l'avoir jamais été ? Ne plus être reconnu équivaut-il à disparaître du monde de l'autre ? Ne plus être reconnu, est-ce comme être mis à mort par le regard d'autrui ?

Animés d'un sentiment d'avoir subi un tort dont ils ne peuvent pas demander réparation, les aidants familiaux ne peuvent plus reconnaître le malade comme étant la même personne qu'elle était auparavant. C'est à ce moment-là que l'on commence à faire le deuil d'un mort vivant.

Du point de vue de l'aidant : « faire le deuil » de la personne malade

Madame Mouton est une patiente de 37 ans. Elle est atteinte par une forme particulièrement aiguë d'épilepsie qui l'invalide sur le plan cognitif. Dans le milieu médical, il est reconnu que cette maladie peut évoluer précocement vers une maladie neurodégénérative de type Alzheimer. De surcroît, son grand-père avait été touché par la démence et dans les formes précoces de la maladie d'Alzheimer, la familiarité génétique est plus fréquemment constatée. Dans ce contexte, malgré son jeune âge, Madame Mouton est particulièrement angoissée par des difficultés qu'elle a récemment connues au travail. À ce stade, l'estime de soi-même est forcément amoindrie par la peur que les collègues s'aperçoivent de cette altération des capacités. Interrogée après la consultation, elle explique plus avant la raison de ses inquiétudes vis-à-vis de la maladie d'Alzheimer, assimilée à une maladie de la mémoire :

> *Mon père m'a raconté la maladie de mon grand-père, enfin de son père. Moi, je ne veux pas ça. Parce qu'on se perd complètement. On perd la mémoire, on perd l'autonomie, on perd tout, quoi* [...] *Il n'y a rien de plus important que la mémoire. Sans mémoire il n'y a plus de vie, sans vie il n'y a plus de mémoire. Je ne pourrais pas vivre avec la maladie d'Alzheimer. J'ai vu ça avec mon grand-père.*

Il ne se rappelait même plus qu'il fallait changer de position si elle n'était pas confortable, qu'il fallait bouger. Franchement ce n'est pas une vie ça. Même pas une vie animale. Il était devenu comme un légume. Moi, je ne pourrais plus vivre sans me rappeler de l'autre. Je ne serais plus ce que je suis (Madame Mouton, patiente, entretien du 19 octobre 2017).

« *Je ne serais plus la même personne* » ; « *ce n'est pas une vie* » ; « *c'est pire que la mort* ». Ce type de constats est fréquent dans les discours des patients, surtout s'ils ont assisté à la maladie d'Alzheimer d'un proche. Ils se projettent alors dans l'état qu'ils ont observé et se souviennent de l'inexorable progression. Donc, le point pivot est le suivant : le fait que ces patients ont directement eu affaire à la maladie les amène à adopter un point de vue plus proche de celui des aidants. Il n'est pas anodin que les personnes qui rejettent le plus l'idée de vivre plusieurs années avec la maladie aient auparavant été accompagnant.

Pour les gens en bonne santé, il est difficile de concevoir la maladie d'Alzheimer comme une condition humaine. Ceux qui y parviennent ont quand même du mal à concevoir un malade comme une personne qui conserve sa propre identité malgré les changements provoqués par la maladie : les troubles du comportement modifient la personnalité, les troubles de la mémoire récente retentissent sur l'autonomie de la personne, les troubles de la mémoire ancienne, comme nous le verrons par la suite, ne sont même pas envisageables lorsqu'ils touchent aux souvenirs biographiques.

Dans cet imaginaire fortement dramatique, l'aidant trouve une formule sémiotique très signifiante pour décrire sa situation : « *faire le deuil* ». Nous en avons eu l'exemple dans le cas de Madame Sanchez, femme de Monsieur Sanchez, atteint de la démence de Benson et d'une forme connexe de maladie d'Alzheimer.

Moi, j'ai l'impression de devoir faire le deuil de mon mari, c'est fou ça, alors qu'il est là [...] *Je fais le deuil d'une personne qui est à côté de vous. C'est bizarre hein. Mais quand il est dans son état... je voudrais dire normal mais ce n'est pas ça... enfin, dans son état conscient où il est là, alors là je lui parle et je lui dis « écoute moi, tu es là maintenant » mais j'ai l'impression qu'il ne me voit plus. C'est plus le même depuis la maladie c'est plus le même... vraiment plus. Et c'est un gros problème d'identité quand même, un gros problème d'identité* (Madame Sanchez, femme du patient, entretien du 20 octobre 2017).

Le souvenir de qui était son mari, de son caractère, voire de son identité, est trop fort pour qu'elle puisse accepter les changements de la personnalité dus à la maladie. Madame Sanchez suit l'idée préconçue qui veut que la personne ne doive jamais changer pour rester toujours elle-même.

Monsieur Barret est un homme de 72 ans suivi pour une maladie neurodégénérative diagnostiquée comme une démence à corps de Lewi (DCP). Diabétique, atteint d'hypertension, ayant du mal à marcher, son état de santé est devenu complexe à gérer, surtout pour son épouse qui l'accompagne. L'homme ne remarque rien d'inquiétant au niveau de la mémoire, tout en restant très vague et se laissant guider par sa femme dans les récits de sa vie. L'IRM montre une atrophie cérébrale aggravée, qui confirme un cadre clinique pathologique. Le bilan neuropsychologique montre des atteintes cognitives sévères et diffuses, et des troubles de la mémoire à plusieurs niveaux : sémantique, épisodique, visuelle. Ancien professeur de chimie, très cultivé et nourrissant différentes passions, le patient a subi, selon sa femme, un fort changement de personnalité. « *Il n'est plus le même qu'avant*, se plaint-elle, *je n'arrive plus à le reconnaître* ».

Nous les rencontrons ensemble. En l'absence des médecins, la femme prend facilement le pas sur son mari pour retracer l'apparition de ses troubles : « *Ça fait déjà longtemps, au moins un an je dirais ou même plus. Ça doit être depuis 2016* ». Monsieur Barret intervient pour minimiser ses difficultés : « *Bah, pour moi ça n'a pas l'air énorme, surtout quant à la mémoire.* » Madame Barret le contredit résolument : « *Alors déjà les dates, surtout le jour mais même l'an en cours. Enfin, il y a déjà un an, en février il ne savait pas qu'on était en 2017.* » Madame Barret lui reproche aussi d'avoir oublié son anniversaire : « *Ce n'est pas pour recevoir de cadeau mais... ça ce n'était jamais arrivé* » tient-elle à préciser pour ne pas paraître vexée.

Elle a donc remarqué une perte progressive de la mémoire qui touche notamment le quotidien : « *Il est très sédentaire mais quand il doit manger tout seul le midi il ne se souvient pas s'il a mangé et ce qu'il a mangé* ». Monsieur Barret rejette cette version et cherche à discuter : « *Je n'ai pas d'appétit* ». Son épouse reste inébranlable. Elle ne croit pas qu'il ressente de nostalgie de son travail, alors qu'en réalité Monsieur Berret a du plaisir à parler de son activité d'enseignement : « *J'étais prof de chimie au lycée. On avait des heures de laboratoires, des heures en classe et puis pour la préparation aux concours* [...]. » Elle valorise seulement la personnalité du patient telle qu'elle l'était avant la maladie, de manière à poser une césure nette entre son identité de l'époque et celle d'aujourd'hui :

> *Il était doué d'une excellente mémoire, d'une très grosse culture...* [...] *On allait faire des choses. Il était intéressé par tout ce qui concerne l'art, le cinéma, le théâtre, le jazz aussi, voilà. Mais cette maladie terrible a tout changé. C'est une perte de soi, c'est une perte de l'existence de soi* [...] *Si on perd l'autonomie oui, je pense que certaines choses ne peuvent être faites que par une aide extérieure et c'est embêtant, oui, mais si on oublie certains faits, certaines choses on perd le soi. Moi je ne veux pas commencer à faire le deuil d'un être vivant, mais c'est plus lui. Je ne sais pas ce qu'il y a dans sa tête. Parfois il a des comportements bizarres d'irritabilité...* (Madame Barret, femme du patient, entretien du 29 novembre 2017).

L'insistance de Madame Barret témoigne de son profond malaise à accepter les changements pathologiques chez la personne aimée. Pour l'aidant familial, l'impression de n'être plus en face du même sujet est fréquemment citée, et cela a d'autant plus d'importance que la relation est particulièrement significative. Le caractère qu'ils ont toujours connu et aimé chez le malade peut se modifier, ses oublis alourdissent la tâche de soins au quotidien, ses réactions peuvent devenir bizarres ou agressives.

Ce cadre symptomatique n'est pas facile à gérer et rend la relation plus compliquée. Enfin, la perte de la mémoire peut atteindre la mémoire autobiographique. Dans ce cas, la personne atteinte de la maladie d'Alzheimer est perçue par les autres et par elle-même comme un sujet en dégradation progressive qui est en train de se dissiper jusqu'à sa disparition complète et définitive.

D'autre part, le proche qui observe la perte de l'histoire commune dans la mémoire du malade peut l'interpréter comme une disparition de soi dans l'esprit de la personne aimée. La perte de la mémoire, telle que perçue par les deux protagonistes, ne se réduit pas seulement à la perte de l'autre, elle implique aussi la perte de soi-même.

Perte de la mémoire, perte de soi-même

La perte de l'histoire personnelle

Madame Laurent est une femme de 88 ans qui vient de son propre gré à la consultation de jour pour un bilan neuropsychologique et évaluer ses capacités cognitives. Ancienne professeure de gym à la retraite, elle pratique encore du sport et lit beaucoup. Elle est très affable et sympathique, porte une tenue de sport et arbore une apparence très jeune. Elle prend manifestement soin d'elle-même, croit en la prévention et en l'idéal du « bien vieillir ».

Elle est reçue par Éric qui l'informe que les résultats de l'IRM sont très encourageants pour son âge. Pour cette dame « *perdre la mémoire c'est se perdre soi-même* » et il vaut mieux prendre les choses à temps pour ne pas arriver à ce point. Il s'agit d'une conception dominante chez les patients rencontrés.

Mais quel type de souvenirs faut-il ne pas perdre pour ne pas se perdre soi-même ? C'est une idée très répandue, celle selon laquelle « nous sommes ce que nous avons vécu », et c'est sur cette conception que repose la peur qui veut que l'oubli de son histoire personnelle soit équivalent à la perte de soi.

Madame Martin est une Parisienne de 80 ans présentant une forme atypique de maladie sémantique qui affecte tout particulièrement le langage et le lien entre langage et mémoire. Elle est reconnue par les médecins comme une maladie d'Alzheimer sémantique, car l'aphasie majeure qu'elle comporte provoque surtout des troubles du langage. Elle a l'air fortement perturbée. Elle se montre très nerveuse et a développé des troubles du comportement et de la communication, dont des tics permanents sont les symptômes les plus visibles. De manière apparemment compulsive, elle n'arrête pas de toucher son visage et ses cheveux, de se frotter les mains, ou bien de farfouiller dans son sac.

Très ouverte au dialogue, elle explique qu'à cause de la perte des souvenirs autobiographiques elle a quelques difficultés à s'exprimer sur elle-même et à décrire qui elle est. De ce fait, ses capacités relationnelles n'ont pas été préservées.

Elle est suivie par une orthophoniste pour ces problèmes langagiers mais n'arrive pas à expliquer comment elle va. « *J'ai du mal à m'exprimer, à parler de moi* », dit-elle désespérée. Elle ne peut pas décrire son parcours scolaire, ni sa carrière professionnelle. La dimension familiale est explorée de manière vague et superficielle : le mari est décédé, son fils Patrick, dont elle ne sait plus s'il a 43 ou 47 ans, a une fille adolescente qui s'appelle Margot.

> *Comment vous dire ? Je n'ai plus… je ne suis plus… j'ai quand même quatre-vingts… quatre-vingts… soixante-dix-neuf. C'est la vieillesse. Je ne sais plus trop parler. Comment vous dire ? Je ne trouve pas mes mots… C'est très difficile à accepter. … C'est un choc. Mais il reste des choses que j'arrive à faire aussi. Mais je ne saurais pas vous expliquer qui je suis. Je ne peux plus parler de moi-même… Ah moi, ça me touche de ne plus me souvenir parler de moi. Ça me frappe beaucoup, ça c'est vrai. C'est grâce à notre mémoire que notre vie peut avoir un sens, parce qu'on peut partager des choses avec les autres… C'est grâce à notre mémoire qu'on est sûrs de rester toujours les mêmes* (Madame Martin, patiente, entretien du 11 juillet 2016).

Ce grave dysfonctionnement de la mémoire sémantique dont souffre la patiente l'empêche de parler d'elle-même. Elle a perdu ce qu'Antoine, jeune neurologue en première ligne dans le dépistage précoce de la maladie d'Alzheimer et des troubles apparentés, appelle la « mémoire sémantique autobiographique », par référence directe à la théorie de Tulving.

Cette mémoire rassemble toutes nos connaissances sur nous-mêmes qui ne sont pas en rapport avec des événements de la vie, conservés quant à eux dans la « mémoire épisodique autobiographique ». Par exemple, notre conscience d'être né à une certaine date ne relève évidemment pas du souvenir de l'épisode de notre naissance, mais de l'information qui nous a été communiquée par les autres et emmagasinée dans la mémoire sémantique de nous-mêmes. De même, lorsque nous parlons de notre caractère ou de certains traits de notre personnalité, nous allons puiser ces informations dans la mémoire sémantique concernant la représentation de notre identité. Celle-ci se construit, d'après Madame Martin, à partir de notre histoire de vie : « *je suis mon histoire, je suis ma vie* ». C'est donc à cause de l'atteinte de la mémoire sémantique que cette femme a des difficultés à parler d'elle-même.

Toutefois, elle exprime aussi une difficulté à raconter les souvenirs épisodiques autobiographiques. À cause du lien entre la perte de la mémoire sémantique concernant sa représentation de soi et la perte de la mémoire épisodique concernant sa propre histoire, Madame Martin vit sa maladie comme une perte d'identité qui provoque chez elle un véritable choc.

La spécificité et la sévérité des symptômes sont telles qu'il lui est impossible de ne pas en avoir conscience. En revanche, la plupart des patients présentent un cadre clinique plus varié et complet qui ne touche pas directement ou pas seulement la mémoire autobiographique. Pour ceux-ci, la perspective de perdre les souvenirs biographiques est tellement dramatique qu'elle n'est pas facilement envisageable.

Madame Petit est une patiente portugaise de 61 ans vivant en France depuis 30 ans. Elle consulte à l'hôpital de jour pour des troubles de la mémoire récente et des troubles du langage confirmés par le bilan neuropsychologique qu'elle a fait avec Éric. L'atteinte à la mémoire sémantique se manifeste par un trouble que la patiente décrit comme étant un « *manque des mots* », alors que les fonctions exécutives restent globalement préservées. Dernièrement elle a remarqué des problèmes de concentration et des difficultés à se souvenir des choses à faire dans la vie de tous les jours. Par exemple, elle cherche le téléphone qu'elle a déjà à la main ou elle met la petite casserole à chauffer mais oublie de mettre du lait. Elle oublie aussi d'avoir déjà parlé à une certaine personne d'une certaine chose. Selon Madame Petit, tous ses problèmes de mémoire sont dus aux malheurs qu'elle a eus dans la vie, ce qui a entraîné des préoccupations qui l'ont toujours angoissée.

On la retrouve à la fin de la consultation pour approfondir ces thématiques et parler de sa vie. Elle a une histoire très compliquée avec un mari qui la frappait : « *J'avais tellement peur*, raconte-t-elle, *j'ai même risqué la mort mais je ne pouvais le dire à personne.* » Quand elle est arrivée en France elle était complètement illettrée et l'homme en a profité pour la maltraiter et l'empêcher de travailler : « *Mon mari m'a bloqué* » explique-t-elle. Lui non plus ne travaillait pas beaucoup : « *il était plus occupé à me tromper avec d'autres femmes* ». La situation économique de la famille n'était donc pas facile.

Maintenant l'homme est rentré au pays et ce sont les enfants qui s'occupent d'elle. Elle a eu trois filles et quatre fils mais un fils est mort dans un accident quand il n'avait que 17 ans. Elle vit avec l'un des fils qui l'accompagne à l'hôpital. C'est lui qui affirme avec conviction : « *Mon père l'a rendue malheureuse, il faut qu'ils la rendent heureuse* ». Elle interprète ses dysfonctionnements cognitifs comme un retour en arrière : « *On redevient enfants* » – dit-elle – « *les rôles s'inversent et les enfants commencent à s'occuper de leurs parents* ».

Ses enfants sont effectivement très proches d'elle. Selon eux, elle devrait oublier toutes les mauvaises choses qui lui sont arrivées pour se porter mieux et vivre dans le bonheur ce qui lui reste à vivre. Sur ce point, Madame Petit exprime l'idée selon laquelle nous, quelle que soit notre histoire, ne pouvons pas oublier nos souvenirs personnels car ils sont ancrés dans notre identité :

> *On ne peut pas oublier notre passé. Ce n'est pas possible. Parce qu'on ne peut pas oublier soi-même. Mon passé, avec les bonnes et les mauvaises choses, je ne pourrais jamais l'oublier. Je ne serais plus moi-même. Je ne sais pas, je deviendrais quelqu'un d'autre peut-être* [...] *Nous sommes notre histoire. Il faut se rappeler de notre passé. C'est pour ça que je ne crains pas la maladie ou la mort parce que je resterai toujours moi-même. Il y aura toujours la mémoire de ma vie. Et quand je vais mourir ma mémoire sera portée par mes enfants. Heureusement moi, j'ai mes enfants. C'est quand il n'y a pas de mémoire ni chez la personne ni chez les autres que c'est comme si on n'est pas là. La personne, c'est la mémoire. C'est pour ça que ma fille m'écoute raconter des histoires de mon passé. Raconter c'est un médicament pour la mémoire et la mémoire c'est un médicament pour la vie* (Madame Petit, patiente, entretien du 10 août 2016).

Le lien est donc établi : l'histoire de notre vie passée représente notre identité la plus intime et fait un tout avec la subjectivité.

On retrouvera cette conception auprès d'autres patients qui assistent inquiets à la diminution de la mémoire qu'ils interprètent comme une diminution d'eux-mêmes. Madame Okila est une femme camerounaise de 70 ans hospitalisée dans un hôpital gériatrique à la suite de la demande de sa voisine qui s'inquiète de son état de santé et de son moral. Depuis un certain temps elle a remarqué une dégradation importante de la mémoire, surtout concernant les informations récentes.

Dans le souci de mettre en place des stratégies visant à gérer cette situation, dont elle est très consciente, elle a commencé à noter les choses et à exercer sa mémoire. Toutefois, elle est perturbée par les oublis et l'idée de perdre la mémoire ancienne l'angoisse beaucoup.

Dans les tests qu'elle passe avec Hélène, neuropsychologue, elle fait preuve d'un manque total de confiance en soi. Elle se désespère bien que sa performance ne soit pas complètement mauvaise : « *Je ne vais pas me rappeler* ». À la fin de la consultation, une fois qu'Hélène est sortie, elle laisse s'exprimer sa colère par rapport à la séance : « *Ça sert à quoi tout ça ?* » C'est à ce moment que nous découvrons que Madame Okila est véritablement effrayée d'être atteinte de la maladie d'Alzheimer : « *Je ne suis pas encore Alzheimer j'espère. Que l'Alzheimer me laisse tranquille.* »

Si la perte de la mémoire récente l'inquiète, c'est parce qu'elle craint d'oublier sa vie un jour. Selon sa conception de la maladie d'Alzheimer, la détérioration de la mémoire procède de la mémoire récente à la mémoire ancienne : « *D'abord ça commence par des oublis, ça commence par la mémoire qui se dégrade petit à petit.* » C'est pour cela qu'elle cherche à préserver sa mémoire récente, de manière à freiner l'avancement de la dégénérescence et éviter la perte complète de la mémoire. Dans son discours, le vieillissement et la dégénérescence vont de pair, autant sur le plan physique que cognitif.

> *Je vieillis mais je m'entraîne pour ne pas perdre la mémoire. Je ne me laisse pas aller* [...] *Déjà il ne faut pas se relâcher. C'est toute la*

> *mémoire, je ne sais pas comment dire. C'est la condition de se porter en vie. J'ai vécu beaucoup de chagrins dans la vie* [...] *Moi, j'ai perdu mon père, après j'ai perdu un fils. C'est dur mais il faut gérer les soucis de la vie. La vie est belle. Tout ce que j'ai vécu, les bonnes et les mauvaises choses, tout ça, ça fait partie de moi. Je préférais mourir qu'oublier tout ça, d'oublier qui je suis. En fait c'est un peu comme mourir, mais on reste là même si on est plus là. Il faudrait tout un travail psychologique je pense, avant de perdre la mémoire et la conscience de soi. Il faut se préparer. Mais je ne suis pas du tout là moi. Je conduis encore. Je suis autonome. Je gère ma vie...* (Madame Okila, patiente, entretien du 28 novembre 2016).

L'effort de conserver la mémoire, dont parlait également Madame Laurent, ne se réduit pas à la tentative de préserver sa santé, mais se traduit tout particulièrement par la volonté de se préserver soi-même en tant que sujet doué d'une histoire de vie particulière. Monsieur Gérard est un patient de Philippe, médecin gériatre spécialisée en maladies neurodégénératives.

L'homme de 89 ans est malade d'Alzheimer depuis 2015. Il est déjà à une phase plutôt avancée où l'histoire biographique commence à se défaire : « *Né à Paris ? Non, non, non, ce n'est pas Paris mais ce n'est pas loin... à...* » Cependant, il arrive à tracer son parcours biographique : « *Moi j'ai travaillé dans une usine. J'avais, j'avais 18 ans* [...] *et puis c'est moi qui suis devenu là, là, le patron... le patron de la boîte. C'était un établissement de tullerie à Boulogne-Billancourt, voilà.* »

Au début, il se concentre sur les troubles de la mémoire récente qui le gênent dans la vie quotidienne, il se dit victime d'une sorte de complot que sa famille aurait monté contre lui : « *C'est ma femme et ma fille, elles se sont coalisées là-dessus.* » Néanmoins, nonobstant ses réticences, il est très au clair sur l'importance de la mémoire, et notamment de sa mémoire biographique.

> *La mémoire sert à... ah ça sert à unir les choses les unes après les autres en se rappelant à quel moment les mettre. Et c'est important à avoir, ah c'est important, parce qu'on a l'impression qu'on fait partie de la masse, qu'on fait partie de tout le monde... la mémoire ça dirige la vie. Bah oui, ça fait partie de la personne, la mémoire c'est sa vie. Si vous ne vous souvenez pas c'est que vous n'avez pas vécu...* [...] *Et la*

mémoire ça aide aussi à vieillir. Si vous avez vécu et que vous n'avez pas de mémoire alors vous êtes quoi, un meuble ? Ou une chaise ? Si tu es vivant tu as une mémoire, la mémoire c'est la vie (Monsieur Gérard, patient, entretien du 10 août 2017).

La condition humaine se définit par la mémoire. La personne qui oublie ses souvenirs biographiques non seulement n'est plus le même sujet, mais pour certains, elle n'est plus verbalement humaine. Mais qu'est-ce qui se passe quand le patient conserve la mémoire de soi et perd la mémoire de l'histoire partagée avec ses proches ? C'est ce que nous allons aborder dans le paragraphe qui suit.

La perte de l'histoire commune

Madame Garcin, patiente en suivi psychologique chez Claire, décrit la maladie selon une représentation que nous avons rencontrée à plusieurs reprises, qui repose sur la dichotomie perçue entre « mémoire récente » et « mémoire ancienne » : « *moi je crois que je perds la mémoire récente, mais l'autre mémoire je l'ai* ». Les patients tiennent souvent à distinguer entre une « mémoire récente » qui se dégrade et une « mémoire ancienne » qui, au contraire, se consolide. La fille de Madame Garcin précise en quoi consiste cette différence fondamentale : *« la mémoire récente est responsable de l'autonomie, la mémoire ancienne participe à la préservation de l'identité personnelle »* – explique-t-elle. Ce témoignage explique pourquoi les patients aiment bien parler de la préservation de leurs souvenirs d'antan. Ainsi, les plus sociables vont livrer des récits passionnants de leur passé, enrichissant la narration de détails, de personnages et d'anecdotes, alors que les plus introvertis ressentent plutôt le besoin de se plonger dans le passé de manière solitaire.

En revanche, les aidants familiaux remarquent chez leurs proches une tendance accentuée à radoter de manière obsessionnelle. Face à cette habitude, ils peuvent réagir négativement, soit en considérant ce repli comme un symptôme pathologique, soit, le plus souvent, se montrant gênés de ne pas avoir une place dans ces souvenirs. En effet, ces histoires ainsi répétées concernent souvent un passé trop lointain pour avoir été partagé avec l'aidant, ou en tout cas – s'agissant d'un rapport conjugal, filial ou amical – antérieur à la naissance de la relation. Pour résumer, si pour le malade la perspective la plus dramatique face à l'évolution de la démence serait de perdre la mémoire de son histoire personnelle, la perspective la plus dramatique pour l'aidant est de voir le malade perdre le souvenir de leur mémoire commune. Souvent, la crainte des aidants ne concerne pas la perte de la mémoire en tant que telle mais le rôle de la mémoire dans la création du lien avec autrui. Le parent ou le conjoint qui est atteint d'une maladie neurodégénérative peut effacer non seulement son histoire mais aussi l'histoire commune, l'histoire de leur relation et de la vie qu'ils ont partagée.

Pourquoi la perte de la mémoire est-elle aussi terrible ? Quand on pose la question à un patient qui se projette dans un avenir tragique pour lui-même et pour l'entourage, on reste étourdi par des réponses tranchantes comme celle de Madame Benaissa : « *Quand on perd la mémoire on devient comme un enfant adopté : on a plus d'histoire commune avec son proche, on a l'autre et on a plus d'identité* ». On entend également des longues réflexions alarmistes, comme celle de Madame André, une femme de 85 ans, hospitalisée en hôpital gériatrique.

> *J'ai du mal à retenir les noms des gens que je rencontre et j'oublie des choses. Et ça m'angoisse parce que se souvenir des choses c'est la base pour tout le reste je pense. C'est bizarre pour les gens qui n'ont plus de mémoire mais ils sont très malades. Ils ne se rendent pas compte. Ils ont perdu la tête, quoi. J'ai une amie qui a ça. Elle a de toute apparence la maladie d'Alzheimer et ça fait longtemps que je ne lui parle plus. Elle est devenue incapable de suivre un discours. Elle ne se souvient plus de tout le beau qu'on a vécu ensemble. On n'a plus rien à dire entre nous. C'est pénible. Pour moi elle n'est même plus là. Ce n'est pas la même personne. On partage même plus les souvenirs communs. Peut-être elle ne me reconnaissait même pas et moi je ne la recenserais pas* (Madame André, patiente, entretien du 07 février 2017).

Madame Hubert témoigne de la même chose. La maladie d'Alzheimer lui a été diagnostiquée depuis deux ans et elle souffre désormais d'atteintes cognitives diffuses et d'une perte de la mémoire épisodique sévère, avec une composante dépressive qui remonte au décès de son mari.

Accompagnée de sa fille, qui habite à Lyon mais reste très présente dans la vie de la patiente, Madame Hubert a du mal à raconter ses difficultés. La fille intervient beaucoup dans l'entretien clinique avec Caroline. Elle a un autre fils qui a des problèmes psychique : « *Il est bipolaire* ». Elle a cinq petits-enfants : les quatre enfants de sa fille et le fils de son fils. Un autre fils s'est suicidé, le dernier est mort à l'âge d'un an.

Son histoire dramatique joue un rôle important dans la perception qu'elle a de ses troubles. Selon elle, c'est depuis la mort de son conjoint qu'elle a perdu la mémoire. Mais sa fille la contredit et affirme qu'elle a surmonté ce deuil et repris ses activités et ses loisirs.

La relation entre les deux est particulièrement délicate. La fille prend souvent la parole à la place de la mère. Madame Hubert reste à l'écart et parfois intervient mais elle est toujours contredite par sa fille.

La narration de l'histoire de vie comme la narration de la maladie divergent suivant les versions. Pour Madame Hubert, ses oublis concernent surtout la vie quotidienne et sa capacité à acquérir des nouvelles informations : « *Mon imprimante ne marche plus comme avant : quelquefois je n'imprime pas, tout est vide* ». Cette belle image renvoie plutôt à la perte de la mémoire récente. Après la consultation on y reviendra pour bien comprendre ce qu'elle lui évoque :

> *J'utilise souvent cette métaphore car je sais bien qu'est-ce que c'est qu'une imprimante car j'ai une imprimante chez moi et parfois j'ai l'impression que mon imprimante dans mon cerveau ne marche plus, c'est-à-dire que ma mémoire n'arrive plus à imprimer les choses comme il faut* […] *Parce que si elle imprimait je m'en rappellerais et comme elle n'imprime pas j'oublie mais je ne sais pas vraiment si elle n'imprime pas ou s'il y a quelque chose qui m'empêche de voir ce qu'elle a imprimé, je ne sais pas* (Madame Hubert, patiente, entretien du 30 octobre 2017).

Mais pour la fille, c'est surtout la mémoire biographique qui commence à faire défaut. Les récits des deux femmes sont toujours contradictoires. La fille raconte qu'il devient impossible de suivre ses discours et qu'elle perd toujours ses affaires au supermarché. Elle explique aussi que les problèmes de mémoire sont apparus brutalement alors que la mère pense plutôt à une progression lente, en accord avec sa notion du vieillissement cognitif. Malgré l'âge, par exemple, la vieille dame arrivait à utiliser son portable, à aller sur internet, elle lisait et avait d'autres activités intellectuelles, mais dernièrement elle a tout lâché. Même le comportement peut changer, ajoute la fille : quelquefois elle est agressive, quelquefois très docile, son humeur fluctue brusquement, quelquefois elle est euphorique, quelquefois elle est déprimée.

L'histoire biographique joue ici un rôle fondamental. Les deux femmes sont interrogées ensemble dans l'intention d'explorer en profondeur l'impact des événements tragiques sur le vécu de la malade, les raisons de leurs divergences et les différentes facettes de la relation mère-fille. La jeune Madame Hubert nous fait part de sa principale préoccupation concernant sa mère, qui est à la base de son sentiment d'incapacité à rester à ses côtés.

> *Elle pense n'être plus utile à rien et à personne, elle pense au suicide parfois, elle n'a plus du tout une humeur solide et ça s'est accentué. Même si ça date de la mort de mon père, dernièrement ça s'est beaucoup accentué, du coup je me suis dit qu'il fallait bien aller voir un médecin. Ça me touche beaucoup et je ne me sens pas en capacité de pouvoir gérer les choses toute seule. Et en plus je suis à distance, je n'habite pas près de ma mère, j'habite à Lyon, j'ai aussi mes devoirs du côté de mes enfants, de mon mari, de mon travail, ça fait beaucoup... mais en même temps je me sens impliquée, je sais qu'il faut la protéger, surtout quand tu la vois comme ça toute petite, toute repliée sur elle-même. Je lui ai même dit de venir habiter chez moi, mais elle veut rester dans la maison où elle a passé toute sa vie avec mon père...* (Madame Hubert, fille de la patiente, entretien du 30 octobre 2017).

Madame Hubert ressent le besoin de mettre en valeur l'importance de sa relation conjugale : « *Bah on a passé la vie ensemble, c'était cinquante-huit ans de mariage.* » Mais la fille corrige immédiatement sa mère : « *cinquante-cinq* ». « *Ça fait quand même beaucoup* » répond la vieille dame, tout en continuant de faire des louages de son mari. Sa fille se plaint ainsi de la tendance à divaguer sur le passé très lointain, un passé qui ne la concerne pas. De son côté, la mère fait de son mieux pour recoudre la relation : « *C'est parce que j'imagine que vous savez, je crois* » dit-elle. « *Mais non*, abrège la fille, *on ne se rappelle pas les choses qu'on a vécues pendant l'enfance.* » C'est le verdict final qui exprime la raison profonde de l'amertume, de l'animosité et de la véhémence des réponses de cette fille qui n'accepte pas de voir sa mère en train de l'oublier peu à peu. C'est la perte des souvenirs communs : la perspective la plus dramatique pour l'aidant.

« Souviens-toi de moi » semble demander la fille désespérément. Cette revendication exprimée de manière aussi nette se traduit parfois par une demande implicite de reconnaissance, de considération et d'amour.

Dans la relation qui s'installe dans le milieu familial d'un malade Alzheimer, le rôle de l'aidant soignant ne se limite pas seulement à un effort considérable matériel, physique et psychologique. La relation aidant-malade est surtout un échange affectif, plein de signification et de valeurs ancrées dans un modèle éthique particulier. Il s'agit d'un circuit d'échange qui va dessiner l'économie morale de notre époque.

Dans le prochain chapitre nous allons analyser, d'une part, la construction généalogique de l'économie morale dans la « société de la commémoration » et, d'autre part, l'impact de cette économie sur le vécu et la conscience des personnes touchées par la maladie d'Alzheimer, qu'elles soient malades ou aidants.

Chapitre 6

La maladie d'Alzheimer face à la société de la commémoration

Humanisation de la victime et victimation de l'humain

Dans ce chapitre nous allons traiter la maladie d'Alzheimer en termes de « question morale » propre à la « société de la commémoration ». Comme l'expliquent Didier Fassin et Samuel Lézé (2013, p. 241), l'analyse de la question morale présente le risque de confondre le plan de la description avec le plan de la prescription. Et pourtant, elle est l'un des centres d'intérêt fondamentaux de l'anthropologie et ne peut pas être complètement écartée d'une analyse de la réalité sociale. Nous adoptons donc la perspective de ces auteurs en soulignant l'importance de considérer la question morale en tant que telle, c'est-à-dire isolée d'autres questions anthropologiques. Dans cette perspective, Fassin distingue d'une part les « morales locales », soit « les systèmes de normes et de valeurs propres à une société donnée » et, d'autre part, les « économies morales » prenant en compte « les relations entre ces systèmes et d'autres domaines de la vie sociale » (*ibid.*).

> Morales locales et économies morales sont deux manières de décrire les effets et les valeurs dans le monde social. Les premières tendent à être circonscrites à un groupe, une société, voire une aire culturelle, dont elles valorisent la permanence – ce qui fonde en nourrit une culture, en somme. Les secondes peuvent caractériser un domaine ou une problématique, dont elles valorisent le changement – et donc, ce qui lie la morale au politique (*ibid.*, p. 246).

C'est par rapport à ce deuxième aspect, plus politique que culturel, que nous allons nous intéresser à la maladie d'Alzheimer en tant que question morale fondamentale de l'époque contemporaine. Autrement dit, il sera question d'analyser l'économie morale de la maladie d'Alzheimer ou, plus précisément, la relation entre l'économie morale contemporaine et la notion sociale de la maladie d'Alzheimer.

Pour ce faire, nous allons mettre en valeur les narrations de la maladie d'Alzheimer qui montrent quel impact peut avoir la morale contemporaine sur le vécu subjectif de cette pathologie. L'objectif de ce chapitre est de comprendre comment la morale sociale se traduit en éthique individuelle, à partir des narrations des personnes atteintes de maladie d'Alzheimer et de leurs proches. Dans notre cas, il s'agit plutôt des co-narrations intersubjectives des patients et des aidants qui font ressortir d'une part l'intégration de ces différents points de vue et, d'autre part, les impacts de la maladie sur la vie quotidienne et sur l'équilibre de la relation familiale. Cela permet d'aller à la rencontre des acteurs et de s'intéresser à l'aspect concret de leurs actions, et saisir les pensées, les jugements, les valeurs, en bref l'économie morale que leurs actions inspirent.

Revenons sur cette notion d'« économie morale ». Dans un texte précédent, intitulé *L'Empire du traumatisme. Enquête sur la condition de victime* (2007), Didier Fassin passe en revue les différents tournants théoriques pris par cette notion tout au long de l'histoire des sciences sociales.

D'abord interprété par Edward Thompson (1971) comme un concept historique décliné ou pluriel, et reproposé ensuite par le politiste James Scott (1976) qui l'a utilisé pour étudier les villages du Sud-Est asiatique dans un contexte étranger à l'économie de marché, les économies morales coïncident dans un premier temps avec l'ensemble des jugements éthiques qui, à différentes époques, ont conditionné la révolte des couches les plus pauvres et exploitées de la société contre le développement d'un système capitaliste sans scrupule, considéré responsable de perpétrer des injustices. Olivier de Sardan l'applique même à des contextes économiques africains qu'il qualifie d'expressions de la morale locale (Fassin, Lézé, 2013, p. 244-245). Cette première définition relève du domaine de l'économie politique, dont la particularité est de mettre l'accent sur l'adjectif « moral » en utilisant le substantif « économie » dans le sens que nous lui attribuons généralement : c'est-à-dire un échange de biens matériels qui pour se qualifier de « moral » doit obéir aux normes et aux valeurs partagées au sein de la communauté, à la différence du système capitaliste qui, lui, se meut seulement selon le principe du profit individuel.

En revanche, l'historienne de sciences Lorraine Daston (1995) adopte une lecture totalement dématérialisée d'« économie morale », en la considérant comme un réseau dans le sens originaire du terme : c'est-à-dire, un circuit d'échange non seulement d'objets matériels mais aussi et surtout d'objets immatériels (Fassin, 2009, p. 1257). Dans sa définition, l'objet de l'échange « économique » est justement l'« objet moral », tel que des affections, des émotions, des valeurs qui interviennent dans la construction du savoir scientifique au même titre que les connaissances, les notions et les considérations d'ordre purement rationnel. Or, « pour la première fois » comme l'explique Fassin, cette proposition « n'est plus l'apanage des dominés » (*ibid.*). L'anthropologue propose sa propre définition : « En paraphrasant la définition fondatrice de l'économie politique, on considérera l'économie morale comme la production, la répartition, la circulation et l'utilisation de sentiments moraux, des émotions et des valeurs, des normes et des obligations dans l'espace social » (*ibid.*). C'est bien cette nouvelle définition qui va fonder l'analyse de la morale contemporaine. Selon Fassin, « l'économie morale de la victime » a été le résultat d'une conversion morale, opérée au XXe siècle, caractérisée par la reconnaissance conjoncturelle de la condition de victime et de la vérité du traumatisme (Fassin, 2014, p. 162). C'est sur la base de cette nouvelle définition que nous allons proposer une lecture critique de ce remarquable ouvrage.

La thèse principale est la suivante : le traumatisme, de verdict médical est devenu « fait moral » opérant une légitimation sociale de la victime de violence. En adoptant la métaphore de la blessure psychique, le traumatisme considéré comme « réponse normale à un événement anormal » (Rechtman, 2002) s'est transformé d'abord en notion psychiatrique expliquant la douleur effrayante subie par un individu traumatisé et, par de-là, en notion sociale pouvant aussi rendre compte des expériences collectives de violence extrême. Pour citer les auteurs : « [les] événements tragiques et douloureux, individuels ou collectifs, impriment dans l'esprit des marques qui, par analogie avec celles qu'ils laissent sur le corps, sont désormais pensées comme des "cicatrices" » (Fassin et Rechtman, 2011 [2007], p. 14).

Comme les auteurs l'ont souligné, la « récurrence dans l'espace public » du traumatisme « éclairait des questions nouvelles autour de l'événement et consacrait la figure émergente de la victime » (*ibid.*, p. I). Sur le plan individuel, nous sommes passés d'un régime de soupçon autour de l'événement traumatique à un régime de vérification où l'attestation médicale de l'existence du traumatisme témoigne à la fois de la vérité factuelle de l'événement traumatique et du statut légitime de la victime.

Grâce à la montée en visibilité de nouveaux acteurs de la société américaine, tels que les anciens combattants du Vietnam revendiquant une compensation pour les nombreuses séquelles psychiques dont ils souffraient, et suite aux succès des mouvements politiques de défense des femmes et des enfants ayant subi des abus sexuels dans l'enfance, la victimologie psychiatrique s'est écartée de l'ancienne théorie freudienne de la déformation du souvenir traumatique tout en reconnaissant la vérité du traumatisme et conférant une nouvelle crédibilité aux victimes de violences : à partir de ce moment, le traumatisme devient « vérité partagée ». Désormais, il sera reconnu socialement que la victime, du fait de la violence subie, a besoin d'une forme de réparation et d'une pratique de soin (*ibid.*, p. 168). Autrement dit, le traumatisme correspond en lui-même au témoignage de l'événement traumatique.

À partir de ce basculement social, des nouvelles politiques du témoignage ont été développées : celles-ci établissent que, dans les circonstances de violence extrême, le traumatisme est le seul témoignage pouvant être considéré comme véridique (*ibid.*, p. 236) : jouer le rôle de la victime est le seul moyen de produire un discours de vérité sur soi-même en tant que sujet traumatique, et de raconter sa propre expérience en tant qu'expérience traumatique. Dans la société contemporaine, ce que nous appelons « l'événement » se joue toujours et seulement dans le théâtre du malheur. Le traumatisme est devenu, insistent Fassin et Rechtman, « un lieu commun du monde contemporain » (*ibid.*, p. 11). Ainsi, en passant du plan individuel au plan collectif, « le traumatisme s'est imposé comme [...] un mode de représentation dominant du rapport au passé » (*ibid.*, p. 30).

Dans ce contexte, la mémoire de la Shoah a été réinterprétée *a posteriori* comme le prototype du passé tragique et est devenue le paradigme du traumatisme collectif dont la vérité n'est jamais contestable (*ibid.*, p. 34). « Le fait de penser les expériences individuelles en termes de traumatisme et la mémoire collective en termes de blessure transforme-t-il notre vision de l'humanité ? » se demandent les auteurs (*ibid.*, p. 39). La réponse était d'ailleurs implicite : le traumatisme lui-même devient le témoignage de l'événement traumatique, il atteste également de « la permanence de l'humain là où les expériences de l'extrême tendent à la déshumanisation » (*ibid.*, p. 36).

Somme toute, « le traumatisme est ici à la fois le produit d'une expérience de l'humain et l'épreuve de l'humanité » (*ibid.*). Autrement dit, le processus d'humanisation de la victime de la violence correspond au processus inverse de victimation de l'humain.

C'est sur la base de cette lecture que nous avons inclu dans l'économie morale de la victime nos questions autour de la maladie d'Alzheimer, soit d'une maladie qui par l'assimilation aux troubles progressifs de la mémoire épisodique – à savoir le symptôme le plus important et le plus préoccupant pour les personnes et les sociétés – est assimilée à une perte de l'identité individuelle et de tout critère d'appartenance à un groupe qui s'est doté d'une certaine identité collective. L'analyse anthropologique de la maladie d'Alzheimer que nous proposons s'inspire donc de l'approche théorique et épistémologique proposée par les auteurs de *L'Empire*. Ainsi, de même qu'ils accompagnent la généalogie savante de la catégorie diagnostique de PTSD à la généalogie morale de la catégorie sociale de traumatisme[1],

1. En analysant la réception publique de la catégorie diagnostique de post-traumatic stress disorder (PTSD), traduit en français par « syndrome de stress post-traumatique », Didier Fassin et Richard Rechtman expliquent comment les significations associées à cette catégorie psychiatrique ont dépassé sa définition scientifique en produisant une notion sociale, morale et politique, capable de donner sens à la souffrance humaine en rassemblant les expériences les plus disparates de la violence. De la même manière, nous avons tenté de décomposer les phases historiques de l'émergence de la maladie d'Alzheimer en tant que

nous avons tracé la généalogie du modèle idéologique (l'« idéo-logique identitaire ») et scientifique (l'« épistémè Alzheimer ») sur lequel s'appuient la perspective sociale de la maladie d'Alzheimer en tant qu'altération sociale (*sickness*), et la perspective médicale de la maladie d'Alzheimer en tant que pathologie clinique (*disease*). Enfin, dans ce dernier chapitre, il s'agira de compléter le cadre de l'analyse généalogique pour saisir les frontières d'une économie morale, propre à la société de la commémoration, qui oriente les narrations intersubjectives coproduites par les malades et leur proche. Ces récits, comme nous l'avons vu dans le chapitre précédent, ont pour objet l'expérience d'une perte majeure de la mémoire en relation à la perception de la perte de soi.

Pour résumer, nous proposons d'élargir le champ de l'économie morale de la victime pour interpréter la construction sociale de la maladie d'Alzheimer à la lumière des récits des patients et de leurs aidants. Certes, entre la victime du traumatisme et les victimes de démence il n'y a pas que des similitudes, d'importantes différences interviennent dans le même modèle logique et moral et dans le même contexte social. Ce modèle est ancré dans la société contemporaine que nous avons appelée la « société de la commémoration » et dont nous allons tracer les lignes fondamentales en rapport avec la notion sociale de maladie d'Alzheimer.

Malade et aidant : la victime innocente et la victime sacrificielle

À partir des considérations qui précèdent, nous allons explorer une figure différente de victime qui ressort de l'analyse des récits des patients (et de leurs aidants) pris en charge par les services de dépistage, de prévention et de suivi des maladies neurodégénératives. Il s'agit de la *victime innocente* qui va définir de manière emblématique le rôle du malade d'Alzheimer dans la société de la commémoration. La société contemporaine fonde ses bases identitaires, individuelles et sociales sur le maintien et la transmission d'une propre histoire

---

pathologie clinique, pour devenir ensuite un terme commun recouvrant toutes les images négatives de la démence sénile : aujourd'hui la maladie d'Alzheimer est la vieillesse « au cube », comme le disait l'une des neurologues rencontrées dans le cadre de cette étude.

significative, ayant affecté la personne ou le groupe. S'agissant de la mémoire de soi, de l'autre, de la relation à l'autre ou de la mémoire historique, cette perte est investie d'une dévalorisation qui risque, d'une part, de déshumaniser la personne qui n'est plus en mesure de respecter la norme de la mémoire et, d'autre part, de conduire à la considérer comme un individu en train de disparaître, un individu en perte progressive d'identité. Ainsi, aux personnes atteintes de la maladie d'Alzheimer il ne reste plus qu'à accepter, par le biais de l'acceptation du diagnostic, de revêtir un rôle particulier, celui de la victime d'une maladie qui les rend innocentes par rapport à leurs troubles. Face à la perte de la mémoire et à l'impossibilité pour le malade d'Alzheimer de respecter la norme de la mémoire, la victimation devient la seule source possible de réhumanisation.

Les co-narrations de la maladie que nous avons analysées dans le chapitre précédent, rendent bien compte de cette nouvelle configuration morale. La perte de la mémoire, pour être acceptée, doit passer par un processus de déculpabilisation et de déresponsabilisation de l'individu qui en souffre. Ces récits ont mis en lumière la peur des malades de devenir un fardeau pour leurs proches ou leur rejet du rapport de dépendance et, en miroir, les difficultés des aidants à gérer les complications quotidiennes qui engendrent le sentiment de culpabilité ou de ressentiment envers le malade.

En revanche, ceux qui n'acceptent pas de devenir une *victime innocente*, surtout au cours des premières phases de la maladie, ont tendance à refuser le diagnostic et minimiser les symptômes précoces. Monsieur Lefèvre qui se dit fatigué dans la vie quotidienne par ses oublis continuels avait en effet remarqué que « *la mémoire ancienne je l'ai à peu près gardée* ». Son agacement porte plutôt sur « *la mémoire récente des choses que je fais là tout de suite* ». Mais selon lui, ses dysfonctionnements sont à mettre sur le compte du vieillissement : « *même si physiquement* [...] *je ne fais peut-être pas l'âge que j'ai, là-dedans* [dans la tête], *je suis vieux et quand il y a des pertes de mémoire j'ai une crise, ça me provoque une certaine angoisse* ». Monsieur Duguet rapporte la même expérience : « *la perte de la mémoire c'est une perte de temps* [...] *mais dès qu'on est vieux on a du temps parce qu'on a plus à travailler...* ». Quant à Monsieur

Degroute, il nous avait raconté dans le détail toutes les difficultés rencontrées au début pour accepter ses troubles cognitifs ; mais le diagnostic lui a donné la clé pour comprendre sa nouvelle situation et l'assumer : « *Une fois que les médecins m'ont dit que j'avais une maladie d'Alzheimer je ne pouvais plus faire semblant que tout allait bien* ». *A contrario*, comme nous l'avons vu chez Monsieur Gérard, le refus diagnostique peut provoquer une fermeture résolue à toutes les préoccupations de l'entourage : « *C'est ma femme et ma fille, elles se sont coalisées* ».

Une autre stratégie consiste à exclure la famille des premières démarches diagnostiques : « *je suis venue seule* », déclare Madame Merliet pour affirmer son autonomie, « *parce que mes deux fils je n'ai pas besoin de les avoir là* ». Même Madame Simonet, particulièrement inquiète que la perte de la mémoire efface les souvenirs agréables de sa vie et sa personnalité joyeuse, se montre très consciente des troubles que sa fille a remarqués : « *Ma fille aussi m'a dit : "maman, tu ne fais pas attention maintenant, tu oublies beaucoup de choses"* ». Toutefois, elle décide spontanément d'aller consulter les médecins. La raison est double. Certes, d'une part elle veut continuer à affirmer son indépendance : « *Je ne veux personne qui me dirige. C'est à moi de me prendre soin de moi-même !* ». Mais, d'autre part, la crainte de peser sur les personnes aimées la préoccupe beaucoup : « *Je ne veux surtout pas donner peine à ma fille. Elle en a déjà assez à faire. Elle a son petit bonhomme, son fils, elle a déjà sa vie.* »

Les patients présentant une forme plus développée d'Alzheimer manifestent deux tendances. En premier lieu, nombre d'entre eux refusent la condition de *victime innocente* en disant qu'ils conservent les souvenirs fondamentaux de leur vie ancienne indélébilement ancrés dans leur identité : « *J'ai l'impression qu'en ce qui concerne le passé lointain je me rappelle bien* », nous déclare par exemple Madame Garcin, tout en affirmant le lien entre la mémoire de son passé et son identité. « *Le passé je l'ai en moi !* » conclut-elle. Enfin, il y a des patients qui, face à un état pathologique avéré, ne peuvent qu'accepter leur condition de dépendance, non sans souffrance. À cet égard, Monsieur Sanchez réagit aux plaintes de sa femme en lui disant que ces oublis sont tout à fait incontrôlés, involontaires :

« *moi j'ai des pertes de mémoire quand tu me dis "fais ci, fais ça" !* » ; mais ce qui est pour lui difficile à gérer, c'est surtout le sentiment d'exister de moins en moins : « *Des fois c'est comme si je ne suis plus là et je me délaisse comme ça, je ne travaille plus, petit à petit je... je perds tout, je me perds moi-même* ».

On voit bien à travers ces différents discours comment le rôle de malade est réduit à celui de *victime innocente* qui n'a plus d'autres caractères en dehors de son besoin de soins. Le malade d'Alzheimer, tout en conservant son statut d'être humain et de sujet dans la société, est pour autant réduit à sa condition de perte et de dégradation. Pour résumer, si le malade se voit lui-même responsable de la souffrance de ses proches, le rôle de *victime innocente* qu'il est amené à jouer renforce sa dépendance. Alors, il n'est pas rare que le seul moyen envisagé par les malades d'Alzheimer pour sortir de cette impasse soit de se donner la mort.

C'est le cas par exemple de Madame Merliet qui déclare vouloir « *prendre une pilule* » ; mais aussi c'est le cas de Monsieur Lefèvre qui repense à son frère disparu : « *Si je devais vivre longtemps mais dans un état de dépendance totale ça ne m'intéresse pas, moi je m'en rendrais compte et j'irais me suicider parce que c'est plus une vie* ». Certains ont même déjà préparé leur voyage à l'étranger pour se donner la mort par euthanasie, comme Monsieur Gaston qui déclare : « *Alors je me suis déjà informé. J'ai lu des articles, j'ai demandé des renseignements. En Belgique on peut faire l'euthanasie* ». Puisque, dans la société de la commémoration, l'assomption d'une condition victimaire devient la piste privilégiée d'humanisation et de subjectivation, pour éviter la réduction au rôle de *victime innocente*, il ne reste qu'à entreprendre le chemin extrême du sacrifice meurtrier.

En revanche, le rôle de *victime sacrificielle* est joué implicitement par l'aidant. Dans les faits, le proche aidant n'a pas besoin de transformer en sacrifice d'auto-immolation son sacrifice de soi, déjà pleinement reconnu comme tel par la société, le malade, et lui-même. Face à une *victime innocente* n'ayant plus d'autres prérogatives que sa condition de dépendance, il ne reste rien de plus à l'aidant que de jouer le rôle de la *victime sacrificielle*, toujours prête à assouvir les besoins de son proche, tout en se négligeant lui-même et en renonçant à la moindre forme de récompense, affective ou matérielle.

Nous constatons dans ce type de relation une forme de dépendance qui se fonde sur le sacrifice de l'aidant. Il s'agit d'une relation de dépendance que Marshall Sahlins avait défini comme « solidarité hiérarchique » (Marshal Sahlins, 1985, p. 38). Même, si l'anthropologue avait exclu l'application de ce terme au milieu familial, cette notion décrit bien le lien entre la *victime sacrificielle* et la *victime innocente* dans la relation de soins entre le malade d'Alzheimer et son aidant familial. Pour devenir *victime sacrificielle*, il faut être porteur d'une valeur suffisante à justifier le sacrifice. En même temps, le sacrifice présente l'avantage pour celui qui le concède d'inscrire définitivement la *victime innocente* dans la relation de dépendance, en renforçant l'autorité de la *victime sacrificielle*.

Marcel Mauss classe le sacrifice dans la même catégorie que le don. Mais il s'agit d'un don tout à fait particulier : un don qui apparemment ne demande pas de récompense (*ibid.*, p. 166). Que dire alors du sacrifice de l'aidant au profit de son proche malade ? En suivant la lecture maussienne, il représente une sorte de don gratuit qui se soustrait au devoir de garantir la réciprocité. Autrement dit, la gratuité du don et le caractère unidirectionnel de la prestation excluent définitivement toute forme de réciprocité. Mauss parle à ce propos d'un don qui se fait aux divinités et qui prend souvent la forme de l'aumône (*ibid.*, p. 169). Le bénéficiaire de l'aumône n'est pas censé récompenser le donneur. Le don relève dans ce cas d'un geste gratuit plus que d'un échange de biens : c'est un geste symbolique qui se fait à l'honneur d'un dieu ou dans le respect de l'idéal de justice fondé sur la redistribution.

Nous rejoignons ici le concept d'économie morale définit par Didier Fassin, plutôt que la théorie classique de l'anthropologie économique. Celle-ci oppose les institutions économiques « primitives », basées sur des obligations sociales qui règlent l'échange de biens et services, et les institutions capitalistes, définies par l'échange de valeurs abstraites (des valeurs monétaires) rattachées à ces biens et à ces services. Cette économie morale est analysée ici au prisme de la relation de dépendance entre le malade d'Alzheimer, *victime innocente*, et l'aidant familial, *victime sacrificielle*.

De ce point de vue, la *victime innocente* est mise au rang du pauvre qui reçoit l'aumône : la victime elle-même n'est pas le vrai bénéficiaire de l'offrande. Il s'agit d'une catégorie d'offre qui va au bénéfice d'idéaux éthiques, tels que l'empathie, la solidarité, le soin, la responsabilité envers l'autre, etc., auxquelles correspondent des obligations morales. Ce circuit de valeurs que nous venons de décrire et qui se fait en dehors du circuit des biens s'intègre dans les contextes familiaux qui se construisent et se structurent autour du rapport aidant-aidé. Or, si l'aidant perçoit cette relation familiale comme une relation de soin, pour le malade il s'agit plutôt d'une relation de dépendance. Nous retrouvons ainsi une sorte de « solidarité hiérarchique » qui s'installe dans le rapport familial entre malade et aidant. C'est le type de relation qui s'installe aussi entre le malade d'Alzheimer et son proche.

Comme le remarque Claude Meillassoux (2007, p. 35), la solidarité hiérarchique suit un ordre « naturel », qui relève de la dette de vie que les enfants auront à jamais envers leurs parents. Aucun soin donné à la personne âgée et transmis par les descendants aux ascendants ne pourra jamais rembourser cette dette. Toutefois, dans le cas de la maladie d'Alzheimer, le rapport hiérarchique entre *victime innocente* et *sacrificielle* inverse l'ordre hiérarchique « de la nature » qui va de l'ascendant au descendant. Cela explique certaines tendances des parents à se sentir infantilisés à être soignés par leurs enfants : « *J'ai du mal à m'occuper d'eux*, explique Madame Berger, *c'est plutôt eux qui s'occupent de moi.* » Sur la même longueur d'onde, Madame Petit affirme tristement : « *les rôles s'inversent et les enfants commencent à s'occuper de leurs parents* ».

De son côté, l'aidant se sent un devoir de se consacrer complètement et gratuitement à l'autre, ce qui peut générer un sentiment d'incapacité et de culpabilité. À ce propos, la fille de Madame Hubert qui travaille et vit loin avec sa famille, se plaint de ne pas pouvoir rester aux côtés de sa mère : « *Ça me touche beaucoup et je ne me sens pas en capacité de pouvoir gérer les choses toute seule.* » Elle fait le constat d'une difficulté accrue à gérer les nombreuses obligations familiales : « *J'ai aussi mes devoirs du côté de mes enfants, de mon mari, de mon travail, ça fait beaucoup...* » Et pourtant, elle ne peut ignorer l'appel au sacrifice de sa mère qui à ses yeux n'a plus d'autres besoins que son besoin de soin : « *Je me sens impliqué, je sais qu'il faut la protéger, surtout quand tu la vois comme ça toute petite, toute repliée sur elle-même.* »

Cependant, dans les moments de tension au sein de la relation aidant-malade, le sacrifice de l'aidant, reconnu socialement, le met dans la position de revendiquer le rôle légitime de *victime sacrificielle*. « *Il s'appuie trop sur moi* », se plaint Madame Lieve. Elle regrette de ne pas avoir assez de temps pour elle, de ne plus cultiver ses *hobbies*, ses passions ou ses centres d'intérêt, du manque d'intérêt de son conjoint, et ce sans avoir le droit de lui reprocher quoi que ce soit : « *Je ne suis pas en colère parce que ce n'est pas complètement de sa faute mais ça me gêne.* » Elle pense que les oublis de son mari sont dus à un manque d'intérêt de sa part, et ne considère pas la perte de la mémoire comme problème central : « *La perte de la mémoire en soi ça m'est égal* » dit-elle quasiment en colère. Sur le plan affectif, elle semble se focaliser uniquement sur son devoir de soin qu'elle a du mal à assumer : « *C'est l'Alzheimer qui m'inquiète parce que les gens Alzheimer ne peuvent plus vivre seuls. C'est ça le problème.* »

Cette revendication du rôle de *victime sacrificielle* peut aussi se transformer en véritable hostilité. L'épouse de Monsieur Barret se plaint que son mari oublie les dates, y compris le jour de son anniversaire. Elle l'accuse de ne pas apprécier sa cuisine, alors qu'en réalité il oublie très souvent de prendre ses repas régulièrement. Par conséquent, aucune forme de récompense affective, pas la moindre gratitude, ne vient compenser les difficultés que rencontre le soignant, il ne peut compter sur aucun soutien ni assistance.

C'est pourtant ce genre de victime qui devient un acteur politique et moral valorisé dans la société contemporaine. La *victime sacrificielle* représente implicitement la valeur d'empathie. *A contrario*, la condition de *victime innocente* est loin d'être comprise ou partagée : en raison des différentes difficultés liées à sa maladie, le malade d'Alzheimer a souvent du mal à faire entendre son point de vue. Par ailleurs, comme nous l'avons mis en évidence, la perte de la mémoire peut affecter la crédibilité de la parole du malade.

Ce n'est donc pas par hasard que la voix des patients ne s'est pas imposée dans l'espace public pour réclamer une légitimité sociale et se faire reconnaître des droits aux soins. À la différence des victimes d'abus et de violences ayant créé des associations pour affirmer la vérité du traumatisme et revendiquer leur droit à la protection, au soin et à la réparation, en ce qui concerne la maladie d'Alzheimer, ce serait plutôt aux aidants de sensibiliser la société en formant des associations pour légitimer leur voix dans l'espace public et demander la protection pour eux-mêmes et leurs malades. C'est pour cela, d'ailleurs, que l'aidant joue un rôle de plus en plus reconnu dans l'espace public, social et médical, au point de se voir reconnaître le besoin d'un accompagnement psychologique et d'une prise en charge thérapeutique.

La « machine mythologique de la victime »

La maladie d'Alzheimer est considérée responsable, d'abord, d'une perte progressive de la mémoire récente, garante de l'identité sociale et, ensuite, d'une détérioration de la mémoire ancienne, garante de la préservation de l'identité subjective. Ainsi, le repli dans un passé chargé d'émotions agréables et désagréables représente la seule manière de répondre au risque de dépouillement identitaire. Or, parmi ces souvenirs, les plus significatifs pour la personne malade sont ceux auxquels toute la société attribue une valeur particulière dans la définition du noyau le plus profond de soi : les souvenirs des événements traumatiques.

Comme nous l'avons vu, les anthropologues ont identifié le lien étroit entre deux phénomènes essentiels de la morale contemporaine : d'une part, l'affirmation de la catégorie de traumatisme comme modalité de compréhension de notre rapport au passé de souffrance, individuel ou collectif et, d'autre part, la reconnaissance de la condition de victime qui devient légitime par le biais de l'approbation de la vérité de l'événement traumatique (Rechtman et Fassin, 2007 ; Rechtman, 2002 ; 2013 ; Fassin, 2014). En cela, dit

Rechtman, la notion de traumatisme recouvre désormais non seulement le domaine psychique mais aussi le domaine historique, grâce à l'institution d'une mémoire collective du traumatisme, incarnée pour la première fois dans notre rapport avec le passé tragique de la Shoah. Pour que cela soit possible, il a fallu passer par un processus de dépathologisation de la mémoire, faisant du traumatisme collectif de la Shoah une vérité non seulement clinique mais aussi historique. Les vaincus peuvent désormais revendiquer un espace de légitimation, l'espace de la victime, pour annoncer leur vérité historique, qui coïncide avec la vérité de leur passé douloureux.

Il s'agit bien évidemment de revendiquer un statut social et moral, celui de victime, qui a des répercussions sur le pouvoir associé à ce même statut. Comme le disait Tzvetan Todorov, « le travail sur le passé » est toujours « orienté par la recherche, non de la vérité, mais du bien » (Todorov, 1995, p. 50). Or, il se trouve qu'aujourd'hui, dans l'espace de l'économie morale qui a configuré la société de la commémoration, la conquête de cette identité, valorisée sur le plan éthique et politique, passe nécessairement par l'appropriation du statut de victime.

Dans la même logique, le critique littéraire italien Daniele Giglioli a constaté l'épuisement de la valeur sémantique de la notion de « traumatisme ». Ce terme dérivant étymologiquement du grec ancien « blessure » s'applique désormais à des contextes si multiples qu'il risque d'être banalisé et vidé de son sens. Le traumatisme n'est définitivement plus « ce dont on ne peut pas parler » mais « tout ce dont on parle » (Giglioli, 2007, p. 8, trad. de l'auteure). Le traumatisme confère une valeur à l'expérience en transformant celle-ci en événement. Il est entendu comme la seule expérience « vraiment vécue », douée de sens et « digne d'être transmise, commentée, partagée » (*ibid.*). La douleur est le seul et unique horizon de signification symbolique, de légitimation politique et de subjectivation morale.

Si pour Foucault, le désir sexuel est ce que l'on doit connaître et révéler pour se connaître et se révéler soi-même, dans la société contemporaine on se constitue en tant que sujet par le biais de nos histoires vécues dans la douleur. L'expérience de la souffrance est devenue une catégorie accablant l'expérience humaine. Elle fait apparaître la personne, atteste de l'existence du sujet et du groupe, produit des identités individuelles et collectives, constitue le noyau le plus intime de notre vie passée et de notre narration autobiographique. C'est toujours la tragédie de la Shoah, en tant que fait historique et évènement symbolique, qui doit être prise comme une « métaphore radicale », comme un « paradigme » par lequel la « société de la commémoration » contemporaine aborde son passé.

Du moment où l'on adopte cette analyse, revendiquer le rôle de la victime et s'identifier aux victimes de l'histoire sont deux modalités privilégiées de la subjectivité et de la socialisation contemporaines : dans ce contexte, la victime devient l'unique sujet moral doté de valeur. Ainsi, selon l'auteur, le processus de victimation est devenu un dispositif de construction d'identités aussi bien pour l'individu que pour le groupe : il définit l'imaginaire de la victime comme « le plus puissant générateur d'identité de la société contemporaine (*ibid.*, p. 61), dont nous puisons la condition pour atteindre "l'être à auquel nous aspirons" » (*ibid.*, p. 62).

En élargissant le cadre de la question dans l'ouvrage suivant qui se propose, dès le titre, de faire une *Critique de la victime* (2011), Giglioli voit à l'œuvre un dispositif politique qu'il appelle la « machine mythologique de la victime ». En faisant référence à la notion de « machine mythologique » du mythologue italien Furio Jesi (1996), l'auteur met en lumière la manière dont ce dispositif attribue à la victime l'autorité de faire valoir sa propre voix, tout en revendiquant le droit d'être publiquement rétribuée du tort subi (Giglioli, 2011, p. 10). De cette manière, « si seule la victime a de la valeur, si seule la victime *est* une valeur, la possibilité de se déclarer telle est une "forteresse", une fortification, une position stratégique à occuper à tout prix », car, continue-t-il, « la victime n'a pas besoin de se justifier : le rêve de tout pouvoir » (*ibid.*, p. 16).

Or, comme nous l'avons annoncé, parler de machine « mythologique » signifie faire référence à un dispositif politique, une institution qui a pour fonction de mystifier et de sacraliser la victime et son pouvoir implicite. Et pourtant, ce genre de victimation n'est pas, à notre avis, une manière d'acquérir le pouvoir mais une manière de renforcer une autorité déjà acquise. Les victimes ne sont pas toutes égales : la société de la commémoration produit aussi des victimes sans pouvoir. Comme le dit bien Roberto Beneduce le traumatisme est devenu un mot vide, un concept « prêt-à-porter » (Beneduce, 2010, p. 2010), qui ne sert pas toujours à reconnaître le statut de victime, mais plutôt à occulter son histoire.

Dans le cas du malade d'Alzheimer, s'il recourt à la victimation ce n'est pas pour conquérir un nouvel espace de pouvoir mais pour ne pas se voir définitivement vidé de son ancienne valeur d'humain. Face à la perte de la mémoire qui le rend incapable de se maintenir comme sujet porteur d'histoire et de vérité, face à l'impossibilité de répondre au devoir de mémoire requis dans la société de la commémoration, il ne lui reste qu'à endosser un rôle de *victime innocente* conféré par un diagnostic, celui de la maladie d'Alzheimer, qui le libère de la responsabilité de la mémoire et de la culpabilité de l'oubli.

C'est en analysant l'impact de l'économie morale de la société de la commémoration sur les vécus et les narrations de la maladie d'Alzheimer, que nous avons mis en lumière comment la victimation peut être employée non seulement comme un dispositif de construction de soi (subjectivation), mais aussi comme un dispositif de conservation de soi qui se construit comme une résistance à la perte de soi (re-subjectivation).

Certes, au sein des narrations de la maladie d'Alzheimer telle qu'elle est vécue par les malades et leurs proches, nous avons retrouvé un genre de victime faisant appel à la machine mythologique : il s'agit du statut de *victime sacrificielle* que seul l'aidant peut incarner pour faire face à l'incapacité réelle ou perçue de combler les besoins de soin, potentiellement infinis, de la personne malade.

À l'inverse, le nouveau statut moral et politique qui émerge du rôle du malade d'Alzheimer dans la société contemporaine fait apparaître une *victime innocente* qui ne témoigne d'aucune vérité du traumatisme, qui n'a potentiellement aucune mémoire, aucune histoire à apporter en soutien de sa propre légitimation : mais c'est toujours en endossant un rôle tout particulier de victime qu'il peut être immédiatement réintégré dans un espace d'humanité, malgré la perte de la mémoire et la perception de l'effacement de l'esprit. À la différence des victimes traumatisées dont la vérité du traumatisme est attestée, les malades d'Alzheimer ne sont porteurs d'aucune histoire car ils ont justement perdu la mémoire : ils représentent *a contrario* la négation même de la vérité.

Pour conclure, dans le cas de la maladie d'Alzheimer, une « machine mythologique de la victime » est mise en route non pas pour se constituer en tant que sujet mais comme dispositif ultime de conservation de soi.

Faire rappeler, ne pas laisser oublier

Dans le contexte de la clinique, les professionnels font souvent appel à la fameuse loi de la régression de Ribot pour décrire le phénomène de conservation de la « mémoire ancienne » qui s'oppose à la perte de la « mémoire récente ». Or, cette explication, employée aussi bien par les patients, leurs aidants et leurs médecins, relève en réalité d'une vision normative selon laquelle l'exercice normal de la mémoire doit se placer entre la limite inférieure de l'amnésie et la limite supérieure de l'hypermnésie (Hacking, 1998, p. 323). Que les souvenirs instables passent de plus en plus dans l'oubli, alors que les souvenirs stables sont toujours bien consolidés, est considéré comme appartenant à tous les phénomènes de diminution de la mémoire, qu'ils soient pathologiques ou physiologiques (*ibid.*, p. 328).

Cette théorie présuppose l'existence d'un *moi* qui est défini tant par un état de conscience dans le présent que par le sentiment d'être en continuité avec son propre passé ; en même temps, il présuppose un *sujet*, ou l'*essence* d'un sujet, qui traverse le temps tout en restant unique, identique et indivisible. Or, si avant le XIXe siècle le sujet correspondait à l'idée métaphysique (religieuse et philosophique) de l'âme, avec la sécularisation de la dimension spirituelle de l'homme, cette essence de l'individu commence à coïncider avec la mémoire. C'est ainsi que s'établit définitivement la connexion entre la mémoire et l'identité, les deux susceptibles d'être connues et représentées par les sciences de la mémoire.

On est ici face à une manifestation superficielle d'un modèle sous-jacent plus profond qui présuppose l'existence d'un objet réel, la mémoire, susceptible d'être saisi par un savoir scientifique spécialisé (*ibid.*, p. 314).

C'est bien ce modèle qui, pour Hacking, institue une politique de la mémoire qu'il appelle, en paraphrasant la biopolitique de Michel Foucault, la « mnémoro-politique ». Cohérent avec les objectifs foucaldiens, cet ajustement de la théorie du biopouvoir n'est pas sans conséquences : si Foucault s'était arrêté à la mise en évidence du contrôle étatique sur les corps (l'« anatomo-pôle ») et les populations (le « bio-pôle »), Hacking suggère de trianguler le biopouvoir en analysant aussi le contrôle politique sur l'âme laquelle, grâce à l'influence des sciences psychologiques qui ont soustrait au domaine religieux, moral et philosophique la compétence sur l'esprit, se traduit en gouvernement de la mémoire (*ibid.*, p. 337-338).

Mais pour l'auteur, cette mnémoro-politique désigne en réalité une double politique de la mémoire : « la politique personnelle et la politique collective (*ibid.*, p. 332) » : la première correspond *grosso modo* à ce que les sciences psychologiques de la mémoire vont établir à propos du sujet et de son identité, la deuxième correspond à une politique de la remémoration qui exhorte le groupe à préserver l'histoire du peuple. Là aussi, on est face à un dispositif politique de construction et de gouvernement des identités : « les souvenirs d'un groupe, affirme Hacking, sont des moyens dont il dispose pour consolider son identité et sa différence » tout en citant lui aussi la mémoire de l'Holocauste comme prototype d'une mémoire collective forgée sur un passé de souffrance effrayante.

Or, si cette théorie présente des points communs avec notre étude, elle diffère en ce qui concerne les présupposés logiques et les méthodes d'analyse : Hacking part de l'idée qu'à la base de la mémoro-politique, il y a un modèle épistémologique et idéologique qu'il appelle connaissance profonde. Pour Foucault, ce modèle relève plutôt de l'*épistémè*, capable d'expliquer les connaissances superficielles élaborées par le savoir psychologique sur la mémoire et l'identité. En revanche, c'est en analysant les récits des patients malades d'Alzheimer et de leur famille que nous avons pris la mesure du pouvoir de persuasion exercé par ce que nous avons appelé l'idéo-logique identitaire dans la construction d'un modèle de soi. Ce pouvoir, valable aussi bien sur le plan individuel que collectif, établit, indépendamment de tout savoir scientifique, un lien de consubstantialité entre mémoire et identité.

En outre, en dénonçant le normativisme de la mémoro-politique, Hacking se contente d'en tracer la forme sans pour autant en décrire les contenus. Ainsi, grâce aux donnés de l'enquête de terrain, nous avons décidé de compléter les considérations théoriques, fort remarquables, du philosophe canadien. En effet, c'est par un travail ethnographique que nous avons pu « remplir » la politique de la mémoire de son contenu, en indiquant non seulement que la société contemporaine oblige à se souvenir de son passé pour ne pas perdre son identité, mais aussi quels types de souvenirs particuliers sont soumis à cette obligation. En cela, nous avons proposé, toujours en référence à Foucault, de remplacer le concept de mémoro-politique par celui de mnémo-pouvoir : si Michel Foucault définit le biopouvoir comme une politique pour « faire vivre et ne pas laisser mourir », nous proposons de définir le mnémo-pouvoir comme une politique pour *faire rappeler et ne pas laisser oublier*.

D'après les récits de la maladie d'Alzheimer, les patients et leur entourage sont très sensibles à ce type de politique de la mémoire. Il s'agit d'une vérité partagée qui n'est jamais critiquée ni remise en question. Elle est acceptée comme norme morale et devoir éthique incontournable. Or, cette politique de la mémoire, comme l'avait remarqué déjà Hacking, comporte deux injonctions : *faire rappeler* désigne *la norme de la mémoire* et concerne tous les événements biographiques qui ont rencontré la mémoire historique et, tout particulièrement, l'histoire des tragédies de la guerre, de la déportation, des massacres collectifs, des génocides, *etc.* ; *ne pas laisser oublier*, dénote en revanche le *tabou de l'oubli*, c'est-à-dire tout ce qui concerne les chagrins accablants et indélébiles en lien avec l'histoire strictement personnelle, comme la perte d'un proche, surtout d'un enfant, le divorce et la séparation, l'exil d'un parent ou d'un ami, etc.

Qu'il s'agisse de *faire rappeler* ou de *ne pas laisser oublier*, ce sont toujours les tragédies qui font l'objet du souvenir dans la construction de l'identité individuelle et collective. Comme nous le verrons dans les prochains paragraphes, ces deux facettes du mnémo-pouvoir représentent les nouveaux modes de la subjectivation et de la socialisation contemporaine.

Émotions, valeurs, traumatismes : la remémoration des évènements tragiques

Le mnémo-pouvoir – nous l'avons souligné – s'est établi indépendamment des sciences de la mémoire. Toutefois, elles sont certainement intervenues pour renforcer un modèle idéologique qui était déjà bien en place. Ensuite, la science de la mémoire, et avant tout la psychanalyse freudienne, intervient pour souligner pour la première fois le lien existant entre la mémoire et les émotions. Comme le rappelle Joël Candau (1996), selon Freud, les émotions fortes et douloureuse interviennent pour effacer ou pour manipuler le souvenir, par le biais du mécanisme de défense qu'il appelle « refoulement ». Ce serait la base de la théorie psychanalytique du traumatisme.

De ce point de vue, en effet, la mémoire traumatisée est une mémoire déformée et donc pathologique. La vérité psychique du souvenir ne correspond donc pas à la réalité factuelle. En même temps, les souvenirs agréables sont mieux préservés que les souvenirs désagréables. Or, pour Freud, ces souvenirs désagréables étaient toujours chargés d'un contenu sexuel et, en cela, faisaient l'objet d'une culpabilisation du fait de la culture victorienne de l'époque. Ces données ne croisent plus le nouveau statut de la victime dans la société contemporaine : aujourd'hui, ce que Gaston Bachelard (1960) avait appelé le noyau mémoriel[2] – c'est-à-dire le noyau de

2. Dans *La Poétique de la rêverie* (1960) Blanchard évoque le noyau d'enfance présent dans toute âme humaine et susceptible de s'exprimer dans des instants d'illumination, qu'on peut assimiler à des fulgurations de la mémoire.

sens qui reste stable, toujours identique à soi-même et assimilé à l'identité – se construit autour des événements tragiques, individuels ou collectifs (cit. Candau, 1996, p. 105). Une nouvelle économie morale que Fassin et Rechtman appellent l'économie morale de la victime s'est imposée aujourd'hui en produisant des modes différents de construction des subjectivités et d'appartenance à la socialité.

Quand nous avons rencontré Madame Martin, elle présentait des atteintes sévères à la mémoire autobiographique sémantique, et évoquait un état de choc : « *c'est choquant de ne plus pouvoir parler de moi* » disait-elle « *c'est très perturbant, j'ai peur de perdre qui je suis* ». Les souvenirs qu'elle a perdus sont considérés comme fondamentaux pour continuer à saisir l'essence de soi-même. Ils font référence à la mémoire épisodique autobiographique, comme si son identité s'était construite à partir des événements biographiques particulièrement marquants.

Bien que la science de la mémoire, établie par Tulving, opère une distinction entre la mémoire épisodique et sémantique, quand il s'agit de la mémoire de soi, dite mémoire autobiographique, le sujet déclare plus souvent que son image de soi, le concept de ce qu'il est en tant que sujet, s'est forgé à partir des épisodes de vie par lesquels il est devenu lui-même.

Dans le ressenti des gens, la mémoire sémantique autobiographique est un reflet de la mémoire épisodique autobiographique. Certains de ces événements vont constituer ce que le jargon neuropsychologique appelle « les souvenirs sémantisés », c'est-à-dire dotés de signification. Or, pour la neuroscience qui s'inspire de la théorie de Tulving, et pour les cliniciens qui nous en ont parlé, la mémoire sémantisée est la mémoire émotionnelle. Ce sont les événements biographiques qui nous ont touchés profondément en provoquant des fortes affections et des sentiments durables qui sont considérés comme étant l'essence de notre identité individuelle.

Si nous pouvons comprendre que la sémantisaton en tant que telle relève d'une condition universelle propre à l'être humain, le contenu de cette mémoire sémantisée devrait dépendre du système de valeurs. Du point de vue de l'individu, il s'agit de traiter l'économie morale particulière dans laquelle il est plongé. Quels sont donc ces souvenirs assez importants pour traverser le processus de somatisation ? D'après l'hypothèse de l'économie morale de la victime affirmée par Didier Fassin et Richard Rechtman et soutenue dans notre thèse, ce sont les souvenirs traumatiques personnels et collectifs qui jouent ce rôle.

L'histoire de Monsieur Thambirjah corrobore ce constat. Ce patient est un homme d'origine indienne, très charismatique et intelligent, qui parle le tamoul. Nous le rencontrons à la sortie de la séance de tests qu'il a passés avec le neuropsychologue. Porteur d'une histoire familiale qu'il ne tarde pas à qualifier de « *traumatique* », Monsieur Thambirjah aborde la thématique de la mémoire en tant que source de partage d'une histoire collective avec le groupe social d'appartenance. Lors de notre rencontre, il commence rapidement à se présenter « *Je suis née en Pondichéry en Inde, le côté français*[3] ». Mais il en vient très vite à faire le point sur l'histoire tragique de sa famille qui représente d'après lui l'élément fondamental de son histoire :

> *Je n'ai pas connu ma mère parce que quand j'avais trois ans elle a été agressée comme ça dans la rue et tuée, jetée dans un puits. Pendant longtemps on disait qu'elle était allée se suicider mais après j'ai compris que ce n'était pas vrai, ce n'était pas logique parce que nous on habite à 50 mètres de la mer. Tous ceux qui veulent se suicider se jettent dans la mer. On ne fait pas des kilomètres pour aller se suicider, donc… On a retrouvé le corps de ma mère dans le territoire britannique, vous imaginez ? La police a dit qu'elle aurait pu être agressée pendant la nuit. C'est ça qui m'a toujours questionné* (Monsieur Thambirjah, patient, entretien du 06 juillet 2016).

3. La ville portuaire a été l'objet d'un contentieux qui s'est prolongé tout au long de son histoire coloniale. En 1520 les Portugais débarquent à Pondichéry, suivi par les Hollandais et les Danois. En 1674 la ville devient une colonie française organisée en environs cinquante villages jusqu'à 1750. Elle jouissait d'une autonomie relative par rapport aux avant-postes de la domination britannique. Pour bloquer l'expansion française en Inde, les Anglais se lancent à plusieurs reprises à la conquête de Pondichéry. La ville assiégée trois fois mais elle a été toujours rendue aux Français. Dès 1816, par suite du dernier traité avec la Couronne britannique, la France maintient le contrôle sur la région jusqu'à la décolonisation de l'Inde en 1962, sous le gouvernement du général De Gaule.

La mort dramatique de sa mère l'a affecté bien plus que n'importe quel autre épisode de sa vie. Il décrit cet état en utilisant la métaphore du traumatisme : « *et ça… ça m'a toujours traumatisé. Je pense toujours à ça. À cette agression dont elle a été victime* ». Le décès prématuré de sa mère a eu lieu dans des circonstances violentes et obscures, mais cet événement traumatique n'est pas inscrit dans la mémoire autobiographique du patient. Et pourtant, le terme « traumatisme » lui permet de communiquer le désarroi de ne l'avoir jamais connue : « *J'ai toujours eu ce sentiment de défaite par rapport à ma mère. Elle m'a beaucoup manqué. J'ai toujours ressenti la douleur de ne pas pouvoir appeler maman comme les autres* ».

Cette histoire, à laquelle il ne trouve pas d'explication possible, a fini par conditionner toute sa vie et par provoquer des pensées obsessionnelles. « *Ça m'a troublé pour toute ma vie. Je me suis toujours posé la question à savoir pourquoi ? Si personne ne m'a répondu c'est parce que c'est un secret de famille et je leur ai toujours reproché* ». Lorsqu'il retourne en Inde, il revient sur le lieu de la tragédie, en se posant toujours la même question : « *Pourquoi c'est arrivé ça ? Pourquoi moi ? Pourquoi cela est-il arrivé à ma mère ? Pourquoi comme ça ? Mais personne ne m'a répondu. Parce que si elle était vraiment allée se suicider, il aurait suffi d'aller à 50 mètres de chez nous* ».

Depuis l'enfance il a été hostile à son père : « *Je n'ai jamais pardonné à mon père*, avoue-t-il, *maintenant il est mort, il est plus là mon père mais je lui en ai toujours voulu.* » Ancien professeur de mathématique et statisticien au ministère des Finances, il a eu une vie heureuse. Cependant, l'idée de sa mère décédée le hante toujours : « *Et surtout je pense toujours à ma mère que je n'ai pas connue. Presque tous les jours je pense à ça. Et c'est toujours la même question qui persécute. Pourquoi c'est arrivé* ? » Le patient n'arrive pas à se libérer de ce passé. Quoiqu'il n'ait pas véritablement vécu la mort de sa mère, la mémoire familiale marquée par la tragédie est ancrée en lui et a forgé sa propre identité : « *Les choses horribles on ne les oublie pas. Ça fait partie de ma vie. Je ne peux pas l'oublier sans oublier moi-même…* »

C'est par le biais de cette histoire qu'il réfléchit à l'importance de la mémoire dans le maintien d'une condition d'humanité : « *La mémoire de nous fait partie de la mémoire humaine.* » Dans son discours, avant d'être une question psychologique, la perte de la mémoire est une question morale : si comme, il le dit, l'oubli « *des choses horribles* » nous fait perdre le souvenir de nous-même, face à l'humanité « *il faut se souvenir des événements collectifs, par exemple des victimes des massacres comme la Shoah ou les autres génocides en Afrique* ». La mémoire imprime un socle qui lie l'individu aux blessures de l'humanité : « *que ce soit pour racisme, que ce soit pour ethnie ou religion ou je ne sais pas quoi, ces choses me révoltent toujours et il faut toujours se souvenir de ça pour faire partie de l'humanité* ». Cela jette une nouvelle lumière sur le rôle de la mémoire, ou pour mieux dire du mnémo-pouvoir, dans la production d'identités collectives au sein de la société de la commémoration et, dans ce contexte, de la place réservée aux malades d'Alzheimer hantés par le fantôme de l'oubli.

Construire des identités collectives

C'est donc « *pour faire partie de l'humanité* » que les tragédies de l'histoire collective doivent être protégées du péril de l'oubli. Ainsi Monsieur Thambirjah, en se penchant sur son histoire personnelle, a retracé le premier volet du mnémo-pouvoir : l'injonction à *faire rappeler* l'histoire des traumatismes collectifs.

Le cas que nous allons présenter par la suite est très significatif de l'intégration de la composante morale qui attribue à la mémoire une importance cruciale dans le processus de socialisation de l'individu. Ici, la mémoire est mise au service de l'appartenance au groupe.

Monsieur Marron est un homme de 69 ans qui vient passer un bilan neuropsychologique au cabinet de Marianne, neuropsychologue qui exerce sa profession en libéral. Le patient exprime consciemment ses difficultés cognitives et surtout des pertes de mémoire assez fréquentes. La femme qui l'accompagne est elle aussi préoccupée et explique de manière détaillée en quoi consistent ces troubles de la mémoire. Elle intervient beaucoup pendant l'entretien clinique et veille à préserver la dignité et l'autonomie de son époux. En entretien elle nous expliquera : « *J'étais obligée d'intervenir pour être plus précise sur des choses qui ne vont pas* ». Elle craint que son mari, qui n'aime pas évoquer ses troubles cognitifs, ne mette tout sur le compte des contingences. Monsieur Marron ne veut pas trop parler de son intimité. Il préfère se pencher sur des récits peu importants, comme la prise de rendez-vous avec la secrétaire. Comme l'a remarqué sa femme, il est parfois réticent à parler de ses pertes mnésiques – « *c'est très léger mon déclin cognitif* » – tout en restant très ambivalent. Pendant la consultation mémoire il dit : « *Je ne me souviens pas de ce que j'ai fait il y a trente secondes et je perds aussi les prénoms des gens que je connais depuis trente ans* ».

Ancien journaliste politique pour *Le Monde*, très actif et militant, passionné d'histoire et très cultivé, ces problèmes cognitifs ont perturbé son image de soi en menaçant son estime personnelle. Il remarque que « *les souvenirs rapprochés sont les plus touchés par les fautes de mémoire* ». Cela provoque, comme il dit : « *un repli dans le passé suraigu* ». Tout particulièrement il se perd volontiers dans le souvenir de l'Algérie : « *Je me rappelle Batna, du pont de Batna, mon arrivée à Batna, le bateau qui accostait, les bateaux soviétiques de l'époque, voilà.* » Toutefois, ce n'est pas véritablement son histoire biographique qui l'intéresse, car il est plutôt pudique en ce qui concerne son intimité. Passionné d'histoire, il repense plus souvent aux événements historiques : « *J'aime bien réfléchir à ces événements historiques comme la bataille de Stalingrad, le général Nivelle, le maréchal Pétain, leur rôle dans la guerre de 14-18…* »

Ces connaissances nourrissent sa mémoire historique et sa mémoire individuelle. Ancien journaliste, envoyé à l'étranger souvent dans de zones de conflit, il se plonge surtout dans les nombreux moments de sa vie qui ont croisé les fils de l'histoire. Ainsi, il évoque notamment ses nombreux voyages de travail ou de plaisir, qui l'ont amené à visiter beaucoup de pays comme l'Ouganda, le Canada, les États-Unis, Les Indes, le Ceylan, l'Égypte, l'Arabie saoudite… Du Yémen il conserve un souvenir agréable : « *Le Yémen m'avait beaucoup frappé à tel point que j'y étais retourné pour mon plaisir* ». Dès lors, il poursuit le récit avec enthousiasme et beaucoup de détails sensoriels : « *On sentait qu'il y avait tout le trafic des épices avec le sud de l'Inde, on remontait pour voir les caravanes qui de là arrivaient en Arabie saoudite et après au Liban et de Beyrouth les épices étaient transportées en Europe* ».

Ce rappel est l'occasion de raconter son expérience de reportage qui se mélange avec les faits politiques de l'époque : « *Mais ce qui m'avait frappé c'était la beauté des monuments que personne allait visiter à l'époque parce que c'était un pays en guerre*, raconte-t-il. *Au Yémen à l'époque il y avait en même temps les Chinois, les Soviétiques qui faisaient la guerre, les Yéménites qui étaient divisés entre plusieurs fronts, celui de l'Arabie saoudite, des Chinois et des Soviétiques, plus les décideurs internes au Yémen, bah c'était un amas pas possible.* »

Dans sa mémoire, individuel et collectif se confondent. Il réfléchit à l'importance de la mémoire dans la préservation d'un lien historique qui nourrit notre conscience morale. Madame Marron participe à la réflexion et les deux conjoints interviennent ensemble et semblent partager les mêmes sentiments et les mêmes valeurs vis-à-vis de l'impératif mémoriel. « *En ce moment*, dit-il, *je suis en train de lire un bouquin d'un journaliste à l'époque soviétique qui s'appelait Grossman.* » La dame intervient pour préciser de qui on parle : « *Vassili Grossman* ». Mais ensuite elle laisse la parole à Monsieur Marron qui peut ainsi continuer : « *C'est un livre sur la guerre en 42 quand Hitler avec les troupes allemandes ont envahi une partie de la Russie, le Donbass en Ukraine. Vous ne savez pas à quels points ces récits avaient été importants pour précipiter la chute des nazis.* »

Pour lui l'exigence de transmettre l'histoire est fondamentale : « *C'est transmettre et si je sens ce besoin de transmission c'est simplement pour enrichir la conversation et le vivre ensemble.* » Mais aussi pour éviter les mauvais tournants de l'histoire : « *Elle est importante ne serait-il parce que ça sert à éviter qu'on soit déchiré par un troisième cataclysme* », ce qui permet nous guider à l'avenir : « *Pour ma femme nous sommes tous partisans de l'Europe, parce que c'est à partir de ce combat que l'Europe a eu les mêmes règles. Je parle de l'Europe fédérale.* » La valeur de la mémoire historique, en dehors de ses connaissances approfondies, est pour lui quelque chose de fondamental pour bâtir le sentiment d'identité d'un peuple. Voilà comment il définit le devoir de conserver et de transmettre la mémoire traumatique de notre histoire collective :

> *Moi je suis persuadé que même si les gens individuellement ne connaissent pas les détails alors c'est toute la société que… Évidemment l'histoire ça crée une cohésion, ça crée une cohésion nationale. C'est ça, ça crée en bien ou en mal une cohésion nationale. Même si on ne connaît pas les détails de cette grande dame et de son histoire la mémoire collective ça compte… ça compte. Il faut la maintenir vive cette mémoire. Et quand on entend certains négationnistes qui osent dire ce qu'ils disent, je trouve ça parfaitement scandaleux* (Monsieur Marron, patient, entretien du 24 juillet 2017).

Bien évidemment c'est la mémoire de la Shoah qui sert de modèle à ce devoir de mémoire dont parle aussi Madame Marron :

> *Il faut parler aussi de quelque chose qui est très fort en Europe qui est la Shoah et on en a encore reparlé avec Simone Veil à la fois féministe et qui a été déportée et qui a réussi, elle, à en parler. Parce que pour beaucoup de déportés c'était le silence absolu, pendant très très très longtemps, non seulement parce qu'ils n'étaient pas capables d'en parler mais surtout parce que les gens n'étaient pas capables d'écouter, d'entendre. Il a fallu du temps pour que la société puisse découvrir ce genre de choses et se dire « plus jamais ça ». Rappeler cette masse d'humanité, d'affection, d'horreur, c'est aussi pour l'avenir, pour se dire que ça peut plus, que ça ne doit plus exister ce genre de choses. Et les choses qui sont occultées, qui sont tues, vont terriblement perturber ou risquent de terriblement perturber de façon inconsciente les générations qui suivent* (Madame Marron, femme du patient, entretien du 24 juillet 2017).

En effet, s'il y a des choses dont il faut se souvenir, il y en a d'autres qui font l'objet de l'oubli collectif. Monsieur Marron rappelle la guerre d'Algérie qui l'a frappé au niveau personnel, intellectuel et émotionnel : « *D'ailleurs la guerre d'Algérie a un impact très fort et du point de vue de ce qu'on raconte et du point de vue de ce qu'on oublie. Ça a évidemment eu un impact très fort en Algérie mais en France aussi.* » C'est à partir de ce récit que la femme parle de son histoire personnelle. La guerre d'Algérie se situe entre les deux dimensions : « *Et pour toi personnellement* », ajoute-t-elle. Monsieur Marron se replonge dans son récit : « *J'ai passé beaucoup de temps en Algérie.* » Mais encore une fois ce n'est pas un récit personnel : « *Tout ce qui s'est passé en Algérie ça a eu un impact sociétal, un impact politique, un impact économique, en France aussi n'est-ce que pour les six cent mille Algériens qui sont toujours en France, alors tout cela a eu un impact.* » Monsieur Marron n'aime pas parler de lui-même, ce que sa femme lui a souvent reproché. Elle exprime son opinion en commentant l'importance de pactiser avec son propre passé : « *En parler c'est aussi se décharger de tout un tas de choses intérieures et permettre de résoudre les blessures du passé* ».

Or, pour éviter de parler de son passé personnel, il s'obstine à évoquer les tragédies de l'histoire. C'est comme si Monsieur Marron reprochait à la société française ce que sa femme lui reproche : en exhortant les nouvelles générations à se pencher davantage sur le passé historique, il s'attaque à la tendance à effacer de la mémoire nationale l'histoire controversée de la Guerre d'Algérie, dans laquelle la France n'a pas joué le rôle de victime. Le patient exhorte à développer une conscience historique de nature à nous permettre d'assumer nos propres responsabilités face aux tragédies des autres. Dans l'économie morale de la société de la commémoration, il n'est pas nécessaire de *faire rappeler* les événements qui ne nous permettent pas de nous ranger du côté des victimes ; ceux-ci ne rentrent pas dans l'injonction mémorielle qui désigne la première facette du mnémo-pouvoir : *faire rappeler* les tragédies de l'histoire où on joue le rôle de victimes. En revanche, la construction de nos identités collectives ne peut que passer par la victimation du groupe d'appartenance, par laquelle s'opère le processus de socialisation des individus.

En cohérence avec l'économie morale de la société de la commémoration qui correspond à une économie morale de la victime, ce même mécanisme de victimation sert à encadrer sa propre subjectivité.

Construire des identités individuelles

Lorsque l'identité risque de s'effacer, on se raccroche aux souvenirs anciens. Nous l'avons dit à plusieurs reprises, en mettant l'accent sur la tendance des malades d'Alzheimer à se plonger dans le passé autobiographique pour résister à ce qu'ils perçoivent comme une perte de soi. Cette considération s'appuie sur la conception d'une coïncidence consubstantielle entre mémoire autobiographique et identité individuelle.

Comme le disent nombre de patients, « on ne peut pas oublier son passé sans s'oublier aussi soi-même ». Il faut cependant préciser ce constat formel des paroles des patients et de leurs aidants : quels types de souvenirs sont à garder à tout prix pour ne pas oublier soi-même ? Selon les témoignages récoltés, ce sont les souvenirs tragiques qui produisent les subjectivités contemporaines et permettent la socialisation des individus.

En cela intervient une économie morale de la victime qui dans la société de la commémoration nous exhorte à *faire rappeler* les événements tragiques qui relient l'individu à la société. Mais celle-ci n'est qu'un premier volet du mnémo-pouvoir. Au cœur de notre identité individuelle, sont retenus surtout les événements tragiques concernant notre vie privée, ayant croisé ou non les événements marquants de l'histoire collective. Si le traumatisme collectif est investi par la *norme de mémoire* qui nous exhorte à « faire rappeler », le traumatisme individuel est chargé d'un véritable *tabou de l'oubli*. Ce dernier nous force à *ne pas laisser oublier* les événements tragiques de notre histoire autobiographique.

Certes, l'adhésion répandue et poignante au tabou de l'oubli n'empêche pas le malade d'Alzheimer de l'enfreindre. Dans la manifestation concrète des symptômes, il peut s'avérer que la personne malade oublie des souvenirs qu'elle n'aurait jamais dû oublier, tels que des épisodes de violence subie, la mort d'un conjoint ou d'un enfant, un avortement. La violation du tabou de la mémoire est tellement inacceptable pour le malade qu'il ne parvient pas à l'envisager au moment même où elle se produit.

Madame Bernard est une dame de 93 ans aux cheveux blancs, d'apparence joviale et pleine d'énergie. Elle se plaint de sa mémoire depuis longtemps mais il y a un an, son état s'est visiblement aggravé. Le début des troubles a été tellement brusque que la dame n'a pas été capable de prévenir les conséquences de ce qui ressemble fortement à une démence de type Alzheimer. Sa personnalité a surtout été marquée par « *les deuils, les décès, les maladies, c'est par là qu'on apprend à gérer les maux de la vie* ». Elle raconte son enfance qui a été, dit-elle, « *plutôt normale* ». Mais son récit de vie se structure autour des événements traumatiques qui deviennent des marqueurs de la rhétorique narrative : « *J'avais mes parents, j'avais une sœur, on s'entendait bien, on a vécu une vie tranquille sans soucis jusqu'au décès de ma petite sœur qui a bouleversé mes parents et marqué toute ma vie.* » Pour parler de soi avec vérité et entreprendre le processus de subjectivation, il faut passer par la victimation qui s'étend à toute l'histoire biographique.

Madame Jacob adopte les mêmes stratégies pour construire son identité individuelle. Pour se concevoir elle-même en tant que sujet, elle ne parle que des faits dramatiques qui ont traversé toute sa vie. Et pourtant Louise, neurologue qui l'a prise en charge, s'inquiète de remarquer un certain détachement émotionnel face à ses propres tragédies. Maltraitée par sa belle-mère après la mort de sa mère, elle s'est mariée assez jeune avec un homme alcoolique qui la frappait, ainsi que ses enfants. Maintenant le mari est hébergé dans une maison de retraite dans le Limousin, leur région d'origine, à cause d'une démence probablement aggravée par l'addiction à l'alcool. Elle a eu deux fils et trois filles, dont une est morte à 55 ans d'un cancer cérébral et une autre est atteinte d'un cancer du sein. Elle raconte son histoire, mais on a l'impression qu'elle parle d'un tiers :

> *Je suis née à la vieille de Noël le 24 décembre 1932. J'ai perdu ma mère à cinq ans. Je me souviens. Quand j'avais deux ans elle crachait le sang. Ma maman est morte à 25 ans de tuberculose après j'ai eu une belle-mère. Donc mon père s'est remarié. Il cherchait une femme qui aimait les enfants et en attendant il m'avait mise chez sa sœur, ma tante, pour être bien élevée en Normandie. Là c'était l'époque de la guerre et puis… et puis et puis… j'ai eu une belle-mère. Mais elle avait déjà un petit garçon d'un an et demi. Elle travaillait à l'hôpital Saint-Louis parce que pour nourrir son enfant elle avait trop de lait et là elle allaitait son fils et en même temps elle donnait son lait. Elle était belle, habillée en blanc et je l'appelais « ma petite infirmière ». Moi je l'aimais bien parce que je n'avais plus ma maman mais il s'est avéré qu'elle était méchante et j'ai arrêté de l'appeler « ma petite infirmière »* (Madame Jacob, patiente, entretien du 26 juillet 2016).

Il est incontestable que sa mémoire ancienne est bien préservée et que Madame Jacob a sémantisé, comme on dit dans le jargon médical, les souvenirs traumatiques. En somme, Madame Jacob ne s'accroche pas à une mémoire ancienne dépourvue d'un contenu particulier : elle s'accroche à la mémoire de ces chagrins. En construisant la narration de son histoire biographique, elle produit ainsi le mythe de la victimation du protagoniste. La machine mythologique de la victime est un dispositif de conservation de soi dans une économie morale fondée sur la valeur de la condition de victime. Autrement dit, la victimation devient le dispositif de subjectivation privilégié de la société de la commémoration. Monsieur Lefèvre le confirme : « *La mémoire c'est de savoir ce qu'on est, de savoir qui on est et de savoir vous gouverner ; même si on n'est jamais complètement dépendant c'est de savoir si vous allez dans une certaine direction* ». La mémoire est un refuge à la perte de soi. Mais quelle mémoire ? Monsieur Lefèvre se penche lui aussi sur ses propres tragédies personnelles :

> *J'ai perdu mon père en 1934. Il est mort d'une crise cardiaque en dix minutes de temps ce qui a fait que ma mère a appelé le médecin mais à ce moment-là il n'y avait pas le téléphone portable et quand il a répondu il était déjà trop tard. Il ne serait pas mort maintenant. Et il est mort en laissant trois enfants dont le dernier à l'âge de 3 ans. Le dernier avait trois ans, après moi j'avais 9 ans, après dix ans et demi et l'aîné avait 13 ans. Vous voyez ? Ma mère s'est retrouvée même pas d'un jour au lendemain mais en dix minutes avec quatre enfants. Elle s'en est sorti pas si mal. Eh oui après la guerre est arrivé. C'était une vie…* (Monsieur Lefèvre, patient, entretien du 25 juillet 2017).

Même quand il parle des souvenirs de guerre ce n'est pas la *norme de mémoire* qu'il évoque mais plutôt le *tabou de l'oubli* :

> *Dans le sud de la France. On a vu les Allemands arriver et tous les Anglais qui débarquaient en laissant les Français dans leur ligne Maginot. Non, ça a été épouvantable. On est ce qu'on a vécu. Je serais sans doute un homme différent si mon père avait vécu encore trente ans de plus* […] *Ma mère ma mise en pension pour me retirer de cette ambiance triste du coup je serais aussi un homme différent si ma mère n'avait pas été obligée à me mettre en pension, donc non pas pour se débarrasser de moi mais pour me préserver de ce chagrin. Mais d'un*

côté ça m'a privé d'une vie de famille. (Monsieur Lefèvre, patient, entretien du 25 juillet 2017).

On retrouve le même scenario dans les récits des malades d'Alzheimer qui se souviennent avoir vécu la guerre, ce qui peut être valorisée soit en tant que tragédie personnelle, soit comme une manifestation particulière d'un traumatisme collectif. Nous préciserons par la suite en quoi consiste cette distinction, à travers les expériences racontées.

L'impact du « mnémo-pouvoir » dans le vécu des malades d'Alzheimer

Si le sujet n'est envisageable que *via* la figure de la victime et, tout particulièrement de la victime traumatisée, comment espérer rester des sujets ou, plus précisément, rester les *mêmes* sujets, face à la perte de la mémoire du traumatisme ?

Dans le paragraphe précédent nous avons montré comment le mnémo-pouvoir dessine les cadres d'une économie morale de la victime intégrée dans le système de valeurs des malades d'Alzheimer et de leurs aidants, tout en influençant leur approche de la perte de la mémoire.

Dans la société de la commémoration, qu'avons-nous le droit d'oublier ? Les souvenirs agréables font partie intégrante de notre sentiment d'identité sans être touchés pour autant ni par la norme de la mémoire, ni par le tabou de l'oubli.

Qu'est-ce qu'il faut « faire rappeler » ? Les tragédies de l'histoire collective dans lesquelles notre groupe d'appartenance peut se projeter comme victime. Ces souvenirs sont à la base de l'appartenance sociale et vont entraîner le processus privilégié de socialisation.

Qu'est-ce qu'il ne faut pas laisser oublier ? Les tragédies de l'histoire personnelle qui se sont imprimées dans l'identité subjective. Ces souvenirs sont à la base de la capacité à se percevoir en tant que sujet et représentent dès lors le processus privilégié de la subjectivation contemporaine.

Dans les prochains paragraphes nous allons étudier l'impact de l'adhésion éthique du mnémo-pouvoir auprès de ces malades d'Alzheimer qui, tout en partageant cette configuration morale propre à la société de la commémoration, n'ont pas pu circonscrire l'oubli dans les limites consenties par le mnémo-pouvoir.

La norme du souvenir (« il faut se souvenir »)

Les événements autobiographiques, vécus dans le cadre d'une histoire collective que l'individu partage de manière assez générale avec son groupe, sont mis sous contrôle de la norme de mémoire. Madame Gaudy est une patiente de 87 ans hospitalisée dans le service de gérontopsychiatrie. D'origine italienne, ses parents sont venus vivre en France quand elle était petite. Elle parle de son enfance de misère et de bonheur : « *Mes parents étaient des italiens* [...] *Ils sont venus ici pour travailler. C'était dur. Mon père était maçon* [...]*J'ai été une gamine heureuse. Mon enfance a été heureuse. J'étais fille unique et mes parents m'aimaient beaucoup*, raconte-t-elle. *Ils tenaient beaucoup à la discipline. Ils étaient sévères mais c'était normal à cette époque-là* ».

Dans sa vie d'adulte, elle a travaillé comme secrétaire, mais elle était titulaire d'un certificat d'études commerciales. Ensuite elle a géré avec son mari une entreprise de maçonnerie. Veuve depuis 1986, elle habitait seule à Drancy avant de déménager en maison de retraite. Les enfants avaient opté pour la maison de retraite d'un commun accord, étant donné l'aggravation de son état cognitif et de sa dépression. Elle dit que sa mémoire n'est pas mauvaise mais que la fatigue causée par ses douleurs l'empêche de se concentrer et de retenir les choses. « *Je suis ailleurs* » – elle répète pendant la consultation – « *je ne suis pas concentrée* ». Une fois que la psychologue est partie, elle réfléchit à la signification qu'elle donne à la perte de la mémoire.

> *Ce serait trop triste la perte de la mémoire mais je pense qu'il n'est pas possible de tout effacer. Des choses restent, elles doivent rester. Le passé ancien reste plus facilement même si on n'est pas sûr que les choses se sont passées exactement comment on se souvient. Mais j'ai du mal à croire qu'on pourrait tout perdre. Les choses qui nous ont marqués. Peut-être on ne se souvient pas mais elles sont là dans nous-mêmes. J'ai vécu la*

> *guerre par exemple. Cela je ne peux pas l'oublier. Je peux effacer des détails précis mais pas le fait que j'ai vécu ça et que ça m'a marqué à vie* (Madame Gaudy, patiente, entretien du 16 décembre 2016).

L'empreinte de la guerre sur son identité est à peine évoquée. Aucun détail ne nourrit le récit autobiographique ou, tout au moins, rien de comparable à la précision avec laquelle sont racontés les traumatismes psychologiques. Madame Antony déclare avoir adopté la même approche : elle se limite à évoquer les événements de la guerre que tout le monde connaît superficiellement, sans les raconter véritablement.

> *Moi, j'ai vécu la guerre de 40. Ça ce sont des souvenirs indélébiles. L'exode, la guerre, les bombardements, les marchands et tout. Ça c'est indélébile. Ça ne s'oublie pas. Je n'aime plus partager ces histoires mais je trouve très bien de raconter ces histoires et d'en garder les souvenirs. J'ai toujours eu plein d'estime pour les gens qui arrivent à rendre publiques leurs histoires dans les camps. Je n'aurais jamais eu le courage moi, mais je trouve que c'est important* (Madame Antony, patiente, entretien du 26 juillet 2016).

Et pourtant les deux patientes ont parfaitement intégré la norme de mémoire autour de ces souvenirs historiques. Ce ne sont pas des cas isolés. Madame Morel souffre d'un trouble de la mémoire épisodique qui l'isole de son passé : « *Parfois ça m'arrive que je reste bloqué sur la mémoire et que je perds les choses du passé, mais j'arrive pas à faire d'autre dans mon présent* ». Elle ressent le besoin d'aller récupérer un passé plus lointain, qui la relie à l'histoire collective de sa nation. « *Maintenant je ne suis plus à travailler, bien sûr, mais je m'occupe toujours de l'association des ex-combattants dans laquelle j'apporte le bénévolat* ». Elle se rattache au présent par le biais d'un passé qu'il faut conserver et transmettre. Envers ce passé on a un « *devoir de mémoire qui nous oblige à ne pas laisser oublier* ». Ce serait ce type de mémoire qu'il importe de conserver malgré les difficultés cognitives. « *Effectivement j'ai un peu du mal* » – admet-elle – « *je ne fais pas ça toute seule, on est nombreux quand même, et nombreuses... mais quand même je travaille, et parfois j'ai du mal à savoir comment remplir les papiers, mais pour les anciens combattants il faut que je le fasse* ».

Tout en acceptant ses troubles épisodiques, elle a trouvé la manière de contribuer au respect de la norme de mémoire et de cultiver son sentiment d'appartenance sociale. Malgré le caractère particulier de la condition de Madame Morel, le chemin entrepris pour respecter la norme de mémoire se rapproche de celui emprunté par d'autres patients.

Monsieur Mignon est un vieux breton gai et sociable. Il est né en 1929 et il est arrivé à l'hôpital dans le service de court séjour il y a près de trois semaines. Sa mémoire est à son avis déficitaire, surtout par rapport à avant, mais il s'entraîne par la lecture et l'apprentissage de poèmes par cœur. Comme la plupart des autres patients, il a le sentiment d'avoir perdu la mémoire du quotidien : « *Je me sens plus à l'aise avec mon passé lointain qu'avec mon passé récent. Je peux vous raconter des faits très anciens mais je ne sais plus ce que j'ai mangé hier* ». Il raconte sa vie. Quand il était jeune, il n'aimait pas vraiment l'école mais il a quand même réussi son certificat d'études et a eu son brevet à 14 ans. Après il a fait occupé de nombreux emplois : il a été technicien d'EDF, il a travaillé dans les assurances et, enfin, dans les services sociaux pour les enfants et les jeunes.

Passionné de poésie il entraîne la mémoire en récitant par cœur ses poèmes préférés : « *La mémoire il faut toujours la faire travailler. C'est pour ça que je connais pas mal de poèmes mais ça ne suffit pas. La mémoire réside aussi dans les faits, dans les événements et ça c'est plus difficile.* » Se rappeler des poèmes correspond donc à une quête du passé qui devient une véritable quête de soi-même : « *C'est par la mémoire qu'on retrouve un ordre et c'est par cet ordre qu'on retrouve notre histoire, voire nous-même. Quand je me souviens d'une chose j'ai l'impression d'avoir plus de confiance en moi.* » Son identité est surtout liée aux souvenirs tragiques des évènements vécus pendant la guerre.

> *Si je pense aux souvenirs je pense à la guerre. C'est inévitable. J'ai assisté à des atrocités. J'en ai été témoin et j'étais un enfant, j'avais une dizaine d'années. J'allais à l'école et j'avais peur de me prendre une balle. Après l'histoire de la déportation. Ma famille a aidé des juifs à s'enfuir. On les hébergeait chez nous et on les faisait passer par le chemisier. Comment oublier ça* [...] *? C'est important de se souvenir*

de ça, de la guerre. Ça fait partie de notre histoire, de nous-mêmes. On ne peut pas refouler notre passé. La France par exemple elle ne peut pas oublier la guerre qu'elle a vécue ou que les Français et les étrangers étaient proches entre eux avant que la guerre nous ait divisés. C'est cette mémoire, c'est cette histoire qui nous rapproche l'un de l'autre : français, étrangers, juifs, tous [...]. *On ne peut pas, il ne faut pas oublier des choses. La mémoire est aussi un devoir civil* (Monsieur Mignon, patiente, entretien du 29 novembre 2016).

Au début de l'après-midi Caroline, neurologue de profession, rencontre Madame Thibault, une dame de 83 ans. Avec des troubles de la mémoire attestés par deux anciens bilans en 2012 et en 2014, cette patiente arrive seule à l'hôpital. La maison où elle habite avec son mari est proche de l'hôpital et elle n'a pas besoin d'être accompagnée. Cela lui permet, dit-elle, de conserver son autonomie. C'est une femme agréable, élégante et très sociable. Elle commence à parler immédiatement de ses problèmes, qu'elle circonscrit au comportement, et notamment à une désorientation spatiale : « *Je suis là mais je ne sais plus pourquoi je suis là.* ».

Elle remarque des troubles de la mémoire qui remontent à 4 à 5 ans mais c'est seulement depuis quelque temps qu'ils l'empêchent d'organiser ses tâches quotidiennes de manière optimale. Ces difficultés affectent particulièrement l'image et la confiance en soi : « *Je ne supporte plus mes défauts, je ne me supporte plus, je me trouve négative !* » Ancienne enseignante d'anglais au lycée, elle avait l'habitude d'être très performante sur le plan intellectuel mais à présent elle se voit de plus en plus défaillante. En revanche, son discours est très fluide : elle est bien consciente de sa condition et elle décrit clairement ses symptômes. Elle ne veut surtout pas qu'on prononce le mot « maladie d'Alzheimer » pour expliquer sa situation.

Dans son récit, la mémoire revient petit à petit, alors que son discours se fait de plus en plus angoissé : à un certain moment de l'entretien clinique, la femme demande à Caroline d'enlever son collier parce qu'il lui rappelle les nazis allemands dont elle a subi les vexations pendant la Seconde Guerre mondiale. Le souvenir se fait intrusif et ça la perturbe soudain énormément.

Ça m'a évoqué la croix nazie. C'était pas du tout ça mais dans la couleur je ne sais pas ça m'évoquait la croix nazie. La sienne était droite, celle des nazis était légèrement incurvée et quand je la regardais je ne pouvais pas ne pas revoir les officiers nazis allemands qui portaient cette croix en noir et blanc comme la sienne. Donc ce n'était pas identique mais ça lui rassemblait beaucoup. Donc elle, elle est beaucoup plus jeune que moi. Elle connaît certainement l'histoire mais elle ne l'a pas vécue donc chez elle ça lui provoque aucun choc, elle n'y a rien vu mais moi je revoyais les officiers allemands et ça me faisait penser aux atrocités que j'ai vues (Madame Thibault, patiente, séance neuropsychologique du 26 octobre 2017).

Ce sera le thème principal de notre entretien. Avec elle, la question de la mémoire individuelle comme lien avec l'histoire collective est mise en avant spontanément, à partir de son propre récit :

Mes parents étaient français d'origine juive mais je suis née en Tunisie et j'y ai vécu pendant toute mon enfance. C'était la guerre. Les Italiens occupaient le Sud de la Tunisie, la Libye. Mon beau-père a été prisonnier pas des Allemands mais des Italiens mais comme il était médecin et en plus italien lui aussi, les Italiens lui donnaient tous ce qu'il leur demandait. Ça n'avait pas de sens et les Italiens l'avaient très bien compris et donc personne ne le considérait comme un vrai prisonnier. Il me disait qu'il n'avait jamais aussi bien mangé que quand il avait été prisonnier des Italiens. Il y a des histoires comme ça (Madame Thibault, patiente, entretien du 26 octobre 2017).

Cette fois les récits de guerre sont nourris de détails très précis. Elle a conservé ce souvenir, convaincue qu'il fallait transmettre un enseignement comme celui-ci qui lui venait de sa famille d'origine : « *[C]'est le genre d'histoire qu'on se racontait, qu'il fallait se transmettre. Le père de mon mari c'était mon beau-père et tout ce qu'il lui racontait il me le racontait. C'était comme ça.* » Elle décrit bien le sentiment d'appartenance commune qui imprègne ses souvenirs : « *Parce que comme il y avait la guerre et que tout le monde l'avait vécu, c'étaient des histoires qu'on avait le plaisir d'entendre et de raconter.* » Le lien se faisait sur le partage des mêmes événements traumatiques qui se narraient comme dans une espèce de commémoration intime : « *On se comprenait entre nous, on avait le sentiment d'avoir tous vécu les mêmes choses. Même les mauvais souvenirs, les souvenirs des moments horribles de la guerre.* »

Quand l'histoire personnelle rencontre l'histoire collective, il faut en conserver la mémoire. Cette dame l'a fait et elle pense avoir contribué à une norme qu'elle considère comme fondamentale : la victimation comme processus de socialisation passe ici par la victimation comme processus de subjectivation.

> *Par exemple moi, je me souviens qu'une fois les Allemands sont entrés à la maison et ils nous ont pris tout ce qu'ils avaient pu nous prendre et moi, je me souviens très clairement que mon père était en train d'écouter la radio allemande et moi j'adorais la musique allemande qui était de la musique classique. Et nous en famille on adorait écouter la musique classique à la maison. Et quand ils sont arrivés il y avait cette musique qui était transmise à la radio. Ils ont frappé à la porte et mon père leur a dit d'entrer. Moi j'étais en train de jouer et… bon voilà, ils ont tout pris et ils m'ont pris aussi la musique qu'on était en train d'écouter. Ça a été un vrai choc. J'étais une gamine, moi. Je devais avoir huit ans au maximum* (Madame Thibault, patiente, entretien du 26 octobre 2017).

Ces souvenirs autobiographiques ayant marqué son identité sont considérés comme inoubliables à cause de la norme de mémoire. Ainsi, le récit devient un moyen pour renforcer le sentiment de socialisation. « *Vous voyez la Deuxième Guerre mondiale a été d'une atrocité exceptionnelle. Ça n'a pas été à mon sens qu'une guerre de combat, ça a été une guerre de race, une guerre d'affrontement d'une race qu'on voulait éliminer* […]. *Pour moi c'est quelque chose d'inoubliable.* »

Elle ne trouve pas cependant que cet « inoubliable » de l'histoire tragique de la guerre doit être transmis à tout prix, persuadée que ceux qui n'ont pas partagé les mêmes événements tragiques n'en auront qu'une connaissance superficielle, sous forme des grands traits historiques de la persécution nazie : « *Mais qui vous croyez que ça intéresse ? Vous voyez, on a beaucoup parlé des persécutions nazies. On le sait bien que des millions de juifs ont été assassinés par les Allemands. Mais cette violence qu'on vivait au quotidien personne n'en parle. Ça n'intéresse pas ces détails.* »

Cependant, elle continue : « *la peur que j'ai ressentie était inoubliable* ».

> *Alors, déjà, ça a commencé par l'école. Ils m'ont dit de ne plus aller à l'école. J'étais juive. Donc ils m'ont renvoyée de l'école même si j'étais une très bonne élève. Mais un jour la maîtresse vient me dire « tu viens plus à l'école ». « Comment ça ? Je ne vais plus à l'école ? » j'ai demandé. « Non, elle m'a dit, tu rentres à la maison, tu rentres chez toi et tu ne reviens plus ici. » Je me rappelle très bien. Je ne pourrais pas l'oublier. C'était la récréation et une camarade de l'école qui s'appelait Nicole vient me moquer en me disant « tu as été renvoyée » alors qu'en réalité j'étais une très bonne élève. C'était parce que j'étais juive. Mais moi je ne savais pas que j'étais juive. Je ne comprenais pas. Je ne savais même pas qu'est-ce que c'était que d'être juive. Alors j'ai pris mon manteau car c'était le mois d'octobre à peu près. Je prends mon manteau et je rentre chez moi toute seule. Je ne connaissais pas bien le chemin et j'avais peur parce que c'était papa qui normalement venait chercher ma sœur et moi à l'école et on rentrait à la maison tous ensemble. Donc tout au long du chemin je me suis interrogée. C'est quoi être juive ? Très certainement ça veut dire que je suis sale s'ils m'ont renvoyée de l'école. Mais non, je ne suis pas sale, je me suis dit, mais alors je ne peux pas demander à maman c'est quoi être juive parce qu'elle ne doit même pas savoir que je suis juive. Mais si je le demande à maman peut-être elle va comprendre que je suis quelque chose de mal. Et je ne peux même pas le dire à papa. Alors, je dois avoir quelque chose de juif, mais qu'est-ce que j'ai de juif. Je ne comprends pas. Les juifs ça veut dire quoi. Non, il faut que je me débrouille pour demander à maman ce que c'est d'être juif. Mais je dois faire semblant que ça ne me concerne pas. Je dois poser la question comme ça. Il ne faut pas que je lui dise ce qui s'est passé. Je suis sûre que les juifs doivent avoir quelque chose de pas bien sur eux et alors qu'est-ce que j'ai de pas bien sur moi. En tout cas je suis propre. Je suis sûre que je suis propre. Je prends mon bain toutes les semaines et je fais ma toilette tous les matins. Tout au long du chemin j'ai vécu toutes les solutions possibles pour comprendre qu'est-ce que c'était que d'être juive. Je ne comprenais pas pourquoi j'avais été punie* (Madame Thibault, patiente, entretien du 26 octobre 2017).

« *Je n'ai pas perdu les souvenirs de la guerre* », dit Madame Flores, « *Je n'oublierai jamais le froid et la faim. Ça m'a fait devenir celle que je suis* ». Cette déclaration nous plonge immédiatement dans la réflexion sur le vécu des patients face à l'effacement de certains souvenirs. Cette patiente décrit ses souvenirs de guerre comme des traumatismes psychologiques plutôt que collectifs. Tout dépend de la manière dont l'événement a été vécu, rappelé et transmis. Les patients sont conscients qu'il ne faut pas oublier certaines choses comme les souvenirs de la guerre.

Madame Hubert s'exprime ainsi :

> *Moi j'ai fait la guerre aussi. Mon père était prisonnier et mon frère et moi on allait fumer des cigarettes dans les camions d'une usine. Une fois les Allemands sont arrivés et ils nous ont dit « mais vous fumez », nous on s'est dit, mais on va en prison mais ça s'est arrêté là heureusement. Mais on a vécu la guerre. C'est pour ça qu'ils m'ont mis en pension parce que mes parents ne voulaient pas que je vois ces violences partout, même à la maison. Ce n'est pas drôle. On entendait des balles, des fusiliers. Et depuis petits, nous avons vu tout ça. On a vécu cette guerre comme quelque chose de douloureux et ça nous a marqués. C'était bizarre en plus parce que moi j'avais aussi lié des amitiés avec des enfants allemands. J'étais très amie d'une gamine allemande, elle était file d'un médecin allemand. Il était très gentil… Tout ça ce n'était pas drôle. On ne mangeait pas, on ne mangeait pas plus que des chiens. Au contraire on mangeait dans une salle avec les chiens et les chiens nous prenaient tout. Même en pension c'était comme en prison. On ne peut pas oublier ça. On a du mal à faire comprendre ça maintenant. Trop de choses douloureuses. C'étaient des épreuves dures. Des soucis qu'on ne peut pas oublier, qu'on ne peut pas laisser tomber dans le vide* (Madame Hubert, patiente, entretien du 30 octobre 2017).

C'est donc la valeur de la transmission de l'histoire commune de la guerre, dont le patient est témoin, qui est l'objet de la norme de la mémoire, et c'est pour adhérer à cette norme que les souvenirs des tragédies historiques sont évoqués. L'exigence de raconter des événements de la guerre répond à la norme de les rappeler.

Toutefois il est très fréquent que la mémoire des expériences de guerre s'efface et que les récits perdent en précision et en richesse. Il leur suffit à ce moment d'évoquer le souvenir sans entrer dans les détails. Si quelque chose de cette histoire tragique s'efface de leur mémoire, ils ne ressentent pas avoir enfreint le *tabou* de l'oubli, ni avoir détourné la *norme* de mémoire. En effet, si le malade perd les détails de son récit ou confond les dates, l'essentiel est maintenu et la norme est préservée. Cela est acceptable et ne donne pas le sentiment que les fondements du mnémo-pouvoir sont détruits : ni la norme de mémoire ni le tabou de l'oubli.

Le tabou de l'oubli (« je ne pourrais jamais oublier »)

En revanche, dans les discours produits par les patients rencontrés, la mémoire des anciennes tragédies personnelles ne peut pas être effacée ou diminuée. Elle reste toujours vive dans l'esprit et ancrée dans l'identité la plus intime de l'individu. « *Les malheurs on ne les oublie pas, c'est n'est pas envisageable* », explique Madame Garcin. En réalité elle n'aime pas parler de ses chagrins : « *J'ai vécu des malheurs dans ma vie dont je n'aime pas me souvenir et que je n'aime pas partager. Je ne les dis pas, je garde pour moi tout ça*, ajoute-t-elle. *Cela reste le fond de ma vie.* » La dégradation des souvenirs des événements traumatiques concernant la vie personnelle risquerait de causer un choc.

Madame Hubert a perdu deux enfants dans des conditions tragiques. Ce fait a conditionné toute sa vie et a mis en péril son équilibre psychologique. La seule consolation à même d'apaiser sa douleur était son histoire d'amour avec son mari. Mais cet homme disparaît en la laissant seule pour gérer sa souffrance et ses nombreux deuils. Pendant l'entretien, alors que le souvenir de l'époux est toujours vif, elle oublie la mort d'un de ses enfants dès qu'elle évoque de la perte de l'autre. Face à son récit, sa fille, d'habitude plutôt bavarde, n'ose rien lui reprocher : elle devient soudain quasiment muette.

Madame Hubert peut raconter son histoire librement : « *Mais c'est vrai que j'ai vécu aussi des tragédies. J'ai eu un fils qui s'est jeté de la fenêtre. Attends, ce n'était pas la fenêtre ?* » La fille acquiesce et l'invite à continuer : « *C'était pour sa dépression. Il était malade. Il était bipolaire et un jour il a voulu se tuer. Ça a été une pulsion, je ne sais pas. Ça a été très dur.* » La jeune femme n'intervient que pour approuver. « *Oui, ça a été un choc.* » Mais c'est précisément à ce moment que Madame Hubert semble oublier un épisode également douloureux : « *Ça c'est peut-être ce qui a été le plus dur de ma vie.* » La fille lui rappelle alors qu'en réalité d'autres atrocités, susceptibles de générer la même souffrance, se sont produites dans sa vie : « *Et vous avez aussi perdu un autre enfant* » rappelle-t-elle.

Pour ne pas avouer sa défaillance momentanée, la vielle dame revient rapidement sur ce souvenir. Le récit d'un deuil remplace le récit de l'autre. Elle demeure persuadée qu'il est impossible d'oublier les nombreuses tragédies de sa vie personnelle.

> *Oui, j'ai perdu un enfant à un an. C'est impossible de l'oublier, c'est ancré en moi. J'ai perdu un enfant à un an, il était beau, j'étais fière* [...] *Ça m'a marqué de toute ma vie et jusqu'à la fin je garderai le souvenir que j'ai perdu mon enfant. C'était dur, très dur. Pour une mère de perdre un enfant, qu'il soit petit, qu'il soit grand, qu'il soit moyen, c'est le plus douloureux* [...] *C'est très dur la douleur d'une mère. C'est quelque chose d'irremplaçable la douleur de moi que j'ai perdu un enfant. Ce n'est pas pareil que perdre des parents. C'est normal d'enterrer ses propres parents. Les enfants ce n'est pas normal, c'est contre nature. On l'a vécu mon mari et moi, solidement mais durement. Ça nous a beaucoup marqués* (Madame Hubert, patiente, entretien du 30 octobre 2017).

L'oubli d'un tel deuil, même si c'est à cause du souvenir d'une perte du même ordre d'importance, celle d'un autre enfant, est perçu comme inacceptable, impossible à appréhender ou à envisager. Si la perte de la mémoire historique peut créer un sentiment de culpabilité pour l'infraction de la norme établie par le mnémo-pouvoir, l'oubli des épisodes traumatiques de sa vie individuelle devient indicible, voire inavouable. Face à des événements dramatiques interprétés comme des traumatismes psychologiques, le mnémo-pouvoir exhorte à « ne pas laisser oublier ». Il s'agit d'un tabou qui engage l'individu à écarter le moindre soupçon d'oubli. Dans la société de la commémoration, oublier ses tragédies personnelles est une perspective épouvantable, une véritable aporie morale de la mémoire qui hante le sujet, à la fois par l'incapacité à se souvenir et par le refus de l'oubli.

Pour rendre compte de ce conflit intérieur que vit le malade d'Alzheimer, nous faisons référence à la notion de « fragment » telle qu'elle est proposée par l'anthropologue indienne Veena Das (2007). Selon l'auteure, il s'agit de distinguer ce « fragment » de la notion beaucoup plus compréhensible d'« événement ». Or, si ce dernier, bien que prégnant ou significatif, relève de la vie quotidienne et est accepté sur le plan historique ou factuel, à l'inverse, le fragment ne peut être conçu que comme un moment suspendu dans le temps qui rompt complètement avec l'expérience totalisante de l'ordinaire (Das, 2007, p. 3).

Cette totalisation de l'expérience ordinaire est considérée par Veena Das, qui se réfère à la philosophie analytique de Ludwig Wittgenstein, comme une opération linguistique qu'elle appelle la « grammaire de l'ordinaire » et qui relève d'une logique de la possibilité événementielle, socialement établie, circonscrite dans les limites entre ce qui peut être avéré et ce qui ne peut jamais l'être. C'est en s'appuyant sur cette grammaire que le sujet arrive à vivre l'expérience quotidienne comme étant sa propre expérience, toujours susceptible d'être intériorisée dans un processus de subjectivation, en se positionnant lui-même dans le monde comme étant, justement, le sujet grammatique de son action.

A contrario, ce sont les moments suspendus dans le temps qui, en échappant à l'ordinaire, sont circonscrits dans l'espace d'un fragment dans lequel aucune grammaire de l'ordinaire n'a cours et aucun processus de subjectivation ne peut, pour l'instant, être mis en place. Pour ne pas s'effondrer complètement face à ces fragments, le sujet doit adopter des stratégies (linguistiques) que Vena Das appelle la « descente dans l'ordinaire » (« *the discent into the ordinary* »). Ces stratégies, toujours produites à partir d'opérations linguistiques, reposent sur la narration. Or, cette dernière procède justement par des « fragments narratifs » pour arriver à communiquer le sentiment de suspension face à des moments où l'individu se retrouve coincé entre deux valeurs morales de la même importance, deux normes sociales également contraignantes, deux principes éthiques considérés irréfutables.

Face à ces moments de rupture de la vie ordinaire et de suspension du quotidien, aucune marge de manœuvre n'est possible. Et pourtant ce sont des choix qui peuvent s'imposer, à la manière du « mur de Jaspers », à des moments particuliers d'abîme existentiel (Frisone,

2017, p. 712), comme pour l'héroïne du mythe grec, Antigone qui, face au cadavre de son frère Polynice, se retrouve coincée entre le devoir traditionnel de sépulture et l'interdiction étatique de rendre hommage à l'ennemi de la cité (Das, 2007, p. 57). Dans cette situation, selon Das, Antigone est piégée entre deux perspectives qui la mèneront toutes les deux à la mort (*ibid.*, p. 61).

Le concept d'aporie morale peut nous aider à rendre compte de l'incompatibilité entre l'incapacité à se souvenir d'un événement perçu comme traumatique par le malade d'Alzheimer l'ayant vécu, et l'oubli inacceptable au moment même où il se manifeste. Cette lecture vise à comprendre l'expérience réelle, vécue dans la relation entre les deux femmes, mère et fille, rencontrées au cours de notre étude pendant la consultation neuropsychologique de la patiente.

Tout comme Antigone, Madame Hubert se trouve dans un espace liminal entre les deux issues contradictoires de l'aporie morale de la mémoire. Ainsi, elle doit faire face à un combat entre l'effacement réel (bien que momentané) du souvenir traumatique, et l'angoisse engendrée par cette réalité qui fait l'objet du tabou de l'oubli. Cela se traduit par le rejet de l'oubli qui se déclenche au moment même où cet oubli se manifeste. Face à cette aporie de la mémoire, le patient se trouve piégé dans le paradoxe d'oublier l'inoubliable.

Ainsi, il met en œuvre une stratégie autobiographique faisant référence aux fragments narratifs décrits par Veena Das (2007) : il interrompt le récit tragique pour reprendre un autre récit investi de la même charge émotionnelle. Il ne peut pas véritablement choisir de ne pas oublier, mais il peut toujours choisir de basculer entre un souvenir et un autre pour éviter d'enfreindre définitivement le tabou de l'oubli.

C'est bien cette stratégie du « fragment » que met en œuvre Madame Hubert : dans l'instant où disparaît le souvenir d'avoir perdu son enfant aîné, réapparaît le souvenir de la mort de son bébé.

Or, ces moments de fracture qui s'insèrent dans le récit ne peuvent être logiquement envisageables et réellement possibles que dans la société de la commémoration : c'est seulement dans une société qui assimile l'identité à la mémoire de ses tragédies que la perte des souvenirs autobiographiques, et tout particulièrement de ceux qui ont marqué l'identité en raison de leur charge émotionnelle particulièrement douloureuse, peut engendrer le sentiment de perte de l'identité, voire de perte de soi-même.

« *C'est quelque chose qui je n'oublierai jamais*, disent souvent les patients, *je me perdrais moi-même.* » Ou encore : « *cela fait partie de moi, c'est ancré en moi, je ne pourrais jamais le perdre sans me perdre moi-même* ».

Cependant, la conception de la maladie d'Alzheimer comme perte de soi est contredite par les malades, comme Madame Hubert, qui lui oppose une instance de subjectivation dont sont empreints les narrations de la maladie et les récits des histoires de vie. Le sujet ne disparaît jamais. Comme le dit Veena Das, le langage par lequel s'exprime sa « forme de vie » obéit aux règles grammaticales préexistantes pour continuer d'exister dans toute condition. Dans le cas le plus extrême où tous les souvenirs se seront évanouis, le sujet continuera à vivre et à se raconter comme le sujet d'une histoire atemporelle et dépourvue de mémoire, sans passé, ni présent, ni futur.

Face à sa condition démentielle, aux symptômes de la dégénérescence cognitive, et notamment, à celui de la perte de la mémoire, le malade d'Alzheimer ne disparaît pas en tant que sujet, ni sur le plan ontologique, ni métaphorique.

Conclusion

L'objectif de ce travail était de faire une critique de la maladie d'Alzheimer d'un point de vue anthropologique. Ainsi, nous avons pu mettre l'accent sur la maladie d'Alzheimer comme un exemple de biologie locale typique des sociétés vieillissantes modernes. Le concept de *local biologies* remonte à Margaret Lock et Vinh-Kim Nguyen (2010) qui l'utilisent pour définir une construction complexe résultant de facteurs biologiques, culturels, sociaux et politiques, tout en intégrant cette complexité dans la réalité concrète et circonscrite d'une société donnée dans une période déterminée.

Afin de rendre compte de la complexité de l'expérience de maladie et de la polysémie du terme, nous avons inséré les trois perspectives classiques de l'anthropologie médicale, *sickness, disease* et *illness,* dans un modèle idéologique, épistémologique et moral sous-jacent. Notre recherche s'inscrit dans le prolongement de la tradition anthropologique, tout en poursuivant les derniers développements de l'anthropologie médicale critique, visant à mettre en lumière les nombreuses et indissociables influences d'ordre social, culturel et politique qui contribuent à structurer l'expérience de la maladie et de la souffrance humaine dans le monde contemporain.

Nous avons présenté les résultats de la recherche ethnographique sur le lien implicite entre mémoire et identité dans le contexte contemporain qui influencent la notion sociale, la définition biomédicale et le vécu personnel de la maladie d'Alzheimer. Pour ce faire, nous avons structuré notre analyse sur la base des trois perspectives sur la maladie d'Alzheimer, *altération sociale (sickness)*, *pathologie clinique (disease)* et *malaise intersubjectif (illness)*, issues de la langue anglaise, qui ont été proposées en traduction française.

Pour chacune de ces perspectives nous avons proposé une reconstruction généalogique du modèle implicite étayant ces visions, pour parvenir enfin à reconstituer le contexte symbolique de la « société de la commémoration ». Enfin, nous avons retrouvé les assises symboliques à la base de la société de la commémoration : une *idéologique identitaire*, une *épistémè scientifique* et une *économie morale*.

1) L'*idéo-logique identitaire* nous impose de nous concevoir nous-mêmes – notre subjectivité aussi bien que notre société – en tant qu'identité qui recherche sa cohérence et sa stabilité interne dans la mémoire de son histoire de vie, d'où le pouvoir de se reconnaître soi-même comme étant toujours le même sujet – individuel ou collectif – d'action, de réflexion et de jugement.

2) l'*épistémè Alzheimer* définit la perte de la mémoire soit comme une perte de l'identité sociale, lorsqu'on met en valeur la dégénérescence cognitive comportant la perte de l'autonomie, soit comme une perte de l'identité individuelle, lorsqu'on se focalise plutôt sur la diminution de la mémoire autobiographique.

3) L'*économie morale* de la victime établit les limites du « mnémo-pouvoir » dans lesquelles les processus de subjectivation se réduisent à des processus de victimation.

C'est par les biais de ces assises symboliques que la notion sociale, la définition médicale et l'expérience vécue de la maladie d'Alzheimer à l'époque contemporaine sont rendues possibles.

Dans la société de la commémoration, le lien implicite entre mémoire et identité influence la notion sociale, la définition biomédicale et le vécu personnel de la maladie d'Alzheimer. Que l'on entende la maladie d'Alzheimer comme une altération sociale (*sickness*), comme une pathologie clinique (*disease*), où comme un malaise intersubjectif (*illness*), elle est toujours assimilée à la perte de la mémoire qui est perçue comme le symptôme principal, le plus représentatif sur le plan symbolique et diagnostique.

Cela émerge tout particulièrement de l'analyse des narrations traitant la maladie d'Alzheimer, sous les trois angles de la maladie – *sickness, illness* et *disease*. Il s'agit maintenant de réunir ces trois perspectives analytiques afin de retrouver le malade Alzheimer en chair et os, c'est-à-dire l'image synthétique par laquelle il est conçu, et se conçoit soi-même, dans le contexte contemporain de la société de la commémoration.

Du sickness à l'« idéo-logique identitaire ». En ce qui concerne les productions artistiques, littéraires et cinématographiques de la culture contemporaine, qui vont définir le point de vue *sickness* sur la maladie Alzheimer, cette altération sociale est toujours dramatisée par des rhétoriques narratives faisant référence au *topos* de la perte de soi qui passe par la perte de la mémoire. Cette représentation relève des définitions de l'être humain et de l'individu qui amènent à concevoir la maladie d'Alzheimer comme une altération de la personne malade par rapport aux autres membres de la société.

Cette vision dramatique qui enferme le malade d'Alzheimer dans une condition de perte de soi résulte d'un modèle symbolique établissant un lien de consubstantialité entre mémoire et identité. Il s'agit d'un système de valeurs implicites et partagées qui émerge de la structure narrative de ces récits.

Par le biais du concept greimassien (1966) de « grammaire narrative », nous avons analysé cette structure en dévoilant les composantes essentielles et toujours présentes dans les narrations, réelles ou fictives, de la maladie d'Alzheimer. Dans ces récits, la perte de la mémoire est conçue comme la perte d'un Objet de Valeur de la part du Sujet. Dans les œuvres artistiques, littéraires, cinématographiques qui abordent la maladie d'Alzheimer sous l'angle de la perte de soi, l'Objet de Valeur coïncide avec le Sujet qui cherche, en effet, à se conjoindre à lui-même. Or, du moment où il perd la mémoire, il finit en même temps par se disjoindre de son Objet de Valeur, et donc à se perdre soi-même ou, autrement dit, à perdre sa propre identité.

Le modèle qui étaye cette vision a été reconstruit selon une investigation généalogique sur la naissance du concept de l'individu dans la philosophie occidentale et le rôle de l'autobiographie dans la construction des subjectivités ainsi comprises. Nous avons donc repris le concept d'« idéo-logique », défini par Marc Augé (1977) comme une « idéologie des représentations », pour comprendre l'idéologie sous-jacente de la représentation de la maladie d'Alzheimer que nous avons mis en lumière par l'analyse structurale des narrations contemporaines. À la base de cette représentation, on retrouve une conception de l'identité en tant qu'entité ontologique enveloppée dans l'intimité de l'individu et représentant son essence primaire. Il s'agit de la nature même du sujet qui cerne ses qualités essentielles et indispensables à l'établissement de ce qu'il est. L'identité ainsi conçue a défini les différentes notions de l'individu et de la personne humaine qui se sont construites tout au long de la pensée philosophique occidentale, à partir du concept d'âme, d'esprit où d'intellect. En s'appuyant toujours sur une analyse généalogique, nous avons isolé les deux paradigmes résumant toutes ces différentes conceptions.

Le *logocentrisme* réunit celles qui s'apparentent à la notion aristotélicienne d'individu, mettant surtout en valeur les composantes rationnelles et intellectuelles de l'esprit comme étant essentiels à l'être humain et caractérisant chaque personne particulière.

Le *mnémocentrisme* réunit, en revanche, les conceptions spirituelles et philosophiques qui remontent à la définition platonienne de l'âme en tant que substance immatérielle ayant vécu une existence immatérielle dont elle se souvient par réminiscence ; en cela, elle met en valeur la mémoire comme une source de connaissance de la vérité du monde, toujours transcendante, et de la vérité de soi-même, toujours spirituelle.

Ces deux grands paradigmes vont avoir une influence majeure sur les deux aspects qui caractérisent notre notion d'identité individuelle se composant celle-ci, d'une part, de l'identité sociale et, d'autre part, de l'identité subjective de la personne.

L'identité sociale correspond à l'enveloppe extérieure, comme une sorte de masque qui représente les différents rôles joués par l'individu dans la société et par lesquels il est identifié par les autres. Il s'agit de ce que Ricœur (1983) appelle « *mêmeté* » et qui pour lui se résume au caractère de la personne et qui distingue l'être humain des animaux. Pour conserver cette identité, il est donc important de préserver les fonctions intellectuelles nous faisant interagir dans l'espace social.

L'identité subjective, perçue comme l'identité la plus intime et vraie de la personne, correspond à l'image que l'individu a de soi-même en tant que sujet de son action passée, présente et future.

Cela correspond, en revanche, au concept ricœurien d'« *ipséité* ». En mettant en lumière la nature temporaire de l'existence humaine, Ricœur (1965) considère que le sentiment de soi ne peut que se construire par la recherche d'une continuité narrative et d'une cohérence logique parmi toutes ses actions et pensées. Cette perspective dynamique de l'identité en tant qu'« identité narrative » explique la conception de la mémoire autobiographique comme ressource indispensable de la connaissance de soi et bâtisseuse fondamentale de l'identité individuelle, tout en influant de manière essentielle la définition scientifique de la mémoire et la perspective biomédicale de la maladie d'Alzheimer.

Du disease à l'« épistémè Alzheimer ». Sur le plan clinique, le symptôme mnésique permet aux cliniciens de poser le diagnostic tout en distinguant la pathologie clinique aussi bien du vieillissement cognitif physiologique que des autres maladies neurodégénératives. Même d'un point de vue strictement clinique, la perte de la mémoire est déterminante pour définir la maladie d'Alzheimer. Toutefois, c'est en analysant les anecdotes cliniques racontées par le personnel sanitaire, d'où ressort des réflexions personnelles et des questionnements étiques autour du statut de la personne malade, qu'on arrive à saisir la valeur symbolique de la perte de la mémoire considérée comme une composante primordiale de l'être humain et de l'individu en tant que tel.

Qu'est-ce qu'on perd quand lorsqu'on perd la mémoire ? Qu'est-ce qui reste en permanence ? Est-ce que le sujet se perd ou disparaît ? C'est par des questionnements de ce type que nous avons pu appréhender les différents points de vue, notions et positionnements étiques des professionnels face aux statuts des sujets malades en perte de mémoire.

À la base, un modèle épistémologique, que nous avons appelé « épistémè Alzheimer ». Celui-ci est influencé par l'idéo-logique identitaire et, inversement, il se constitue comme un modèle explicatif scientifique, renforçant l'identification de la mémoire et de l'identité. C'est pourquoi il a été possible de diviser les différentes notions de mémoire et d'identité repérées chez les cliniciens dans les deux paradigmes, *logocentrique et mnémocentrique*, que nous avons trouvé dans l'histoire philosophique.

Les logocentristes se concentrent sur la perte de la mémoire récente et d'autres fonctions cognitives qui affectent l'autonomie, tout en entamant l'identité sociale de la personne. Pour les mnémocentristes, la mémoire, et notamment la mémoire autobiographique, est une fonction cognitive chargée d'une valeur particulière, car elle est perçue comme consubstantielle à l'identité de la personne. Dans les deux cas, l'identité individuelle est mise en danger par la progression de la maladie d'Alzheimer.

Toutefois, si d'un point de vue logocentrique le malade risque la perte de caractères éminemment humains qui font de lui un « animal social » (*mêméité*), d'un point de vue mnémocentrique, c'est l'identité intime et subjective liée à l'image et à la conscience de soi (*ipséité*) qui est alors touchée. Dans ce dernier cas, ce n'est pas le statut de l'être humain qui est remis en question, mais la persistance de soi en tant que soi-même, c'est-à-dire, de tout ce qui caractérise l'individu comme étant cet individu particulier (*ipséité*).

Cette idée est renforcée par la science cognitive qui, depuis Tulving, distingue la conscience noétique propre à tous les animaux complexes, de la conscience auto-noétique s'appuyant sur la mémoire autobiographique pour définir la personne humaine et sa propre identité. Il en va de même quant à la perte des souvenirs anciens qui est considérée comme preuve de la disparition du sujet, et qui développe l'image dramatique qui amène à concevoir la maladie d'Alzheimer comme une sorte de mort de l'âme précédant la mort du corps.

De l'illness à l'économie morale de la victime. Face à cette conception de la maladie d'Alzheimer, portée par les professionnels et la société dans son ensemble, les patients adoptent des stratégies narratives pour résister à la perte de soi. Celles-ci vont justement constituer le point de vue *illness*.

Or, la narration des patients ne représente jamais un point de vue univoque, mais se constitue toujours comme une co-narration dans laquelle les deux points de vue – celui du malade et celui du proche – s'intègrent à travers un processus de négociation. Ainsi, en raison de l'impact très fort que la maladie d'Alzheimer exerce sur la relation familiale, nous avons interprété le point de vue *illness* sur la maladie d'Alzheimer comme un malaise non pas subjectif, mais plutôt intersubjectif. Cela met en évidence que la souffrance provoquée par la maladie affecte tous les acteurs impliqués dans la relation.

C'est à travers l'analyse de ces co-narrations que nous avons découvert une inquiétude partagée par le malade et son proche à l'égard de la mémoire, et notamment de la mémoire ancienne. Envisager la perte de la mémoire récente peut perturber le malade qui se projette dans l'avenir en imaginant « devenir grabataire », c'est-à-dire perdre complètement l'autonomie en devenant pour sa famille un véritable fardeau. De son côté, l'aidant familial craint plutôt que les défaillances mnésiques affectant le quotidien puissent mettre en danger le malade ou lui-même. Mais ce qui provoque le plus d'angoisse, tantôt chez les malades, tantôt chez l'entourage, c'est la perte de la mémoire ancienne. Celle-ci est considérée par le malade comme une source fondamentale lui permettant de continuer de rester lui-même, alors que la famille redoute d'être oubliée ou de n'être plus reconnue.

Cette analyse nous a permis de reconstruire l'« économie morale » de la société de la commémoration qui rentre dans la relation familiale en conditionnant les vécus réels et les expériences subjectives des malades et de leurs proches. Didier Fassin (2009) désigne par ce terme l'ensemble des valeurs, des émotions et des affections qui participent d'un échange réciproque dans le circuit des relations quotidiennes. Le lien entre un objet de la mémoire et un objet de valeur est implicite dans notre conception de la relation significative : ce qui est important, qui a de valeur pour nous et donc un certain sens, doit être rappelé, préservé, conservé. Pourtant, le pouvoir du verdict diagnostique libère le patient atteint de la maladie d'Alzheimer de toute responsabilité de l'oubli violant le devoir de mémoire et transformant la personne en une *victime innocente* de sa maladie.

Réciproquement, le proche aidant est appelé à jouer le rôle de *victime sacrificielle* qui se consacre totalement au devoir de soin face à une personne malade qui, à ses yeux, est devenue presque complètement dépendante de lui. Ainsi, dans ce « monde moral local » spécifique, pour citer A. Kleinman (Kleinman et van der Geest, 2009), le patient a le sentiment de perdre son autonomie et de devenir un fardeau pour l'autre personne ; à son tour, le soignant se sent investi d'une mission de dévouement constant. Les revendications mutuelles et des autoaccusations s'entremêlent avec des sentiments de culpabilité, générant un cercle vicieux de ressentiments envers soi-même et envers l'autre.

L'économie morale de la société de la commémoration se fonde sur une politique de la mémoire qui définit les seuls processus de subjectivation et de socialisation concevables et praticables sur la base de l'adhésion à la condition de victime et à la remémoration des traumatismes individuels et collectifs. Le dispositif politique qui attribue à la victime, qu'elle soit une personne ou un groupe, le pouvoir de prononcer un discours de vérité sur ses propres tragédies passées est à la base de l'économie morale de la société de la commémoration.

La parole de la victime assume la valeur du témoignage, dont le rôle consiste à générer des subjectivités dans le sillon de la mémoire traumatique. C'est ce que nous avons appelé le mnémo-pouvoir, par lequel nous sommes dirigés d'une part, vers une norme de la mémoire exhortant au maintien des souvenirs historiques des tragédies collectives et, d'autre part, vers le tabou de l'oubli imposant de conserver à tout prix cette mémoire autobiographique qui est marquée par les souvenirs personnels perçus comme traumatiques. En tentant de reformuler le concept de mémoro-politique introduit par le philosophe canadien Ian Hacking (1998) nous avons proposé la notion de mnémo-pouvoir. Cette notion ne met pas en lumière le devoir de mémoire qui insiste sur la valeur du passé comme un bâtisseur indispensable de l'identité. Le mnémo-pouvoir définit plus exactement le contenu de cette politique de la mémoire ancrée dans la société de la commémoration.

Si Hacking, par le biais de la dichotomie entre « politique de la mémoire individuelle » et « politique de la mémoire collective » (Haking, 1995, p. 212), met en lumière comment la construction de l'identité du sujet et celle de la société reposent sur les mêmes processus narratifs et commémoratifs, il est vrai aussi que toutes les histoires ne sont pas de « bonnes histoires à raconter ». Le simple fait qu'un événement soit passé ne fait pas de lui un événement historique ou autobiographique.

Nous proposons, donc, le terme de « mnémo-pouvoir » pour indiquer que la fonction de la mémoire dans la construction de l'identité ne fait référence qu'à un événement passé bien précis. Comme le biopouvoir foucaldien établit une dichotomie entre ceux qu'on fait vivre et ceux qu'on laisse mourir, le *mnémo-pouvoir* définit *ce que nous devons retenir* et *ce que nous ne pouvons pas oublier*. Le sens de l'identité promu par le repli dans le passé biographique et historique est basé sur des souvenirs très chargés au niveau émotionnel : il s'agit d'événements à forte connotation identitaire et ayant une signification particulière pour l'individu comme pour la société. C'est précisément autour de ces souvenirs douloureux sur le plan émotionnel et cruciaux sur le plan symbolique, que l'idéo-logique identitaire de la société de la commémoration impose sa norme mémorielle.

Quant à l'*épistémè* Alzheimer, elle n'a pas joué un rôle fondateur dans l'identification entre mémoire et identité. La persistance des mêmes processus de subjectivation et de socialisation qui se fondent sur le modèle symbolique de l'idéo-logique identitaire démontre que ledit « *épistémè* Alzheimer », à savoir le modèle épistémologique qui a servi de support à l'établissement du diagnostic de la maladie d'Alzheimer, s'est imposé dans un contexte où s'était déjà installée la politique de la mémoire déclenchée par l'institution de l'idéo-logique identitaire.

Dans ce scénario, lié au contexte des sociétés vieillissantes, à l'égard d'une personne âgée avec des troubles de la mémoire, le diagnostic de la maladie d'Alzheimer peut opérer son action de déculpabilisation de la contravention au devoir de mémoire, par l'attestation d'un dysfonctionnement mnémonique d'origine neurologique.

Les conclusions auxquelles nous sommes parvenue dans ce travail de recherche ne répondent pas à toutes les questions. Il n'en demeure pas moins que la société que nous avons étudiée prend une dimension mondiale du fait de la globalisation. Le contexte du vieillissement démographique ayant toujours concerné les pays industrialisés, a récemment fait son apparition sur la scène mondiale. Dans le monde contemporain, le vieillissement de la population globale est présenté au grand public comme un problème majeur qui s'impose désormais à tous les niveaux de la société : mondial, national, local et familial. En même temps, la maladie et la vieillesse sont définies dans le cadre normatif de la biomédecine et de la gériatrie. Au-delà des coûts économiques que l'augmentation de la population non active est susceptible d'engendrer, le *leitmotiv* bienveillant de la gériatrie met en avant la prise en charge de la vulnérabilité sociale et de la fragilité sanitaire des personnes âgées. La vieillesse est considérée comme un facteur de risque pour un grand nombre de pathologies chroniques pouvant limiter l'autonomie au grand âge. La gériatrie, médecine spécialisée en « maladies de la vieillesse » est d'ailleurs née du concept de la fragilité des seniors. Dans ce cadre, la condition perçue comme la plus invalidante est certainement liée au développement des maladies neurodégénératives, parmi lesquelles la maladie d'Alzheimer est la plus diffuse, la plus connue et celle qui affecte davantage l'imaginaire collectif.

Provoquée par une détérioration des tissus cérébraux dont la cause demeure inconnue, la maladie d'Alzheimer est définie comme une perte lente et progressive de la mémoire et un dysfonctionnement d'autres capacités cognitives comme les fonctions exécutives (et notamment l'attention), le raisonnement logique, la conscience de soi, la communication, le langage, l'empathie, jusqu'à provoquer un changement de l'humeur, du comportement et, dans des cas extrêmes, de la personnalité. Un tel ensemble d'atteintes variées et diffuses sont vécues de manière extrêmement dramatique, aussi bien par le malade que par son entourage. La maladie d'Alzheimer est une pathologie particulièrement perturbante qui touche la vie quotidienne de toutes les personnes concernées car elle modifie en profondeur leurs habitudes, leurs relations, et leur image de soi et de l'autre. C'est aussi une véritable rupture avec la vie ordinaire qui est perçue, décrite et racontée en employant le vocabulaire appartenant au registre de la perte de soi.

Ainsi la maladie d'Alzheimer a pris la place de la démence sénile en tant que représentation symbolique de toutes les phobies associées à l'image la plus pénible de la vieillesse. Assimilée à la perte de la mémoire et perçue comme une dissolution progressive de la personne, minant son statut de sujet et son identité, cette pathologie est conçue comme la maladie de la viellesse par excellence, une « *vieillesse au cube* », comme le disait l'une des neurologues rencontrées. Il s'agit d'une maladie propre au sujet âgé qui, par définition, est en voie de disparition dans l'écoulement inexorable du temps.

Ainsi, la mort de l'âme devient la représentation la plus exhaustive d'une forme d'existence paradoxale qui se désigne par l'être toujours en vie, n'étant pourtant plus là. Cette vision dramatique s'explique certainement par la sévérité et la complexité des symptômes pouvant aussi engendrer une perte partielle ou totale de l'autonomie. Mais ce sont les troubles de la mémoire qui inquiètent plus particulièrement et qui sont perçus comme les plus alarmants par les patients, les familles et les professionnels.

Quels sont donc les enjeux de la maladie d'Alzheimer dans une société où la mémoire est considérée indispensable à la construction de l'identité individuelle et collective ?

L'intérêt anthropologique se porte alors vers la compréhension de la disposition sociale à décrire la maladie d'Alzheimer comme une perte de soi, sur la base d'une assomption de consubstantialité entre mémoire et identité. Comme nous l'avons vu, dans le champ de la maladie d'Alzheimer, la question de l'identité a remplacé celle de l'humanité, d'abord par une question sur l'identité sociale qui caractérise l'existence humaine, tout en la distinguant de l'existence animale, et aujourd'hui, de plus en plus, par rapport à notre conception de l'identité subjective, qui correspondrait à un noyau intime et indélébile qui fait un tout avec notre sens de nous-mêmes et notre conscience d'exister.

Ainsi, si avec la naissance de la catégorie diagnostique de maladie d'Alzheimer, nous avons pu réintroduire la démence dans l'espace de l'humanité, cela a été aussi possible grâce à des mécanismes de déresponsabilisation de l'individu par le biais du diagnostic médical. La médicalisation a joué un rôle social important dans le processus de déstigmatisation des malades d'Alzheimer à partir de la reconnaissance publique de la maladie d'Alzheimer en termes diagnostiques. Mais il est temps aussi de ne plus penser à la maladie d'Alzheimer seulement en termes de pathologie clinique, et donc comme quelque chose qu'il faut combattre sur le plan pharmaceutique ou prendre en charge dans le cadre d'un soutien psychologique.

En miroir, le rappel à la prévention ne devrait pas être seulement entendu comme une mise en garde sanitaire qui engendre la lutte contre des « conduites malsaines » et les facteurs de risques, toujours potentiels, en matière des maladies chroniques, y compris la maladie d'Alzheimer. Prévenir pourrait également signifier susciter une réflexion d'ordre moral et philosophique permettant d'envisager la condition démentielle comme l'une des possibilités de la vie humaine dans laquelle nous avons de plus en plus de probabilités d'être impliqués. Au-delà des limites entre le vieillissement pathologique et normal, qui relèvent d'un ajustement de valeur de matrice culturelle, aujourd'hui nous avons tous affaire à la signification de la maladie et nous participons à l'interprétation des symptômes.

Le malade d'Alzheimer résiste à l'enfermement dans le monde de la non-existence, dans le monde des non-sujets, un monde liminal. Si aujourd'hui le statut d'être humain n'est nullement remis en cause, il est l'heure désormais de réhabiliter l'identité des malades d'Alzheimer pour commencer à les concevoir non plus comme des sujets en pleine disparition d'eux-mêmes, ou pire comme des véritables morts vivants, mais, malgré leur déficit cognitif, et notamment malgré leur perte de la mémoire, comme étant toujours les mêmes personnes.

Références bibliographiques

1. Ouvrages scientifiques

Allsop D. (2000), « Introduction to Alzheimer's Disease », in Hooper N. M. (dir.), *Alzheimer's Disease : Methods and Protocols*, Totowa (New Jersey), Human Press.

Amieva H., Andrieu S., Berr, C., Buée L., Checler F., Clément S., Dartigues J.-F., Desgranges B., Dubois B., Duyckaerts C., Joel M.-E., Lambert J.-C., Nourhashemi F., Pasquier F. et Robert P. (2007), *Maladie d'Alzheimer. Enjeux Scientifiques, médicaux et sociétaux,* Inserm (dir.), Rapport d'expertise collective, Paris, Les éditions de l'Inserm.

Association France Alzheimer (2015), Alzheimer Info, Hors-série, décembre 2015, La lettre trimestrielle des amis de France Alzheimer, Association France Alzheimer et maladies apparentées.

Aquino J.-P. (2008), « Le plan national "Bien vieillir" », *Gérontologie et société,* v. 31, 125, p. 39-52.

Attias-Donfut C. (1997), « La construction sociale de la dépendance », *Droit sanitaire et social*, numéro spécial, « La dépendance des personnes âgées », p. 15-24.

Augé M. (1977), *Pouvoirs de vie, pouvoirs de mort*, Paris, Flammarion.

Augé M. (1984), « Ordre biologique et ordre social. La maladie, forme élémentaire de l'événement », in Augé M. et Herzelich C. (dir.), *Le sens du mal*, Paris, Éditions des Archives Contemporains, p. 35-92.

Baddeley, A. D. (1966), « Short-Term Memory for Word Sequences as a Function of Acoustic, Semantic and Formal Similarity », *Quarterly Journal of Experimental Psychology*, v. 18, n° 4, p. 362–365.

Ballenger J. (2000), « Beyond the Characteristics Plaques and Tangles. Mid-Twenty Century U.S. Psychiatry and the Fight Against Senility », in Whitehouse P. J., Maurer K. et Ballenger J. (dir.), *Concepts of Alzheimer's Disease. Biological, Clinical and Cultural Perspectives*, Baltimore – London, The John Hopkins University Press, p. 83-103.

Ballenger J. (2006), « The Biomedical Deconstruction of Senility and the Persistent Stigmatization of Old Age in the United States », in Leibing A. Et Cohen L. (dir.), *Thinking About Dementia : Culture, Loss and Anthropology of Senility*, New Brunswick, Rutgers University Press, p. 106-120.

Ballenger J. (2010), « DSM-5 : Continuing the Confusion about Aging, Alzheimer's and Dementia », *Psychiatric Time*, Modern Medicine Network, revue en ligne, v. 27, n° 7.

[En ligne] : www.psychiatrictimes.com/articles/dsm-5-continuing-confusion-about-aging-alzheimer's-and-dementia (Date de publication : 15 juillet 2015 ; Date de consultation : 7 octobre 2021).

Barthe, J., Clément, S. & Drulhe, M. (1988), « Vieillesse ou vieillissement ? Les processus d'organisation des modes de vie chez les personnes âgées », *Les Cahiers de la Recherche sur le Travail Social*, n° 15, Caen, p. 11-31.

Bherer L., Belleville S. et Hudon C. (2004), « Le déclin des fonctions exécutives au cours du vieillissement normal, dans la maladie d'Alzheimer et dans la démence frontotemporale », *Psychologie et Neuropsychiatrie du Vieillissement*, v. 2, n° 3, p. 181-189.

Beauvoir S. de (1970), *La vieillesse*, Paris, Gallimard.

Beard R. L.. (2004), « In Their Voices: Identity Preservation and Experience of Alzheimer's Disease », *Journal of Aging Studies,* v. 18, n° 415-428.

Beard R. L. et Neary T. M. (2013), « Making Sense of Nonsense. Experiences of Mild Cognitive Impairment », *Sociology of Health & Illness*, v. 35, n° 1, p. 130–146.

Beck U. (2007), *Risk Society: Towards a New Modernity*, London, Sage Publications.

Béliard A. (2012), « Itinéraires familiaux des diagnostics médicaux », in Gzil F. et Hirsch E. (dir.), *Alzheimer, éthique et société*, Toulouse, Éditions Érès, p. 101-112.

Beneduce R. (2010), *Archeologia del trauma. Un'antropologia del sottosuolo*, Roma – Bari, Laterza, 2010.

Benjamin W. (1989) *Paris, capitale du* XIX*e siècle*, Paris, Éditions du Cerf. [Das Passagenwerk. Fnrankfurt am Main Suhrcamo Verlag, 1982].

Bercot R. (2003), *Maladie d'Alzheimer. Le vécu du conjoint*, Ramonville, Éditions Érès.

Bessin M. (1996), « Les catégories d'âge face aux mutations temporelles de la société », *Gérontologie et Société*, n° 77, p. 45-57.

Bessin M. (2009), « Le trouble de l'événement : la place des émotions dans les bifurcations », Bessin M., Bidart C. et Grossetti M. (dir.), *Bifurcations. Les sciences humaines face aux ruptures et aux événements*, Paris, La découverte

Billé M. (2014), *La Société malade d'Alzheimer*, Toulouse, Éditions Érès.

Blanchard F. (2004), « La fragilité du sujet âgé », *Gérontologie et société*, v. 27, n° 109, p. 10-13.

Blessed G., Tomlinson B. E. et Roth M. (1966), « Correlation between Scores for Dementia and Counts of 'Senile Plaques' in Cerebral Grey Matter of Elderly Subjects », *Nature. International Journal of Science*, n° 209, p. 109-110.

Blessed G., Tomlinson B. E. et Roth M. (1968), « The Association Between Quantitative Measures of Dementia and of Senile Change in the Cerebral Grey Matter of Elderly Subjects », *The British Journal of Psychiaty*, v. 114, p. 797-811.

Blum P., Minoc J. et Weber F. (2015), « Familles en danger ? Psychiatrie, hébergement familial et vulnérabilité », *Informations sociales*, 2015, v. 2, n° 188, p. 68-75.

Blumhagen D. (1980), « Hyper-Tension: a Folk Illness with a Medical Name », *Culture, Medicine and Psychiatry*, v. 4., n° 3, p. 197-224.

Bourdelais P. (1980), « Les générations et le vieillissement », *Le Débat*, v. 1, n° 1, p. 101-104.

Bourdelais P. (1993), *Le Nouvel Âge de la vieillesse. Histoire du vieillissement et des populations*, Paris, Odile Jacob.

Bourdelais P. (1997), « Les nouveaux visages du vieillissement de la population française », *Lien social et politique*, n° 38, p. 11-20.
Butler R. (2008), *The Longevity Revolution: The Benefits and Challenges of Living a Long Life*, New York, Public Affairs.
Butler R., Miller R. A., Perry D., Carnes B. A., Williams T. F., Cassel C., Brody J., Bernard M. A., Partridge L., Kirkwood T., Martin G. M. et Olshansky S. J. (2008), « New Model of Health Promotion and Disease Prevention for the 21st Century », *British Medical Journal*, v. 337, p. 149-150.
Bourdieu P. (1980), *Le Sens pratique*, Paris, Les éditions de Minuit.
Brown P. (1998), *Understanding and Applying Medical Anthropology*, Mountain View, Mayfield.
Bruner J. (1986), *Actual Minds, Possible Worlds*, Cambridge – London, Harvard University Press.
Bruner J. (2002), *La fabbrica delle storie, Diritto, Letteratura, Vita*, Bari, Laterza.
Candau J. (1996), *Anthropologie de la mémoire*, Paris, Presses universitaires de France (PUF).
Candau J. (1998), *Mémoire et identité*, Paris, Presses universitaires de France (PUF).
Campion D., Dumanchin C., Hannequin D., Dubois B., Belliard S., Puel M., Thomas-Anterion C., Michon A., Martin C., Charbonnier F., Raux G., Camuzat A., Penet C., Mesnage V., Martinez M., Clerget-Darpoux F., Brice A. et Frebourg T. (1999), « Early-Onset Autosomal Dominant Alzheimer Disease: Prevalence, Genetic Heterogeneity, and Mutation Spectrum », *The American Journal of Human Genetics*, v. 65, n° 3, p. 664-670.
Canguilhem G. (1966), *Le Normal et le Pathologique*, Paris, Presses universitaires de France (PUF).
Canguilhem G. (1989), « Qu'est-ce que la psychologie ? », in Canghuilem G., *Études d'histoire et philosophie des sciences*, Paris, J. Vrin, p. 365-381.
Capuano C. et Weber F. (2015a) « La tierce personne : une figure introuvable ? L'Incohérence des politiques françaises de l'invalidité et de la perte d'autonomie (1905-2015) », *Revue d'histoire de la protection sociale*, n° 8, v. 1, p. 106-130.
Capuano C. et Weber F. (2015b), « Introduction. Handicap et dépendance : perspectives historiennes », *Revue d'histoire de la protection sociale*, n° 8, v. 1, p. 7-17.
Caradec V. (2001), *Sociologie de la vieillesse et du vieillissement*, Paris, Nathan.
Caradec V. (2003), « Être vieux ou ne pas l'être », *L'homme et la société*, v. 1, n° 147, p. 151-167.
Caradec V. (2004), *Vieillir après la retraite. Approche sociologique du vieillissement*, Paris, Presses universitaires de France (PUF).
Carbonelle S., Casini A. et Klein O. (2009), « Les représentations sociales de la démence : de l'alarmisme vers une image plus nuancée. Une perspective socioanthropologique et psychosociale », Bruxelles, Fondation Roi Baudin.
Carbonelle S. (2010), « Du vieillissement de la population aux multiples formes de "vieillir" », in Carbonelle S. (dir.), *Penser les vieillesses. Regards sociologiques et anthropologiques sur l'avancé en âge*, Paris, Seri Arslan, p. 7-18.

Castel R. (1981), *La Gestion des risques*, Paris, Éditions de Minuit.

Caudron H. (2001), *Autonomie et apprentissage. Les questions clé*, Tonnerre, Tempes.

Chrisman N. J. et Maretsky T. W. (1982), « Anthropology in Health Sight Setting », in Chrisman N. J. et Maretsky T. W. (dir.), *Critically Applied Anthropology*, Dordrecht, D. Reidel Publishing Company, p. 1-27.

Christen Y. (1997), « L'évolution du concept de démence et de maladie d'Alzheimer », *Gérontologie et société*, n° 81, p. 187-198.

Clarke A., Shim J. K, Mamo L., Fosket J. R. et Fishman J. R. (2003), « Biomedicalization : Technoscientific Transformation of Health, Illness, and U.S. Biomedicine », *American Social Review*, v. 68, n° 2, p. 161-194.

Clafferty R. A., Brouwn K.W. et McCabe E. (1998), « Under Half of Psychiatrists Tell Patients Their Diagnosis of Alzheimer's Disease », *British Medical Journal*, n° 317, p. 603.

Clément S., Membrado M. et Mantovani J. (1996), « Vivre la ville à la vieillesse : se ménager et se risquer », *Les Annales de la recherche urbaine*, Ville et santé publique n° 73, p. 90-98.

Cohen L. (1998), *No Aging in India: Alzheimer's, the Bad Family, and Other Modern Things*, Berkeley, University of California Press.

Cohen L. et Leibing A. et Cohen L. (dir.) *Thinking about Dementia: Culture, Loss and Anthropology of Senility*, New Brunswick, Rutgesr University Press, p. 1-19.

Conrad P. (1979), « Types of Medical Social Control », *Sociology of Health and Illness*, v. 1, n° 1, p. 1-11.

Conrad P. (1992), « Medicalization and Social Control », *Annual Review of Sociology*, v. 18, p. 209–232.

Conrad P. (2007), *The Medicalization of Society. On the Transformation of Human Conditions into Treatable Disorders*, Baltimore, John Hopkins University Press.

Cordier A. (2012), « Préface. Explorateurs des confins », in Gzil F. et Hirsch E. (dir.), *Alzheimer, éthique et société*, Toulouse, Éditions Érès, p. 11-15.

Csordas T. J. (1990), « Embodiment as a Paradigm for Anthropology », *Ethos: Journal of the Society for Psychological Anthropology*, v. 18, n° 1, p. 5-47.

Cumming E., Henry W. (1961), *Growing Old: The Process of Disengagement*, New York, Basic Books.

Dartigues J.-F. (2003), « Prospective », *Les Nouveaux Défis de la maladie d'Alzheimer. Bilans et Perspectives*, Laboratoire Janssen, Cilag, p. 32-36.

Das V. (2006), *Life and Words. Violence and the Descent into the Ordinary*, New York, Paperback.

Daston L. (1995), « The Moral Economy of Science », *Osiris*, n° 10, p. 2-24.

De Certeau M. (1987), *Historie et psychanalyse entre science et fictions*, Paris, Gallimard.

Del Vecchio-Good M.-J. et Good B. (1982), « Patient Requests in Primary Care Clinics », in Chrisman N. J., Maretzki T. W. (dir.), *Clinical Applied Anthropology. Anthropologists in Health Sciences Settings*, Reidel Publishing Company Publishing Company, p. 275-295.

De Fornel M. et Lemieux C. (2007), « Quel naturalisme pour les sciences sociales » in De Fornel M. et Lemieux C. (dir.) *Naturalisme vers constructivisme ?* Paris, Éditions de l'EHESS, p. 9-25.

Demetrio D. (2008), *La scrittura clinica. Consulenza autobiografica e fragilità,* Milano, Raffaello Cortina Editore.

Derouesné C. (1994), *La Maladie d'Alzheimer*, Paris, L'Esprit du temps.

Derouesné C. (2005), « La communication du diagnostic de maladie d'Alzheimer », *Gérontologie et Société,* v. 28, n° 115, p. 117-133.

Derouesné C. (2008), « La maladie d'Alzheimer. Regard sur le présent et prospective sur le passé. Une approche historique », *Psychologie & Neuropsychiatrie du Vieillissement,* v. 6, n° 2, p. 115-128.

Derouesné C., Poitreneau J., Hugonot L., Kalafat M., Dubois B. et Laurent B. (1999), « Le Mini-Mental State Examination (MMSE) : un outil pratique pour l'évaluation de l'état cognitif des patients pat le clinicien », *La Presse médicale,* v. 28, n° 21, p. 1141-1148.

Desjarlais (1995), « The Elderly », in Desjarlais R., Eisenberg L., Good B. et Kleinman A. (dir.), *World Mental Health. Problems and Priority in Low Income Countries*, New York & Oxford, Oxford University Press, p. 207-227.

Dillman R. J. M. (2000), « Alzheimer's Disease. Epistemological Lessons for History ? » in Whitehouse P. J., Maurer K. et Ballenger J. F. (dir), *Concepts of Alzheimer's Disease. Biological, Clinical and Cultural Perspectives*, Baltimore – London, The John Hopkins University Press, p. 129-157.

Doudrich J., Dubois B., Hauw J.-J. et Pepitpré J. (2006), *Le Livre vert de la Maladie d'Alzheimer. État de lieux et perspectives*, Association France Alzheimer, Union nationale des associations Alzheimer, Paris.

[En ligne] : www.op17.fr/wp-content/uploads/2012/04/livre_vert_-alzheimer_2006.pdf (Date de consultation : 9 septembre 2021).

Dows M. (1997), « The Emergence of Person in Dementia », *Ageing and Society,* v. 17, n° 5, p. 597-607.

Drulhe M. et Clément S. (1998), « Enjeux et formes de la médicalisation : d'une approche globale au cas de la gérontologie », in Aïach P., Delanoë D., *L'Ère de la médicalisation.* Ecce homo sanitas, p. 69-96, Paris, Economica.

Dubois B., Feldman H. H., Jacova C., Cummings J. L, Dekosky S. T., Barberger-Gateau P., Delacourte A., Frisoni G., Fox N. C., Galasko D., Gauthier S., Hampel H., Jicha G. A., Meguro K., O'Brien J., Pasquier F., Robert P., Rossor M., Salloway S., Sarazin M., de Souza L. C., Stern Y., Visser P.J., Scheltens P. (2010), « Revising the Definition of Alzheimer's Disease: a New Lexicon », *Lancet Neurol,* v. 9, n° 11, p. 1118-1127.

Edwards P., « Vieillir en restant actif. Cadre orientation », Contribution de l'Organisation mondiale de la santé à la Deuxième Assemblée mondiale des Nations unies sur le Vieillissement, Madrid, Espagne, 2002.

[En ligne] : http://apps.who.int/iris/bitstream/handle/10665/67758/WHO_NMH_NPH_02.8_fre.pdf ; jsessionid = 86C640B212E88CDBAB073026DB319452 ? sequence = (Date de consultation : 9 septembre 2021).

Ehrenberg A. (1998), *La Fatigue d'être soi. Dépression et société*, Paris, Odile, Jacob.

Ennuyer B. (2002), *Les Malentendus de la dépendance. De l'incapacité au lien social*, Paris, Dunod.
Ennuyer B. (2006), *Repenser le maintien à domicile : enjeux, acteurs, organisations*, Paris, Dunod.
Ennuyer B. (2011), « À quel âge est-on vieux ? La catégorisation des âgés : ségrégation sociale et réification de l'individu », *Gérontologie et Société*, v. 34, n° 138, p. 127-142.
Eribon D. (1991), *Michel Foucault*, Paris, Flammarion.
Estes C. L. et Binney E. A. (1989), « The Biomedicalization of Aging: Dangers and Dilemmas », *Gereontologist*, v. 29, n° 5, p. 587-596.
Eustache F. et Desgranges B. (2003), « Concepts et modèles en neuropsychologie de la mémoire : Entre théorie et pratique clinique », in Meulemans T., Desgranges B., Adam S. et Eustache F. (dir.), *Évaluation et prise en charge des troubles mnésiques*. Marseille, Solal, p. 9-45.
Eustache F., Perrotin A., Leblond M., Gonneaud J., Eustache M.-L., M. et Desgranges B. (2014), « Neuropsychologie de la maladie d'Alzheimer : du stade présymptomatique au stade sévère », in Amieva H., Belliard S., Salmon E. (dir.), *Les Démences. Aspects cliniques, neuropsychologiques, physiopathologiques et thérapeutiques*, Paris, de boeck solal, p. 39-66.
Fainzang S. (1989), *Pour une anthropologie de la maladie en France. Un regard africaniste,* Paris, Éditions de l'EHESS.
Fainzang S. (1998), « La marque de l'autre », in Cheyronnaud J., Roussin P. et Vigarello G. (dir.), *Communications*, « La contagion », p. 109-119.
Fainzang S. (2000), « La maladie. Un objet pour l'anthropologie sociale », *Ethnologies comparées*. Revue ethnographique semestrielle, n° 1, Université de Montpelier 3, France.
[En ligne] : https://lersem.www.univ-montp3.fr/fr/ressources/archives/revue-numéro-1/la-maladie-un-objet-pour-l'anthropologie-sociale, publié en automne 2000 (Date de consultation : 9 septembre 2021).
[En ligne] : http://classiques.uqac.ca/contemporains/Fainzang_sylvie/maladie_objet_anthropo_sociale/maladie_objet_anthro_soc.html (Date de consultation : 9 septembre 2021).
Farmer P. (2003), « On Suffering and Structural Violence. Social and Economic Rights in the Global Era », in Farmer P. (dir.), *Pathologies of Power. Health, Human Right and New War on the Poor,* Berkeley – Los Angeles – London, University of California Press, p. 29-50.
Fassin D. (2009), « Les économies morales revissées », *Annales. Histoire, Sciences sociales*, Éditions de l'EHESS, v. 6., p. 1237-66.
Fassin D. (2014), « De l'invention du traumatisme à la reconnaissance des victimes. Genèse et transformation d'une condition morale », *Vingtième siècle. Revue d'histoire*, v. 123, p. 161-17.
Fassin D. et Rechtman R. (2011), *L'Empire du traumatisme. Enquête sur la condition de victime*, Paris Flammarion, [2007].
Fassin D. et Lézé (dir.) (2013), *La Question morale. Une anthologie critique*, Paris, Presses universitaires de France (PUF).

Folstein M. F., Folstein S. E, Mchugh P. R. (1975), « Mini-Mental State: a Practical Method for Grading the Cognitive State of Patients for the Clinician », *Journal Psychiatric Research*, v. 12, p. 189-198.

Foucault M. (1963), *Naissance de la clinique. Une archéologie du regard médical*, Paris, Presses universitaires de France (PUF).

Foucault M (1966), *Les Mots et les choses. Une archéologie des savoirs*, Paris, Gallimard.

Foucault M. (1972), *Histoire de la folie à l'âge classique*, Paris, Gallimard.

Foucault M. (1975), *Surveiller et punir*, Paris, Gallimard.

Foucault M. (1976), *Histoire de la sexualité. La volonté de savoir*, t. 1, Paris, Gallimard.

Foucault M. (1982), « Dire le vrai sur soi-même », in Bronstein J.-F., Davidson A. I. et Lorenzini D. (dir.), *Dire le vrai sur soi-même*, Paris, J. Vrin, « Philosophie du présent », Foucault inédit, 2017, p. 25-154, 2017.

Foucault M. (1984a), *Histoire de la sexualité. L'usage des plaisirs*, t. 2, Paris, Gallimard.

Foucault M. (1984b), *Histoire de la sexualité. Le souci de soi,* t. 3, Paris, Gallimard.

Foucault M, Martin R. (1988a), « Truth, Power, Self: An Interview », Martin L. H., Gutman H. et Hutton P. H. (dir.), *Technologies of the Self. A Seminar with Michel Foucault*, Amherst – London, University of Massachusetts Press, Travistock Publications, p. 9-15.

Foucault M. (1988b), « Technologies of the Self », in Martin L. H., Gutman H. et Hutton P. H. (dir.), *Technologies of the Self. A Seminar with Michel Foucault*, Amherst – London, University of Massachusetts Press, Travistock Publications, p. 16-49.

Foucault M. (1988c), « The Political Technology of Individuals », Martin L. H., Gutman H. et Hutton P. H. (dir.), *Technologies of the Self. A Seminar with Michel Foucault*, Amherst – London, University of Massachusetts Press, Travistock Publications, p. 145-162.

Foucault M. (2018), *Histoire de la sexualité 4. Les aveux de la chair,* Fréderic, Gros (dir.), Paris, Gallimard.

Fox P. (1989), « From Senility to Alzheimer's Disease: The Rice of Alzheimer Disease Movement », *Milbank Quarterly*, v. 57, p. 57-101.

Fratiglioni L., Paillard-Borg S. et Winblad B. (2004), « An active and Socially Integrated Lifestyle in Late Life Might Protect Against Dementia », *The Lancet Neurology*, v. 3, n° 6, p. 343-353.

Frémontier M. et Gzil F. (2012), « Maladie d'Alzheimer, entre métaphore et paradoxe », in Gzil F. et Hirsch E. (dir.), *Alzheimer, éthique et société*, Toulouse, Éditions Érès, p. 42-48.

Fried L. P., Tangen M. C., Walston J. D., Newman A. B., Hirsch E., Gottdiener J. S., Seeman T., Tracy R., Kop W. J., Burke G., Mcburnie M. A. (2001), « Fragilty in Older Adults: Evidence for a Phenotype », *Journal of Gerontology, Biological Sciences and Medical Sciences*, n° 56, v. 3, p. 46-56.

Friedson E. (1970), *Profession of Medicine: A Study of the Sociology of Applied Knowledge*, New York, Harper & Row Publishers.

Frisone G. (2017) « Un regard anthropologique sur l'expérience subjective de la violence collective. À propos de... "Life and Words. Violence and the Descent into The Ordinary" de Veena Das », *L'Évolution psychiatrique*, v. 82, n° 3, p. 705-716.

Fruchaud H.-P. et Lorenzini D. (2017), « Introduction », in Bronstein J.-F., Davidson A. I. et Lorenzini D. (dir.), *Dire le vrai sur soi-même*, Paris, J. Vrin, « Philosophie du présent », Foucault inédit, 2017, p. 11-23.

Gallez C. (2005), « Rapport pour l'Office parlementaire d'évaluation des politiques de santé sur la maladie d'Alzheimer et les maladies apparentées », n° 2454, douzième législature enregistrée à la présidence de l'Assemblée nationale le 6 juillet 2005. [En ligne] : www.assemblee-nationale.fr/12/rap-off/i2454.asp (Date de consultation : le 7 décembre 2021).

Gauthier S, Rosa-Neto P, Morais J. A. et Webster C. (2021), Alzheimer's Disease International, « World Alzheimer Report 2021: Journey through the Diagnosis of Dementia », p. 19.ì

[En ligne] : www.alz.co.uk/research/WorldAlzheimerReport2015.pdf, septembre 2021 (Date de consultation : 29 novembre 2021).

Geertz C. (1973), « Thick Description: Toward an Interpretive Theory of Culture », in Geertz C, *The Interpretation of Cultures: Selected Essays by Clifford Geertz*. New York, Basic Books, p. 3-30.

Giglioli D. (2007), *Senza trauma: scrittura dell'estremo e narrativa del nuovo millennio*, Macerata, Quodlibet.

Giglioli D. (2011), *Critica della vittima. Un esperimento con l'etica*, Milano, Nottetempo.

Goedert M. (2009), « Oskar Fischer and the Study of Dementia », Brain, v. 132, n° 4, p. 1102-1111.

Goldgaber D., Lerman M. I., McBride O.W., Saffiotti U. et Gajdusek D. C. (1987), « Characterization and Chromosomal Localization of a cDNA Encoding Brain Amyloid of Alzheimer's disease », *Science*, v. 235, n° 4791, p. 887-880.

Good B. (1977), « The Hearts of What's the Matter. The Semantics of Illness in Iran », *Culture Medicine and Psychiatry*, v. 1, n.1, p. 25-58.

Good B. (1994), *Medicine, Rationality, and Experience. An Anthropological Perspective*, Cambridge, Cambridge University Press.

Goody J. (1987), *The Interface between the Written and the Oral, Cambridge* – New York – Melbourne, Cambridge University Press.

Graeber M. et Mehraein P. (1999), « Reanalysis of the First Case of Alzheimer's Disease », European Archives of Psychiatry and Clinical Neurosciences, v. 249, n° 9, p. S10-S13.

Graham J. (2008), « Diagnostic Dementia. Epidemiological and Clinical Data as Cultural Text », in Leibing A. et Cohen L. (dir.), *Thinking About Dementia: Culture, Loss, and the Anthropology of Senility*, New Brunswick – London, Rutgers University Press, p. 80-105.

Greimas A. J. (1966), *Sémantique structurale*, Paris, Larousse.

Greimas A. J. (1970), *Du sens, Essais sémiotiques*, Paris, Éditions du Seuil.

Greimas A. J. (1976), *Sémiotique et sciences sociales*, Paris, Éditions du Seuil.

Guillemard A. M. (1972), *La Retraite, une mort sociale. Sociologie des conduites en situation de retraite,* Paris, Mouton.

Guillemard A. M. (1986), *Le Déclin du social. Formation et crise des politiques e la vieillesse*, Paris, Presses universitaires de France (PUF).

Giddens A. (1991), *Modernity and Self-Identity*, Cambridge, Polity.

Gutton J.-P. (1988), *La Naissance du vieillard*, Paris, Aubier.

Gzil F. (2009), *La Maladie d'Alzheimer : problèmes philosophiques*. Paris, Presses universitaires de France (PUF).

Gzil F. et Hirsch E. (2012), « Introduction. Une approche éthique pluraliste », in Gzil F. et Hirsch E. (dir.), *Alzheimer, éthique et société*, Toulouse, Éditions Érès, p. 17-20.

Haass, C., Schlossmacher, M. G., Hung, A. Y., Vigo-Pelfrey C., Mellon A., Ostaszewski B. L. *et al.* (1992), « Amyloid β-Peptide Is Produced by Cultured Cells During Normal Metabolism », *Nature. International Journal of Science*, n° 359, p. 322–325.

Hacking I. (1998), *L'Âmereécrite. Étude sur la personnalité multiple et les sciences de la mémoire*, trad. Brumberg-Chaumont J. et Revol. B., Paris, Les Éditions du Seuil. [Rewriting the Soul. Multiple Personality and the Sciences of Memory, Princeton, Princeton University Press, 1995].

Hacking I. (2002), *Historical Ontology*, Cambridge, Massachusetts – London, England, Cambridge University Press.

Halbwachs M. (1925), *Les Cadres sociaux de la mémoire*, Paris, Les presses universitaires de France (PUF).

Halbwachs M. (1968), *La Mémoire collective,* 2e éd., revue et augmentée, Paris, Les presses universitaire de France (PUF) [1950].

Hardy J. (1992), « An "Anatomical Cascade Hypothesis" for Alzheimer's Disease », *Trends in Neurosciences*, n° 15, p. 200-201.

Hardy, J. et Allsop D. (1991) « Amyloid Deposition as the Central Event in the Aetiology of Alzheimer's Disease », *Trends in Pharmacological Sciences*, n° 10, p. 383–388.

Harper J. (2002), *Endangered Species: Health, Illness and Death among Madagascar's People of the Forest,* Newark, Carolina Academic Press.

Hauswald R. et Keuck L. (2017), « Indeterminacy in Medical Classification: On Continuity Uncertainty, And Vagueness », in Keil G., Keuck L., et Hauswald R. (dir.), *Vagueness in Psychiatry*, Oxford, Oxford University Press.

Helmchen H. (2017), « Fuzzy Boundaries and Tough Decisions in Psychiatry », in Keil G., Keuck L., et Hauswald, R. (dir.), *Vagueness in Psychiatry*, Oxford (Royaume Uni), Oxford University Press.

Helmer C. (2014) « Actualités épidémiologiques de la Maladie d'Alzheimer », in Amieva H., Belliard S. et Salmon E. (dir.), *Les Démences. Aspects cliniques, neuropsychologiques, physiopathologiques et thérapeutiques*, Paris, de boeck solal, p. 13-22.

Herzlich C. et Pierret J. (1985), *Malades d'hier, malades d'aujourd'hui. De la mort collective au devoir de guérison,* Paris Payot.

Hirsch E. (2012), « Inventer d'autres expressions de la sollicitude », in Gzil F. et Hirsch E. (dir.), *Alzheimer, éthique et société,* Toulouse, Éditions Érès, p. 72-86.

Ikels C. (1997), « Long-Term Care and the Disabled Elderly in Urban China », in Sokolovsky J. (dir.), *The Cultural Context of Aging. Worldwide Perspectives,* Wesport – London, Praeger Publishers, p. 452-471.

Jesi F. (1996), *Lettura del « Bateau ivre » di Rimbaud,* Macerata, Quodlibet.

Johnson H., Bouman W. P. et Pinner G. (2000), « On Telling the Truth in Alzheimer's Disease: a Pilot Study of Current Practice and Attitudes », *International Psychogeriatrics,* International Psychogeriatrics Association, v. 12, n° 2, p. 221-229.

Jonin P.-Y. (2014), « Limites du bilan neuropsychologique dans le diagnostic des démences », in Amieva H., Belliard S. et Salmon E. (dir.), *Les Démences. Aspects cliniques, neuropsychologiques, physiopathologiques et thérapeutiques,* Paris, De Boeck Solal, p. 145-184.

Kang J., Lemaire H. G., Unterbeck A., Salbum J. M., Colin L. M., Grzeschik K.-H., Multhaup G., Beyreuther K. et Müller-Hill B. (1987), « The Precursor of Alzheimer's Disease Amyloid A4 Protein Resembles a Cell-Surface Receptor », *Nature. International Journal of Science,* n° 325, p. 733-736.

Katzman R. (1976), « The Prevalence and Malignity of Alzheimer's Disease: A Major Killer », *Archives of Neurology,* n° 33, p. 217-218.

Kaufman S. R., Shim J. K., et Russ A. J. (2004), « Revisiting the Biomedicalization of Aging: Clinical Trends and Ethical challenges », *The Gerontologist,* v. 44, n° 6, p. 731-738.

Keil G., Keuck L., et Hauswald, R. (2017), « Vagueness in psychiatry. An Overview », in Keil G., Keuck L., et Hauswald, R. (dir.), *Vagueness in Psychiatry,* Oxford (Royaume Uni), Oxford University Press.

Keuck L. (2017), « Slicing the Cortex to Study Mental Illness: Alois Alzheimer's Pictures of Equivalence », in Tara Mahfoud, Sam McLean, Nikolas Rose (dir.): *Vital Models. The Making and Use of Models in the Brain Sciences.* Cambridge, Elsevier, p. 25–51.

Kleinman A. (1978) « Concepts for the comparison of medical system as cultural system », *Social Science & Medicine,* v. 12, n° 2b, p. 85-93.

Kleinman A. (1980), *Patients and Healers in the Context of Culture: An Exploration of the Borderland between Anthropology, Medicine, and Psychiatry,* Berkley, University of California Press.

Kleinman A. (1988), *The Illness Narratives. Suffering, Healing and the Human Condition,* New York, Basic Book.

Kleinman A. (1991), *Rethinking Psychiatry: from Cultural Category to Personal Experience,* New York, Free Press.

Kleinman A., Eisenberg L., Good B. J. (1978) « Culture, Illness and Care: clinical lessons from anthropologic and cross-cultural research », *Annals of Internal Medicine,* v. 88, n° 2, p. 251-258.

Kleinman A. et Kleinman J. (1991), « Suffering and its professional transformation : toward an ethnography of interpersonal experience », *Cultural, Medicine and Psychiatry*, v. 15, n° 3, p. 275–301.

Kleinman A., Das V. et Lock M. (1997), « Introduction », in Kleinman A., Das V. et Lock M. (dir.) *Social Suffering*, Berkeley – Los Angeles – London, University of California Press.

Kleinman A., Geest S. (van der), 'Care' in Health Care. Remaking the Moral World of Medicine, *Medische Antropologie*, v. 21, n.1, p. 159-168.

Kontos P. (2005), « Embodied Selfhood in Alzheimer's Disease. Rethinking Person-Centered Care », *Dementia*, v. 4, n° 4, p 553-570.

Kontos P. (2006), « Embodied Selfhood. An Ethnographic Exploration of Alzheimer's Disease », in Leibing A. et Cohen L. (dir.), *Thinking About Dementia: Culture, Loss, and the Anthropology of Senility*, New Brunswick – London, Rutgers University Press, p. 195-217.

Krolak-Salmon P. et Koop N. (2012), *Alzheimer et vulnérabilité*, Paris, Chronique Sociale.

Krolak-Salmon P. (2014), « Psychopathologie de la maladie d'Alzheimer : controverses actuelles », in Amieva H., Belliard S. et Salmon E. (dir.), Les Démences. Aspects cliniques, neuropsychologiques, physiopathologiques et thérapeutiques, Paris, De Boeck Solal, p. 23-30.

Kutschenko L. (2011), « How to Make Sense of Broadly Applied Medical Classification Systems: Introducing Epistemic Hubs », *History and Phylosophy of Life Sciences*, v. 33, n° 4, p. 583-602.

Lavallart B. (2008), « Les politiques publiques face à la maladie d'Alzheimer », *Actualité et dossier en santé publique (sds)*, Haut Conseil de la santé publique, n° 65, p. 25-30.

Lambek M. (2003) « Illness and Irony: On the Ambiguity of Suffering in Culture », *Social Analysis: The International Journal of Social and Cultural Practice*, v. 47, n° 2, p. 1-19.

Latour B. (1989), *La Science en action. Introduction à la sociologie des sciences*, Paris, La Découverte.

Leclerc-Olive M. (2009), « Enquêtes biographiques entre bifurcations et événements. Quelques réflexions épistémolo- giques », Bessin M., Bidart C. et Grossetti M. (dir.), *Bifurcations. Les sciences humaines face aux ruptures et aux événements*, Paris, La découverte.

Leibing A. (2006), « Divided Gazes. Alzheimer's Disease, the Person within, and Death in Life », in Leibing A. et Cohen L. (dir.), *Thinking About Dementia : Culture, Loss, and the Anthropology of Senility*, New Brunswick – London, Rutgers University Press, p. 240-268.

Le Ru V. (2008), *La Vieillesse. De quoi avons-nous peur ?* Paris, Larousse.

Levy E., Carman M. D., Fernandez-Madrid I. J., Power M. D., Lieberburg I., van Duinen S. G., Bots G. T., Luyendijk W. et Frangione B. (1990) « Mutation of the Alzheimer's disease Amyloid Gene in Hereditary Cerebral Haemorrhage, Dutch Type ». *Science*, v. 248, n° 4959, p. 1124–1126.

Lewin K. (1935), *A Dynamic Theory of Personality*, New York – London, McGraw Hill Book Company.

Lock M. (2013), *The Alzheimer Conundrum. Entanglements of Dementia and Aging*, Princeton, Princeton University Press.

Lock M. et Sheper-Hughes N. (1990), « A Critical-Interpretative Approach in Medical Anthropology : Rituals and Routines of Discipline and Dissent », in Sargent C. F. et. Johnson T. M. (dir.), *Medical anthropology : Contemporary Theory and Method*, Westport, CT, Praeger, p. 42–72.

Lock M. et Nguyen V.-K. (2010), *An Anthropology of Biomedecine*, Oxford, Wiley-Blackwell.

Lopez O. (2013), « Mind Cognitive Impairment », *Continuum. Lifelong Learning in Neurology*, v. 19, n° 2, p. 411-424.

Loriga S. (2006) « La tache de l'historien », in Abel O., Castelli-Gattinara E., Loriga S. et Ullern-Weité I. (dir.), *La Juste Mémoire. Lectures autour de Paul Ricœur*, Genève, Labor et Fides, p. 49-71.

Loriga S. (2016), « De l'humeur historique », *Les Usages publics du passé*, site de l'Atelier international sur les usages publics du passé, EHESS.

[En ligne] : http://usagespublicsdupasse.ehess.fr/le-projet/ (Date de consultation : 23 septembre 2021).

Lupu F. (2009), « La maladie d'Alzheimer en Chine ? », Gérontologie et société, n° 128-129, p. 57-73.

Macrì A. (2016), « La lingua della demenza di Alzheimer. Analisi linguistica del parlato spontaneo » in Scarpa R. (dir.), *Le lingue della malattia. Psicosi, spettro autistico*, Milano, Mimesis, p. 329-424.

Mantegazza P. (1993), *Elogio della vecchiaia*, Padova. Franco Muzzio Editore.

Martorell Poveda M. A. (2003), « An Anthropological Perspective of Alzheimer's Disease », in *Geriatric Nursing*, v. 24, n° 1, p. 26-31.

Marchall Sallins D. (1985), *Island of History*, London – Chicago, The University of Chicago Press.

Maurer K., Volk S. et Gerbaldo H. (1997), « August D and Alzheimer's disease », *The Lancet, Departement of Medical History*, n° 349, p. 1546-1549.

Maurer K. Volk S. et Gerbaldo H. (2000), « August D. The History of Alzheimer's first case » in Whitehouse P. J., Maurer K. et Ballenger J. (dir.), *Concepts of Alzheimer's Disease. Biological, Clinical and Cultural Perspectives*, Batimore – London, The John Hopkins University Press, p. 5-29.

Maurer K. et Maurer U. (1999), *Alzheimer, vie d'un médecin. Histoire d'une maladie*, Paris, Éditions Michalon.

Moley-Massol I. (2003), « L'annonce d'une maladie d'Alzheimer. "Ni tout à fait le même, ni tout à fait un autre" », *Act. Méd. Int. – Neurologie,* « Coaching médical », v. 4, n° 8-9, p. 203-205.

Meillassaux C. « A chi dobbiamo la vita », in Solinas P. G. (dir.), *La vita in prestito. Debito, lavoro, dipendenza*, Lecce, Argo.

Mauss M. (1950), « Essais sur le don. Forme et raison de l'échange dans les sociétés archaïques », in Marcel Mauss, *Sociologie et Anthropologie*, p. 143-279. [*Année sociologique*, t. 1, 1923-1924].

Mauss M. (1950), « Les techniques du corps », in Marcel Mauss, *Sociologie et Anthropologie*, p. 365-358. [*Journal de Psychologie*, v. 32, n° 3-4, 15 mars-15 avril, 1936].

Mauss M. (1950), « Une catégorie de l'esprit humain : la notion de personne, celle de moi », in Mauss M. Mauss, *Sociologie et anthropologie*, p. 311-362. [*Journal of the Royal Anthropological Istitute*, v. 68, 1938].

Mead G. H. (1982), *The Individual and the Social Self*, Chicago, University of Chicago Press, 1982.

Moreira T. (2009) « Hope and Truth in Drug Development and Evaluation in Alzheimer's Disease », in Ballenger J., Whitehouse P. J., Lyketsos C, Rabins P. et Karlawish J. (dir.), *Treating Dementia. Do We Have a Pill for It?* Baltimore, John Hopkins University Press, p. 210-230.

Moreira T. et Bond (2008), « Does the Prevention of Brain Ageing Constitute Anti-Ageing Medicine ? Outline of a New Space of Representation for Alzheimer's Disease », *Journal of Aging Studies*, v. 22, n° 4, p. 356-365.

Moreira T. et Palladino P. (2009), « Ageing Between Gerontology and Biomedicine », *Biosocieties*, v. 4, n° 4, p. 349-365.

Ngatcha-Ribert L. (2004), « Maladie d'Alzheimer et société : une analyse des représentations sociales », *Psychologie & Neuropsychiatrie du Vieillissement*, n° 2, p. 49-66.

Ngatcha-Ribert L. (2012), *Alzheimer : la construction sociale d'une maladie*, Dunod, Paris.

Parsons T. (1951), *The Social System*, London, Routeledge & Kegan Paul Ltd.

Pasquarelli E. (2018), *Antropologia dell'Alzheimer, Neurologia e politiche della normalità*, Roma, Alpes.

Perry R. et Hodges J. R. (1999), « Attention and Executive Deficits in Alzheimer's Disease. A Critical Review », *Brain*, Oxford University Press, v. 122, p. 383-404.

Peschanski D. (dir.) (2013), *Mémoire et mémorialisation. De l'absence à la représentation*, Paris, Hermann.

Petersen R., C., Doody R., Kurtz A., Mohs R., Morris, J. Rabins, P. V., Ritchie K., Rossor M., Thal L. et Winbland (2001), « Current Concept in Mind Cognitive Impairment », *Archives of Neurology*, v. 58, p. 1985-1992.

Pinner G. (2000), « Truth Telling and Diagnosis of Dementia », *British Journal of Psychiatry*, v. 177, p. 514-515.

Pizza G. (2005), *Antropologia medica. Saperi, pratiche e politiche del corpo*, Roma, Carrocci.

Pryse-Phillips W. (1999), « Do We Have Drugs for Dementia ? No. » *Archives of Neurology*, v. 56, n° 6, p. 735-737.

Quaranta I. (2006), *Antropologia medica. I testi fondamentali*, Milano, Raffaello Cortina Editore.

Ranisio G. (2012), « Corpo femminile e medicalizzazione », in Cozzi D. (dir.), *Le parole dell'antropologia medica. Piccolo dizionario in omaggio a Tullio Seppilli*, Perugia, Libreria Editrice Morlacchi, p. 67-82.

Rechtman R. (2002), « Être victime : généalogie d'une condition Clinique », *L'Évolution psychiatrique*, vol. 67, n° 4, p. 775-795.

Rechtman R. (2013), « Mémoire et anthropologie. Le traumatisme comme invention sociale », in D. Peschanski, D. Maréchal (dir.), *Les Chantiers de la mémoire*, Bry sur Marne, INA Éditions, p. 98-114.

Rechtman R. (2017), « From an Ethnography of the Everything to Writing Echoes of Suffering », *Medical Anthropology Theory*, v. 4, n° 3, p. 130-142.

Ricœur P. (1965), *De l'interprétation. Essais sur Freud*, Paris, Édition du Seuil.

Ricœur P. (1983), *Temps et récit. L'intrigue et le récit historique*, t. 1, Paris, Éditions du Seuil.

Ricœur P. (1984), *Temps et récit, La configuration du temps dans les récits de fiction*, t. 2, Paris, Édition du Seuil.

Ricœur P. (1985), *Temps et récit, Le temps raconté*, t. 3, Paris, Éditions du Seuil.

Ricœur P. (1986), *Du texte à l'action*, t. 2, Paris, Édition du Seuil.

Ricœur P. (1990), *Soi-même comme un autre*, Paris, Édition du Seuil.

Ricœur P. (1994) « La vie : un récit en quête de narrateur », in *Écrits et conférences. Autour de la psychanalyse*, t. 1, Paris, Éditions du Seuil, p. 257-276.

Ricœur (2000), *La mémoire, l'histoire, l'oubli*, Paris, Éditions du Seuil.

Ricœur P. (2004)., *Ricordare, dimenticare, perdonare. L'enigma del passato*, Bologna, Il Mulino [Ricœur P., *Das Rätsel der Vergangenheit.* Erinnern – Wallstein -Verlag, Göttingen, 1998].

Rose N. (2006), *The Politics of Life Itself: Biomedicine, Power, and Subjectivity in the Twenty-First Century*, Princeton, Princeton University Press.

Rowe J. W., Kahn R. L. (1997), « Human Aging: usual and succesful », *Sciences*, n° 237, p. 143-149.

Royall D. R., Lauterbach E.C., Cummings J.L., Reeve A., Rummans T.A., Kaufer D.I., LaFrance C. W. et Coffey E. J. (2002), « Executive Control Function: a Review of Its Promise And Challenges for Clinical Research », *The Journal of Neuropsychiatry and Clinical Neurosciences, v.* 14, p. 377-405.

Saliou P. (1995), « Épidémiologie », Encyclopedia Universalis, corpus 8, p. 553-554, version électronique publiée par Catherine Depuis et Pierre Saliou [En ligne] : www.universalis.fr/dictionnaire/epidemiologie/ (Date de consultation : 9 septembre 2021).

Sardan O. de (2001), « L'enquête de terrain socio-anthropologique », *Enquête*, n° 8, p. 63-81.

Sargent C. F. et. Johnson T. M (1996) (dir.), *Medical Anthropology: Contemporary theory and method*, Westport, CT, Praeger.

Scobie A., Sophie Amos, Sylvia Beales, Caroline Dobbing, Sarah Gillam, Charles Knox-Vydmanov, Aleksandr Mihnovits, Eppu Mikkonen-Jeanneret, 2015, « Global AgeWatch Index 2015: Insight report », Published by HelpAge International, PO Box 70156, London WC1A 9GB.

[En ligne] : www.helpage.org/global-agewatch/ (Date de consultation : 6 septembre 2021).

Scott J. C. (1976), *The Moral Economy of the Peasant: Rebellion and Subsistence in Southeast Asia*, New Haven, Yale University Press.

Sheper-Hughes N., Lock M. (1987), « The Mindful Body: A Prolegomenon to Future Work in Medical Anthropology », *Medical Anthropology Quarterly*, v. 1, n° 1, p. 6-41.

Soun E. (2004), *Des trajectoires de la maladie d'Alzheimer*, Paris, L'Harmattan.

Sparti D. (2000), *Identità e coscienza*, Bologna, Il Mulino.

Tanzi R. E., Gusella J. F., Watkins P. C., Bruns G. A., St George-Hyslop P., Van Keuren M. L., Patterson D., Pagan S., Kurnit D. M., Neve R. L. (1987), « Amyloid beta protein gene : cDNA, mRNA distribution, and genetic linkage near the Alzheimer locus », *Science*, v. 235, n° 4791, p. 880-884.

Talarsky L. (1998), « Defining Aging and The Aged: Cultural and Social Constructions of Elders in the U.S. », *Arizona Anthropologist*, v. 13, p. 101-107.

Thompson E. P. (1971), « The Moral Economy of the English Crowd in the Eighteenth Century », *Past & Present*, n° 50, p. 76-136.

Thorpe E. et Decock G. (2004), « La discrimination fondée sur l'âge », *Gérontologie et Société*, v. 27, n° 111, p. 37-54.

Todorov T. (1995), *Les Abus de la mémoire*, Paris, Arléa.

Trincaz J., Pujalon B. et Humbert C. (2008), « La lutte contre le vieillissement », *Gérontologie et société*, v. 31, n° 125, p. 23-37.

Trivalle C. (2000), « Le syndrome de fragilité en gériatrie », *Gériatrie*, n° 20, v. 677, p. 11-13. [En ligne] : http://gerontoprevention.free.fr/articles/fragilite2.pdf, consulté le 15-06-2019, à 18 h 33.

Tulving E. (1985), « How Many Memory Systems Are There? », *American Psychologis,* American Psychological Association, v. 40, n° 4, p. 385-398.

Tulving E. et Thomson D. M. (1973), « Encoding specificity and retrieval processes in episodic memory », *Psychological Review*, v. 80, p. 352-373.

Van Der Linden M., et Juillerat A.-C. (2014), *Penser autrement le vieillissement*, Wavre, Belgique, Mardaga.

Van Gorp B., R., Rondia K. et Gombault B. (2012), « Je suis toujours la même personne. Réflexions sur la communication à propos de la maladie d'Alzheimer », in Gzil F. et Hirsch E. (dir.), *Alzheimer, éthique et société*, Toulouse, Érès, p. 60-71.

Vassilas C.A., Donaldson J. (1998), « Telling the Truth. What Do General Practitioners Tell Patients of Their Diagnosis of Alzheimer's Disease », *British Journal General Practice*, v. 48, p. 1081-1082.

Weber F. (2010), *Guide à l'enquête de terrain. Quatrième édition augmentée*, Paris, La Découverte, [1997].

Weber F. (2012), « Relation d'aide et décision pour autrui, une approche ethnographique », *in* Gzil F. et Hirsch E. (dir.), *Alzheimer, éthique et société*, Toulouse, Éditions Érès, p. 142-153.

Weber F. (2017), « Politiques et sciences sociales de la vieillesse en France (1962-2016) : de la retraite à la dépendance », *Genèses*, v. 1, n° 106, p. 115-130.

West R. (1996), « An Application of Prefrontal Cortex Function Theory to Cognitive Aging », *Psycholigical Bulletin,* v. 120, p. 272-92.

Whitehouse P. J. (2001), « The End of Alzheimer's Disease », *Alzheimer's Disease and Associated Disorders*, v. 15, n° 2, p. 59-62.

Whitehouse P. J. (2007), « The Next 100 Years of Alzheimer's – Learning to Care, Not to Cure », *Dementia*, v. 6, n° 4, p. 459-462.
Whitehouse P. J. et Geaorge D. (2008), *The Myth of Alzheimer's. What You Aren't Being Told About Todays's Most Deaded Diagnosis*, New York, St. Matin Press.
Whitehouse P. J. et Moody H. R. (2006), « Mild Cognitive Impairment. A Hardening of the Categories », *Dementia*, v. 5, n° 1, p. 11-25.
Whitson J. S., Glabe C. G., Shintani E., Abcar A., et Cotman C. W. (1990) « β-Amyloid Protein Promotes Neuritic Branching in Hippocampal Cultures », *Neuroscience Letters*, v. 110, p. 319–324.
Yankner B. A., Duffey L. K. et Kirschner D. A. (1990) « Neurotrophic and Neurotoxic Effects of Amyloid β Protein. Reversal by Tachykinin Neuropeptides », *Science*, v. 250, p. 279–281.
Young A. (1982), « The Anthropology of Illness and Sickness », *Annual Review of Anthropology*, v. 11, p. 257-285.
Young A. (1995), *The Harmony of Illusion. Inventing Post-traumatic Stress Disorder*, Princeton, Princeton University Press.

2. Références classiques

Aldebrandin de Sienne (vers 1275), *Le Régime du corps*, in Landouzy L, Pépin Roger (dir.), Genève, Slatkine Reprints, 1978.
Aldebrandin de Sienne (vers 1275), *Le Régime du corps*, in Serena Modena, *Le Régime du corps du médecin italien de* XIII*e* *siècle*.
[En ligne] : www.rialfri.eu/rialfriPHP/public/testo/testo/codice/regimine (Date de consultation : 16 septembre 2021).
Aristote (IVe siècle av. J.-C.), *Étique à Nicomaque*, trad. Tricot J., Paris, Librairie philosophique J. Vrin, 1994.
Augustin (St.) (397), *Confessions*, Livres I-VIII, t. 1, trad. Labriolle P., 7e édition revue et corrigée, Paris, Les Belles Lettres, 1956.
Bacon F. (1628) *Histoire de la vie et de la mort où il est traité de la longue & courte durée de toute sorte de corps ; des causes de leur décadence*, trad. Baudoin J., Paris, G. Loyson et J.-B. Loyson, 1967.
Cicéron (44 av. J.-C.), *Caton, L'ancien (De la vieillesse)*, trad. Wuilleumier P, Paris, Les belles lettres, 1940.
Euripide (IVe siècle av. J.-C.), *Les Héraclides*, in Méridier L. (dir.), *Euripide*, t. 1, trad. Méridier L., Paris, Les Belles Lettres, p. 24-236.
Homère, Iliade, Livre II, trad. française de Charles Marie René Leconte de Lisle, Paris, Alphonse Lemerre, 1866.
Kant I. (1784), *Idea per una storia universale in prospettiva cosmopolitica. Testo tedesco a fronte*, trad. it. Mordacci R. et Bacin S., Roma, Mimesis, 2015.
Leopardi G. (1829), *Le Ricordanze*, in *Canti, Texte original et version française par Michel Orcel*, Domaine italien, bilingue, Paris, Aubier, 1995.
Locke J. (1689), *L'Essai sur l'entendement humain*, revu, corrigé et accompagné de notes, in Thurot M. F. (dir.), *Œuvres de Locke et Leibniz*, trad. Thurot M. F., Paris, Typographie de Firmin Didot Frère, 1839.

Lucrèce, *De la Nature* (Ier siècle), trad. Guittard C., Paris, Imprimerie nationale, 2000.
Macrobe (160 a. C), *Phormio*, cit. Mantegazza P. (1993), *Elogio della vecchiaia*, Padova, Franco Muzzio Editore.
Médicis L. de, *Poemetti e Canti Carnascialeschi del Magnifico Lorenzo de' Medici*, lingue italienne, Paris, A. Tollone Editore, Tipografo, 1947.
Ménandre (IIIe siècle av. J.-C.), *Maximes*, cit. Vernhes J.-V. (dir) (2003), *Introduction au grec latin*, trad. Vernhes J.-V., Paris, Ophrys ; cit. Mantegazza P. (1993), *Elogio della vecchiaia*, Padova. Franco Muzzio Editore.
Montaigne M. de (1580), *Essais de Montaigne,* suivis par sa correspondance et de la servitude volontaire d'Estienne de la Boëtie., in Loundre C. (dir.), t. 1, Éditeur Charpentier, Paris, 1986.
Paré A. (1585), *Les Œuvres de M. Ambroise Paré, conseiller et premier chirurgien du roy, avec les figures & portraits tant de l'anatomie que des instruments de chirurgie, et de plusieurs monstres*, Paris, Gabriel Buon.
Platon (vers 390-360 av. J.-C.), *La République,* Livres I-X, trad. Chambry É., Paris, Gallimard, 1992.
Réveillé-Parise J.-H. (1845), *Étude de l'homme dans l'état de santé et dans l'état de maladie*, t. 1, Paris, G.-A. Dentu.
Réveillé-Parise J.-H. (1952), *Traité de la vieillesse hygiénique, médical et philosophique, ou Recherches sur l'état physiologique, les facultés morales, les maladies de l'âge avancé, et sur les moyens les plus sûrs, les mieux expérimentés, de soutenir et de prolonger l'activité vitale à cette époque de l'existence*, Paris, J.-B. Baillière.
Rousseau J.-J. (1765), *Les Confessions*, t. 1 (Livre I-V), Paris, Classiques Garnier, 1952.
Sophocle (IVe siècle av. J.-C.), *Œedipe à Colone*, in Halevy L. (dir.), *La Grèce tragique. Chefs-d'œuvre d'Eschyle, de Sophocle et d'Euripide*, t. 2, trad. Halevy L., Paris, Hachette et Librairies-Éditeurs, 1859, p. 131-255.

3. Extraits de la Bible Hébraïque

Jérémie, in Dhorme É. (dir.), *La Bible, L'Ancien Testament*, trad. Dhorme É., Paris, Gallimard, 1959, p. 234-433.
L'Ecclésiastique, in Dhorme É. (dir.), *La Bible, Ancien Testament*, trad. Hadot J., Paris, Gallimard, 1959, p. 1708-1885.
Le Lévitique, La Sainte Bible traduite en français sous la direction de L'École Biblique de Jérusalem, trad. Cazelles H., Dijon, Les Éditions du Cerf, 1951.
Le Livre de Job, in Dhorme É. (dir.), *La Bible, Ancien Testament*, trad. Dhorme É., Paris, Gallimard, 1959, p. 1221-1348.
Le Livre de Tobit, in Dhorme É. (dir.), *La Bible, L'Ancien Testament*, trad. Guillaumont A., Paris, Gallimard, 1959, p. 1569-1597.
Les Proverbes, in Dhorme É. (dir..), *La Bible, Ancien Testament*, trad. Guillaumont A., Paris, Gallimard, 1959, p. 1349-1443.
Les Psaumes, in Dhorme É. (dir.), *La Bible, L'Ancien Testament*, trad. Dhorme É., Paris, Gallimard, 1959, p. 891-1220.

4. Références médiatiques et artistiques

a) Romans contemporains, autobiographies, essais, BD.

Ernaux A. (1997), *Je ne suis pas sortie de ma nuit*, Paris, Gallimard, « Folio », n° 3155.

Huguein C. (2001), *Alzheimer mon amour*, Paris, Éditions Heloïse D'ormesson.

Munro A. (2001), « The Bear Came Over the Mountain Hateship », in *Friendship, Courtship, Loveship, Marriage*, Toronto (Canada) McClelland & Stewart Limited, p. 275-32. [« The Bear Come Over the Mountain », *The New Yorker*, « Fiction », 27 December 1999].

b) Films, documentaires, films d'animation, séries, pièces théâtrales.

Boutinova V. [dramaturge], Foly B. [metteur en scène], Duclermortier P. et Van Geenberghe H. [acteurs principaux] (2012), *Alzheimer mon amour* [pièce théâtrale], Roubaix, Compagnie Association la Pluie d'Oiseux, 93 min.

Bruni T. et Coridian Y. [réalisateurs] (2017), *Une jeune fille de 90 ans* [documentaire], France. Arte – Agat Film, 84 min.

Cassavetes N. [réalisateur], Harris, L. et Johnson M. [producteurs] (2004), *N'oublie jamais (The Notebook)* [film], États-Unis, New Line Cinema, 123 min.

Galtzer R. et Westmoreland W. [réalisateurs], Lutzus L., Brown J. et Koffler P. [producteurs] (2014), *Still Alice* [film], États-Unis, Killer Films – Lutzus-Brown – BSM Studio – Big Indie Pictures – Shriver Films, 101 min.

Herngren F. [réalisateur] (2014) *Le Vieux qui ne voulait pas fêter son anniversaire (Hundraåringen som klev ut genom fönstret och försvann)* [film], Suède, Studio Canal, 114 min.

Herngren F. [réalisateur] (2016), *Le Vieux qui ne voulait pas payer l'addition (Hundraettåringen som smet från notan och försvann)* [film], Nordsvensk Filmunderhallning – Film i Väst – Nice Drama, Suède, 108 min.

Polley S.[réalisateur], Iron D, Urdl S. et Weiss J. [producteurs] (2007), *Loin d'elle (N'oublie jamais)* [film], Canada – Royaume Uni – États-Unis, Capri Releasing – Echo Lake Productions – Foundry Films – Hanway Films – The Film Farm, 110 min.

Sorrentino P. [réalisateur], Carlotta Calori, Francesca Cima et Nicola Giuliano [producteurs] (2015), *Youth* [Film], Italie – France – Suisse – Royaume-Uni, Indigo Film – Bis Films – Pathé – RSI [1] C-Films – Number 9 Films – Medusa Film – Barbary Films – France 2 Cinéma – Film4, 118 min.

Unkrich L. et Molina A. [réalisateurs] (2017), *Coco* [film d'animation], États-Unis. Walt Disney Picture – Pixar Animation Studios, 105 min.

c) Œuvres d'arts

Alary G., Rostagni N., Hakeem B. et Garnier L. (2007-2008), *Les Trois Vies de ma mère*, 2007, *Georgette à la fleure 3*, portrait photographique, 400 x 322 cm. [En ligne] : http://agenda.germainpire.info/view_entry.php?id=17266 (Date de consultation : 15 septembre 2021).

Anonyme (vers 360-350 av. J.-C.), *Chrysès et Agamemnon* Cratère, peinture vasculaire à figures rouges sur noir. Musée du Louvre, Paris.
[En ligne] : https://commons.wikimedia.org/wiki/File:Chryses_attempting_to_ransom_his_daughter_Chryseis_and_Agamemnon_depicted_on_an_Apulian_red-figure_volute-crater_ca_360_BC–350_BCE_by_Painter_of_Athens_pdwc_2185px.jpg. (Date de consultation : 15 septembre 2021).
Anonyme (IIIe siècle av. J.-C.), *Vieux Pêcheur,* statuette en marbre, copie de l'original en bronze, musées du Vatican, Rome, Italie.
Anonyme (IIe siècle av. J-C.), *La Vieille Femme ivre*, statuette en marbre, copie de l'original en bronze, Musée du Capitole, Rome, Italie.
[En ligne] : https://fr.wikipedia.org/wiki/Vieille_femme_ivre (Date de consultation : 15 septembre 2021).
Baudat H. (2012-2018), *Oubli et éblouissement,* série photographique. Site officiel de Hervé Baudat. [En ligne] : www.hervebaudat.com/fr/portfolio-11698-0-80-oublis-eblouissements-2012-2018.html (Date de consultation : 21 septembre 2015).
Baudat H. (2014-2015), *Mémoires Moirées,* série photographique, site officiel de Hervé Baudat.
[En ligne] : www.imagesingulieres.com/2017/expo-lfvd-baudat.php (Date de consultation : 16 septembre 2021). Baudat H. (2017), *Mémoires moirées, Portrait,* 2017, technique non disponible, 1000 × 1264 cm. [En ligne] : www.imagesingulieres.com/2017/expo-lfvd-baudat.php, consulté le 09 mai 2019, à 17 h 50.
Falzone S (2009), *Grace*, série photographique.
[En ligne] : https://claesgellerbrink.wordpress.com/2013/08/03/susan-falzone/ (Date de consultation : 15 septembre 2021).
Granser P. (2001), Alzheimer, série photographique.
[En ligne] : www.featureshoot.com/2013/10/peter-gransers-powerful-portraits-of-alzheimer's-patients/ (Date de consultation : 15 septembre 2021).
Martini S. (1315), *La Maestà*, Fresque : 763 × 970 cm. Palazzo Pubblico, Sienne, Italie. [En ligne] : https://fr.wikipedia.org/wiki/Maestà_(Simone_Martini)#/media/File : Maestà_di_simone_martini,_siena_palazzo_pubblico_1315-1321.jpg (Date de consultation : 15 septembre 2021).
Utermohlen W. (1967-2000), *Autoportraits, 1967-2000*, série peinture et dessin.
[En ligne] : www.cyberdocteur.net/?p=65 (Date de consultation 15 septembre 2021).

5. Références électroniques

Alzheimer's Association, critères NINCDS-ADRDA est disponible sur le site de l'Alzheimer's Association.
[En ligne] : www.alz.org/alzheimers-dementia/10_signs (Date de consultation : 6 octobre 2021).
Association France Alzheimer et maladies apparentées et Suprêmes Nouveautés (2013), *Des mots pour Alzheimer* [YouTube].
[En ligne] : www.youtube.com/watch?v=fDMwbv0nwis (Date de consultation : 4 décembre 2021).

Association France Alzheimer et maladies apparentées (2018), *Le slip de bain* [YouTube]. [En ligne] : www.youtube.com/watch?v=fDMwbv0nwis, publié le 08-06-2018, consulté le 10 mai 2019, à 11 h 17.

Bas P. (signataire), « Plan National "Bien Vieillir" 2007-2009 », Ministère de la Santé et des Solidarités – Ministère de la Jeunesse – Ministère délégué à la Sécurité Sociale, des Sports et de la Vie associative aux Personnes âgées, aux Personnes handicapées et à la Famille.

[En ligne] : https://travail-emploi.gouv.fr/IMG/pdf/presentation_plan-3.pdf (Date de publication : 28 février 2011 ; date de consultation : 7 décembre 2021).

Cardenas J. (2017), « La maladie d'Alzheimer », Doctissimo.fr [En ligne] www.doctissimo.fr/html/sante/encyclopedie/sa_779_alzheimer.htm (Date de publication : 15 juin 2014 ; date de révision 30 août 2017 ; date de mise à jour : 15 février 2017 ; date de consultation : 4 décembre 2021).

Cassavetes N, Extrait de l'entretien, Allocinéma : N'oublie jamais : les secrets de son tournage : « Se souvenir des belles choses ». [En ligne] : www.allocine.fr/film/fichefilm-47422/secrets-tournage/, consulté le 10 mai 2019, à 17 h 59.

Clanet M., Ankri J. Hirsch E. (comité de suivi), « Plan Maladies Neurodégénératives 2014-2019 » ministère des Solidarités et de la Santé, Paris, Édition Dicom, octobre 2014. Il est gratuitement consultable sur le site de la Caisse nationale de solidarité pour l'autonomie.

[En ligne] : www.cnsa.fr/documentation/plan_maladies_neuro_degeneratives2014.pdf (Date de publication : 22 mai 2019 ; date de consultation : 7 décembre 2021).

Girard J.-F. et Canestri A (2000), « La maladie d'Alzheimer. Rapport de mission septembre 2000 ». [En ligne] : www.ladocumentationfrancaise.fr/rapports-publics/004001840/index.shtml (Date de consultation 7 décembre 2021).

Grady D. (2016), « Self-Portraits Chronicle a Descent into Alzheimer's », *New York Times* interview à Patricia Utermohlen. [En ligne] : www.nytimes.com/2006/10/24/health/24alzh.html (Date de consultation : 15 septembre 2021).

Harmonie Mutuelle, compagnie d'assurance (2014), *De la mémoire au silence. Version longue – Stop Alzheimer* [YouTube]. [En ligne] : www.youtube.com/watch?v=C_e0w8j574s (Date de consultation : 4 décembre 2021).

Menard J. (2007), « Rapport au président de la République, remis le 8 novembre 2007. Pour la maladie et ses proches : chercher, soigner et prendre soin », Commission nationale chargée de l'élaboration de propositions pour un plan national concernant la maladie d'Alzheimer et les maladies apparentées, présidée par Monsieur le Professeur Menard.

[En ligne] : www.plan-alzheimer.gouv.fr/IMG/pdf/rapport-menard.pdf (Date de consultation : 9 septembre 2021).

Ministère des Solidarités de la Santé et de la Famille, septembre 2004, « Plan Alzheimer et maladies apparentées 2004-2007 ».

[En ligne] : https://solidarites-sante.gouv.fr/IMG/pdf/1synthese.pdf (Date de consultation : 7 décembre 2021).

Index des noms de personnes

Index des notions

Table des matières

Composition et mise en pages
Nord Compo à Villeneuve-d'Ascq

L'éditeur de cet ouvrage s'engage dans une démarche éco-responsable
en utilisant des papiers issus de forêts gérées durablement
www.cnrseditions.fr

Cet ouvrage est imprimé avec des encres végétales
sur papiers certifiés PEFC, Munken Print White 80g/m^2 pour l'intérieur
et Carte couchée 1 face Prime 235g/m^2 pour la couverture

Achevé d'imprimer en septembre 2024
sur les presses de la Nouvelle Imprimerie Laballery
58500 Clamecy
Dépôt légal : octobre 2024
N° d'impression : 409350

Imprimé en France